# 中医理论概说与临床思维研究

程昌培　著

U0253946

北京工业大学出版社

图书在版编目（CIP）数据

中医理论概说与临床思维研究 / 程昌培著 . — 北京：
北京工业大学出版社，2021.4
　　ISBN 978-7-5639-7939-4

　　Ⅰ．①中… Ⅱ．①程… Ⅲ．①中医学—临床医学—研
究 Ⅳ．① R24

　　中国版本图书馆 CIP 数据核字（2021）第 081821 号

# 中医理论概说与临床思维研究

ZHONGYI LILUN GAISHUO YU LINCHUANG SIWEI YANJIU

**著　　者：**程昌培
**责任编辑：**郭志霄
**封面设计：**知更壹点
**出版发行：**北京工业大学出版社
　　　　　　（北京市朝阳区平乐园 100 号　邮编：100124）
　　　　　　010-67391722（传真）　bgdcbs@sina.com
**经销单位：**全国各地新华书店
**承印单位：**天津和萱印刷有限公司
**开　　本：**710 毫米 ×1000 毫米　1/16
**印　　张：**14
**字　　数：**280 千字
**版　　次：**2022 年 6 月第 1 版
**印　　次：**2022 年 6 月第 1 次印刷
**标准书号：**ISBN 978-7-5639-7939-4
**定　　价：**88.00 元

# 前　言

　　中医学是根植于中华大地的传统医学，是蕴含着丰富哲学思想和人文精神的应用性学科。中医理论在其形成之初的《黄帝内经》时代，就已吸收了当时最先进的哲学思想和多门自然科学的成果。随着现代社会及自然科学的发展，各学科的交叉融合成为科学发展的潮流，中医基础理论也在不断借鉴、吸收其他学科的方法及知识，并在开放中求发展。

　　而随着中医学的发展，中医临床思维研究开始引起中医界人士的高度重视。中医临床思维研究从无到有、从少到多，从个体临床思维研究和专病临床思维研究转向了群体临床思维研究，呈现出了一派繁荣的学术景象。中医临床思维体现在整个辨证施治过程中，它的建立直接影响了对疾病的诊疗水平。中医临床思维研究对中医临床人才培养至关重要。

　　本书的撰写坚持"理论够用为度，突出特色，重在实用，便于自学"的原则，充分吸收当今学术界关于课程改革和教材建设研究的优秀成果，尽量反映中医理论与临床思维学术发展的最新动态，力求体现出思想性、科学性、先进性、启发性和适用性。本书主要阐述了中医理论体系的形成与发展、中医理论的思维探究、中医理论的基础、中医的生理学说、中医的病理学说、中医临床思维的发展及分类、中医诊断辨证概要、中医的基本防治策略等内容。

　　由于作者水平有限，加之时间仓促，书中难免有不足之处，还望广大读者批评指正。

# 目　录

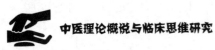

# 第一章 绪 论

中医学是我国人民在长期同疾病作斗争的过程中所取得的极为丰富的经验总结，是我国优秀传统文化的一个重要组成部分。在长期的医疗实践中，它逐步形成并发展成具有独特理论体系的一门医学科学，为我国的卫生保健事业和中华民族的繁衍昌盛做出了巨大贡献。

## 第一节 中西医学的不同

### 一、中西医学发展道路不同

世界上医学发展最早的国家，主要有 5 个：一是尼罗河流域的埃及；二是印度河和恒河流域的印度；三是底格里斯河和幼发拉底河流域的巴比伦；四是地中海北岸的希腊；五是黄河流域的中国。这 5 个国家，在公元前 5 世纪前后，就都先后形成了各自独特的医学理论，但是在以后的发展过程中，埃及医学、巴比伦医学和印度医学都先后与希腊、罗马医学融会到一起，成为 16 世纪以后的欧洲医学；随着近代自然科学的进步，又发展成现在的西医。而中国医学却始终沿着自己的道路一直发展到 19 世纪中叶，成为现在的中医。

从中西医学不同的发展过程中，我们可以归结出以下两个特点。①西医是融会了多种不同的民族文化和不同的医学理论而形成的；中医则主要是在汉民族的文化基础上从最早的医学理论一脉相承地发展到现在的。②西医最初的形成是在希腊、罗马的奴隶社会，以后又经过了中世纪的封建社会，最后到 19 世纪的资本主义社会才完成了自己的理论体系；中医则从开始形成理论的战国时代，直到完成自己理论体系的 19 世纪中叶，始终处于封建社会的阶段。

中西医发展情况如图 1-1 所示。

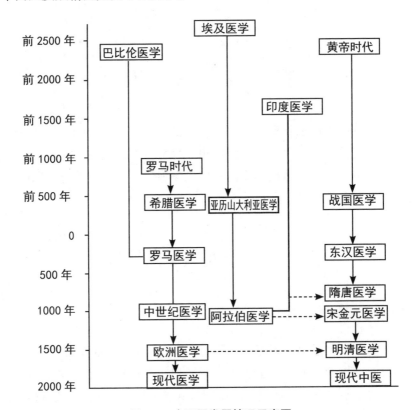

图 1-1　中西医发展情况示意图

一般说来,医学理论的基础不外四个方面: 一为解剖学; 二为其他自然科学; 三为医疗实践; 四为哲学思想。现分别探讨如下。

## （一）解剖学

由于中国长期处于封建社会，宗法思想和封建的伦理道德观念，阻碍了我国解剖学的发展，因此公元前 3 世纪左右《黄帝内经》的解剖学水平较之希腊亚历山大利亚医学的水平就相差很多，而且此后的 2000 多年，一直到 1840 年西医传入，几乎看不出有什么重大发展。因此中医理论的基础就不可能建立在解剖学之上，除开始依靠古代的自然哲学和简单的解剖学知识形成最初的朴素的理论外，以后的发展，就只能依靠整体的观察和临床的实践了。而西医则恰好相反，在希腊罗马时代，解剖学就具有了相当的基础，以后不断进步，特别到 17 世纪发明了显微镜以后，解剖学更向微观方面发展。血液循环和细胞的发现，再加上近代自然科学的进步，奠定了现代医学理论的基础。

## （二）其他自然科学

在医学理论开始形成的古代，无论是中西医学，还是自然科学和哲学，都还没有分家，所以古代医学理论都是以当时的自然哲学为基础的。到了 16 世纪以后，欧洲的自然科学逐步发展起来，化学、物理学、生物学等都成为近代医学发展的重要基础，而我国由于种种原因，自然科学直到 1840 年都没有得到应有的发展，因而在中医理论中除了个别地方用自然现象如"水流湿，火就燥"等说明某些生理、病理问题外，根本没有受到近代自然科学的影响。

## （三）医疗实践

中医理论的形成，主要是以医疗实践为基础的。经过春秋以前若干年的医疗实践，初步形成了《黄帝内经》时代的基本理论，这种基本理论经过两汉 400 年的实践，初步形成了《伤寒论》时代的与实践结合的辨证论治基础；以后又经过两晋至隋唐 700 年的实践促成了宋元时代医学理论向深和细的方向发展，并引起了医学流派的争论；再经过明清四五百年的实践验证，把不同流派的主张综合、折中、融会贯通，最后才形成一个一脉相承、比较完善、比较系统、能够指导临床实践的理论体系。可见中医理论完全是在实践的基础上形成，又在实践的基础上发展和完善起来的。而西医理论则与中医理论不同，由于它经过了不同的历史阶段，融合了不同的民族文化，特别是它以解剖学为主要基础，每逢解剖学有什么重大突破，它的基本理论就要发生一次大的变化。所以西医的基本理论变化很大，每种理论的寿命也就很短，因此很少能与临床实践结合起来。如在古希腊就有液体病理学和固体病理学这样根本对立的学说，到了罗马时代，又出现了格林的精气学说。在中世纪的 100 年中，医学理论完全陷于停顿状态。到了 16 世纪以后，更出现了物理的医学派、化学的医学派以及斯塔尔的精神本体论、麦斯麦的动物磁流学说等。所有这些学说，几乎都没有和临床实践联系起来，不但如此，有些学者甚至根本反对把当时的基本理论应用到临床上去。如有的物理学派大师就主张一踏进病室，就要把不切实际的实验室理论一股脑儿抛弃。又如，德国斯塔尔也认为："在生物学上，显微镜的解剖学、物理学化学的应用是有害的；在医学上，只要有一般的解剖学和生理学概念就足够了。"这种理论和实践脱节的现象，直到 19 世纪中叶魏尔肖（1821—1902 年）发表细胞病理学说以后才有所改变，可见西医理论的发展是不以临床实践为基础的。

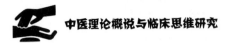

### （四）哲学思想

在古代，无论中医、西医，其基本理论都是以当时的自然哲学为基础的，如中医的精气学说、阴阳学说、五行学说，西医的四元素学说等。16世纪以后，西医逐步摆脱了以思辨、推理为基础的古代哲学理论，到18世纪形成了以近代自然科学理论为基础的新的理论体系。这种新理论体系，在细节的阐述上，固然高过了希腊古代的理论学说，但在总的自然观上，却受了当时盛行的"形而上学"的严重影响。中医的思想基础精气学说体现了古代朴素的唯物论思想，阴阳学说则包含着十分可贵的辩证法思想，即使带有神秘色彩的五行学说，也经过中医理论在实践中的选择改造，成为一种能够反映事物之间相互关系的朴素学说。所以中医理论的哲学思想是始终保持了朴素的唯物论和自然辩证法思想的。

从以上四方面的分析，我们可以得出这样的结论：西医的理论基础主要是解剖学（包括组织学）和近代自然科学；而中医的理论基础主要是古代朴素的自然哲学和长期的医疗实践。二者的基础不同，绝不能以同一标准来衡量，如西医是以个体水平→脏器水平→细胞水平→分子水平来衡量其进步的，如果拿这同一标准来衡量中医，则中医就仍停留在最初的水平上。许多西医不承认中医的科学性，主要原因就在于此，这是一种非常错误的观点。

## 二、中西医学研究方法不同

以下再从研究方法上加以分析中西医学的不同。中医的研究方法，始终是一方面以直观的方法对人体疾病进行整体的观察，另一方面以医疗的实践进行验证。由这些方法探索出来的疾病规律，再用古代的哲学思想加以思辨地说明与阐述，就形成了中医理论。在这个整体研究过程中，医疗实践的验证是最主要的环节。正因为这样，所以中医的生理学说，由于不可能用医疗实践来直接验证，因此它的发展和变化是很小的。而病理学说以及由此而来的诊断治疗原则，则主要依靠从医疗实践中探索，所以它们的发展和变化很大，而且随着时间的推移、经验的积累，越来越接近于客观实际，越来越臻于完善，也就越来越合乎科学。但是，由于对体内的具体变化不能进行解剖分析，所以这种理论，只能反映整体性的综合变化，对每种疾病的详细变化和细节的了解则是远远不够的。而西医正好相反，从16世纪以后，其研究方法逐步发生变化，即以解剖分析和科学实验的方法，代替了古代整体观察和思辨推理的方法，这样就对人体构造和病理变化了解得越来越详细，越来越具体。

通过以上对历史条件、理论基础和研究方法等各方面的分析，我们可以明确地看出，中医和西医发展的道路是有很大不同的。中医是在简单的解剖学基础上，主要依靠整体的观察和哲学的思辨形成它朴素的生理学说，然后在此基础上通过长期的大量的医疗实践形成它特有的病理学说。这种病理学说，一方面可以指导临床实践，另一方面又依靠临床实践来丰富和发展它自己。而西医则主要是在解剖学（包括组织学、生物化学等）和近代自然科学的基础上形成它的生理学说，再在解剖生理学的基础上形成它的病理学说指导临床实践。这里值得注意的是西医的医疗实践，很少反过来影响它的基本理论。中西医理论形成要素示意图如图 1-2 所示。

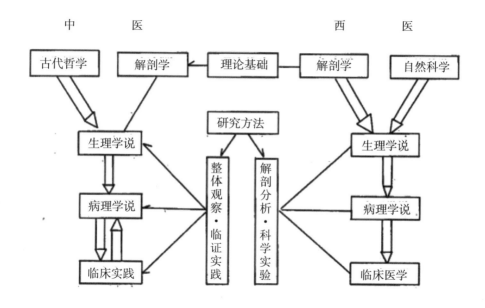

图 1-2　中西医理论形成要素示意图

# 第二节　中医理论体系的形成与发展

中医学是研究人体生理、病理，以及疾病的诊断和防治的一门科学，它有独特的理论体系和丰富的临床经验。经过长期医疗实践的不断验证和充实，中医学理论逐渐得以完善和提高。但是目前，部分中医理论尚不能用现代自然科学阐释。中医理论体系是以临床实践为基础，主要从宏观的角度来研究和探讨整体层次上的机体生理和病理反应状态、运动变化规律，以及其对生命活动、病理变化的调控机理。中医理论体系的思维方式，具有不过分注重物质实体而是注重从整体、联系、运动等观念出发，去认识问题、解决问题的特征。中医理论体系在形成和发展的过程中，不仅受到古代哲学思想的深刻影响，而且融合了传统文化、自然科学、医疗经验等多学科的先进技术和思想。

## 一、中医理论体系的形成

中医药学发源于先秦的春秋战国，其理论体系的形成是在战国至秦汉时期，中医理论的发展又经历了两晋隋唐时期、宋金元时期、明清时期，以及近代和现代时期，每一阶段中医理论体系的发展，都各有其特点。

《黄帝内经》的问世是中医理论体系形成的标志。《黄帝内经》分为《素问》和《灵枢》两部分，其是综合了春秋战国至秦汉时期众多医家的论著。《黄帝内经》总结了西汉以前的医疗成就和治疗经验，将自然科学与哲学理论相结合，代表了当时的世界医学较高水平。如在形态学方面，关于人体骨骼、血脉的长度、内脏器官的大小和容量等的记载，基本上是符合实际情况的。书中记载食管与肠管的比例是 1:35，现代解剖学则是 1:37，二者非常接近。生理学方面提出了"心主血脉"，已认识到血液是在脉管内循环运行的。这些关于血液循环方面的认识，比英国哈维氏于公元 1628 年（明·崇祯元年）所发现的血液循环要早 1000 多年，后世很多有创见的医家多在《黄帝内经》的基础上，结合自己的实践经验，进行发挥和补充。

《难经》又名《黄帝八十一难经》，大约成书于西汉时期，相传作者为扁鹊。全书以问答形式撰述（共 81 个问答），包括了人体生理、病理、诊断及治则等各个方面的问题，并对三焦和命门学说、奇经八脉理论以及"虚则补其母、实则泻其子"等治疗原则有所创见，尤其在脉诊和针灸治疗等方面有重大发展。可以说，《难经》补充了《黄帝内经》的不足，成为后世指导临床实践的理论基础。

东汉末年著名医家张仲景，在《黄帝内经》《难经》的基础上，结合自己的临证经验，撰写了《伤寒杂病论》。《伤寒杂病论》是中国第一部临床医学专著，原本已失散，经后人整理编纂而成《伤寒论》和《金匮要略》。《伤寒论》创立了六经辨证，对外感疾病进行辨证论治；《金匮要略》用脏腑辨证的方法，对内伤杂病进行辨证论治。《伤寒杂病论》使中医学的基础理论与临床实践紧密结合起来，创立了中医学辨证论治的诊疗体系，为中医临床医学的发展奠定了基础。

《神农本草经》成书于汉代,托名神农所著。该书总结了汉代以前的药物学知识,是我国现存最早的药物学专著。书中载药365种,系统地总结了汉代及其以前的药物学知识。该书根据养生、治疗和有毒无毒,将中药分为上、中、下三品:上药一百二十种为君,主养命以应天,无毒,多服、久服不伤人,如人参、地黄、大枣、甘草等;中药一百二十种为臣,主养性以应人,无毒有毒,斟酌其宜,如百合、当归、白芷、黄芩等;下药一百二十五种为佐使,主治病以应地,多毒,不可久服,如大黄、甘遂、巴豆、乌头等。该书提出了"四气五味""七情和合"等理论,即药物可分为寒、热、温、凉四性,酸、苦、甘、辛、咸五味,药物配伍时要注意单行、相须、相使、相畏、相恶、相反、相杀七种关系,为中医药学理论的形成和发展奠定了基础。

总而言之,在这一时期,通过对以往成就的归纳总结,中医学由零散的医学知识和医疗经验上升为系统的理论,为后世中医学的发展奠定了坚实的基础。

## 二、中医理论体系的发展

中医理论体系的建立,促进了医学在理论与实践方面的发展。随着社会的发展与科学技术的进步,医学理论得以不断创新,治疗技术也在逐步提高。中医学在汉代以后进入了全面发展时期。

### (一)晋隋唐时期

这一时期的特点是继承和总结,即一方面继承经典、阐发理论,另一方面重视临床经验总结。

王叔和编撰了中国第一部脉学专著《脉经》。该书描绘了24种病脉的脉象形态及其所主病证,提倡寸口脉诊法,并推动了此法的普遍应用,首次从基础理论到临床实践,对中医脉学进行了全面系统的论述。

皇甫谧编撰的《针灸甲乙经》,是中国现存最早的针灸学专著。该书总结了魏晋以前针灸经络理论的成就,系统地论述了十二经脉、奇经八脉之循行,骨度分寸及主病,为后世针灸学的发展奠定了基础。

隋代著名医家巢元方所著《诸病源候论》,是中国第一部病因病机证候学专著。该书论述了内、外、妇、儿、五官、皮肤诸科病证的病因、病机和症状,尤其重视病源的研究,对后世病证分类学的发展有很大影响,具有重要的研究价值。

孙思邈编撰的《千金方》,是中国第一部医学百科全书。该书详述了唐以前的医学理论、方剂、诊法、治法、食养等,代表了盛唐的医学发展水平。他

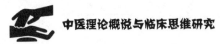 

对医生在医德方面的论述，开创了中国医学伦理学的先河。

## （二）宋金元时期

这一时期的特点是创新。许多医家在继承前人已有成就的基础上，结合自己的实践经验，提出了许多独到的见解，对中医学理论加以创新。

陈无择对宋以前的病因理论进行了归纳总结，提出了著名的"三因学说"，著成《三因极一病证方论》。他把复杂的病因归纳为外因、内因、不内外因三类，内因为七情所伤，外因为六淫外邪所感，不内外因为饮食饥饱、呼叫伤气、虫兽所伤、中毒金疮、跌损压溺等所致。"三因学说"对后世病因学的发展影响深远。

金元时期，在《黄帝内经》《难经》《伤寒论》和《金匮要略》的基础上出现了许多各具特色的医学流派，从不同的角度丰富和发展了中医学。其中的刘完素、张从正、李杲、朱震亨对中医学理论的发展做出了重要贡献，被后人尊称为"金元四大家"。

刘完素，创"河间学派"（后人尊称刘河间），认为"六气皆从火化""五志过极，皆为热甚"，百病多因火热所致，倡导火热论，治疗中的药物以寒凉清热居多，后人称其为"寒凉派"。

张从正，师从刘完素，主张"邪非人身所有，邪去则正安"，因而善用以汗、吐、下三法攻邪祛病，后人称其为"攻邪派"或"攻下派"。

李杲，认为"百病皆由脾胃衰而生也"，善用温补脾胃之法，后人称其为"补土派"。

朱震亨，提出"阳常有余，阴常不足"的理论，治疗上倡导"滋阴降火"，善用养阴药，后人称其为"滋阴派"。

## （三）明清时期

明清时期的特点是继承、整理和创新，编撰了门类繁多的医学全书、丛书，以及经典医籍的注释等，既有对医学理论和经验的综合整理，又有许多中医学理论的创新和发现。

吴有性著《温疫论》，创"戾气"说。他指出，温疫病的病因为戾气，而非一般的六淫病邪；戾气多从口鼻而入，往往递相传染，形成地域性大流行，症状、病程多类似；不同的疫病，有不同发病季节的发病特点。

温病学说的形成和发展，是本时期在中医学理论方面的创新与突破，清代的叶桂、吴瑭、薛雪等都做出了卓越的贡献，对后世临床医学影响颇大，至今仍具有较高的研究价值。

叶桂著《温热论》，阐明了温热病发生发展的规律，创建了温热病的卫气营血辨证理论，对清代温病学说的发展起着承前启后的作用。

吴瑭著《温病条辨》，创立了温热病的三焦辨证理论，使温病学说得到进一步发展，逐渐走向系统与完善。

薛雪著《湿热病篇》，提出"湿热之病，不独与伤寒不同，且与温病大异"的独到见解。

王孟英著《温热经纬》，系统地总结了明清时期有关外感传染性热病的发病规律，突破了"温病不越伤寒"的传统观念，创立了以卫气营血和三焦为核心的温热病辨证论治法则。

王清任著《医林改错》，改正了古医籍中在人体解剖方面的某些错误，并发展了瘀血致病理论，创立了多首治疗瘀血病证的有效方剂，对中医学气血理论的发展做出了重大贡献。

### （四）近代时期

近代时期（1840—1949 年），鸦片战争以后，随着社会制度的变更，近代中国社会发生了急剧变化，西方科技和文化的传入，使中国出现了"旧学"与"新学"、"中学"与"西学"之争，这一时期出现了中西医汇通和中医科学化的思潮。

这一时期中西文化出现碰撞，中医学理论的发展呈现出新旧并存的趋势：一是继续走收集和整理前人的学术成果之路，如 20 世纪 30 年代的《中国医学大成》，是一部集古今中医学大成的巨著；二是以唐宗海、朱沛文、恽铁樵、张锡纯为代表的中西医汇通学派，认为中医、西医各有优劣，可以殊途同归，主张汲取西医之长以发展中医，如《医学衷中参西录》，即中西医汇通的代表之作。

### （五）现代时期

1949 年中华人民共和国成立之后，党和政府制定了中医政策，强调"中西医并重"，且把"发展现代医药和传统医药""实现中医学现代化"正式载入宪法，为中医药学的发展提供了法律保障。全国各地相继成立了中医药院校、中医医院和中医药研究机构。随着中医医疗、教学、科研水平的不断提高，中医学得到了进一步发展和完善。同时，国家大力提倡中西医结合，倡导以现代多学科方法研究中医，使中医理论体系的研究有了较为深入的发展。我们相信，随着中医学现代化研究的不断深入，中医理论体系必将取得重大突破，为生命科学做出更大的贡献。

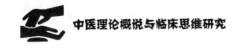

# 第三节 中医理论体系的基本特点

与西方医学比较而言，中医理论体系的基本特点主要表现在整体观念和辨证论治两个方面。

## 一、整体观念

整体观念，是关于对事物和现象的完整性、统一性和联系性的认识。中医学的整体观念强调了人体自身的完整性及人与自然、社会环境之间的统一性。人生活在自然和社会环境中，人体的生理机能和病理变化，必然会受到自然环境、社会条件的影响。人类在适应和改造自然、与社会环境的斗争中维持着机体的生命活动。

### （一）人体是一个有机的整体

中医学认为，人体是一个由多层次结构构成的有机整体。构成人体的各部分之间、各个脏腑形体官窍之间，结构上不可分割，功能上相互协调、相互为用，病理上相互影响。

1. 组织器官的整体联系

构成人体的各个组成部分在结构与功能上是完整统一的，即五脏一体观。

人体由五脏（肝、心、脾、肺、肾），六腑（胆、胃、小肠、大肠、膀胱、三焦），形体（筋、脉、肉、皮、骨），以及官窍（目、舌、口、鼻、耳、前阴、后阴）等构成，以五脏为中心，通过经络系统，把六腑、形体、官窍等全身组织器官联系成一个有机的整体。

2. 生理活动的整体统一

人的形体与精神是相互依附、不可分割的，即形神一体观。

中医学在整体观念指导下，认为人体正常生理活动一方面要靠各脏腑组织发挥自己的功能，另一方面要靠脏腑间相辅相成的协同作用和相辅相成的制约作用，才能维持生理平衡。每个脏腑既有各自不同的功能，又有整体活动下的分工合作，即人体局部与整体的协调统一。

3. 病理反应的整体分析

由于人体脏腑组织器官之间在结构上整体联系，在功能上相互为用，因而病理上也会相互影响。因而内脏有病，可反映于相应的形体、官窍，即所谓"有诸内者，必形诸外"。中医学在分析病证的病理机制时，着眼于整体，着眼于局部病变所引起的整体病理反应，把局部病理变化与整体病理反应统一起来，既重视局部病变和与其直接相关的脏腑、经络，又不忽视病变的脏腑经络对其他脏腑经络产生的影响。

4. 诊断上的整体观

人体的局部与整体是辩证统一的，各脏腑、经络、形体、官窍在生理与病理上是相互联系、相互影响的，因而在诊察疾病时，可通过观察分析形体、官窍、色脉等外在的病理表现，推测内在脏腑的病理变化，从而做出正确诊断，为治疗提供可靠依据。如舌体通过经络直接或间接地与脏腑相通，故人体内部脏腑的虚实、气血的盛衰、津液的盈亏以及疾病的轻重顺逆等都可以呈现于舌，所以中医诊断疾病时通过察舌可以测知内脏的病理状态。

5. 治疗上的整体性

局部病变常是整体病理变化在局部的反映，故治疗应从整体出发。如口舌生疮，中医常用清心泻小肠火的方法进行治疗，这是因为心开窍于舌、心与小肠相表里。又如，脱发、耳鸣、耳聋等病证，可服用六味地黄丸等方药，通过益肾补精的方法治疗，中医学认为肾主藏精，其华在发，开窍于耳，因而肾中精气不足则耳聋、发脱，故用益肾补精方药，当能取效。"病在上者下取之，病在下者高取之"，亦是在整体观念指导下确定的治疗原则。

## （二）人与自然环境的统一性

人生活在自然界中，自然界存在着人类赖以生存的必要条件。同时，自然界的变化又可以直接或间接地影响人体，而人体则相应地产生生理和病理上的反应。这种人与自然环境息息相关的认识，就是"天人相应"的整体观。"天"，此指整个"自然环境"而言，包括气候和地域环境。若"天"与"地"相对而言，则主要指"气候"。

1. 自然环境对人体生理的影响

（1）季节气候对人体的影响

《灵枢·顺气一日分为四时》中指出"春生，夏长，秋收，冬藏，是气之常也，人亦应之"，《素问·宝命全形论》更说"人能应四时者，天地为之父母"，"应"，即适应调节之意。一年间气候变化的规律是春温、夏热、秋凉、冬寒。自然界的生物在这种规律性气候变化的影响下，出现春生、夏长、秋收、

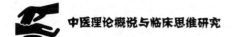

冬藏等相应的适应性变化，而人体生理也随季节气候的规律性变化而出现相应的适应性调节。如《灵枢·五癃津液别》说"天暑衣厚则腠理开，故汗出，寒留于分肉之间，聚沫则为痛。天寒则腠理闭，气湿不行，水下留于膀胱，则为溺与气。"这样既可保证人体水液代谢排出量的正常，又能保证人体阳气在天寒季节不过多地向外耗散。同样，气血的运行，在不同季节气候的影响下也有相应的适应性改变。《素问·脉要精微论》说："春日浮，如鱼之游在波；夏日在肤，泛泛乎万物有余；秋日下肤，蛰虫将去；冬日在骨，蛰虫周密。"《四言举要》说："春弦夏洪，秋毛冬石，四季和缓，是谓平脉。"人体的脉象可随季节气候的变化而有相应的春弦夏洪、秋毛冬石的规律性变化。

（2）昼夜晨昏对人体的影响

一日之内的昼夜晨昏变化，对人体生理也有不同的影响，而人体也要与之相适应。如《灵枢·顺气一日分为四时》说："以一日分为四时，朝则为春，日中为夏，日入为秋，夜半为冬。"即一昼夜的寒温变化，在幅度上虽然没有像四时季节那样明显，但同样也存在着类似春夏秋冬阴阳消长的周期变化，对人体的生理活动也有一定的影响。《素问·生气通天论》说："故阳气者，一日而主外，平旦人气生，日中而阳气隆，日西而阳气已虚，气门乃闭。"早晨阳气初生，中午阳气隆盛，至夜晚则阳气内敛，便于人体休息，恢复精力。故中医学认为"阳入于阴则寐""阳出于阴则寤"。

（3）地域环境对人体的影响

地域环境是人类生存环境的要素之一，主要指地势的高低、地域气候、水土、物产及人文地理、风俗习惯等。地域气候的差异、地理环境和生活习惯的不同，在一定程度上也影响着人体的生理活动和脏腑机能，进而影响体质的形成。如江南多湿热，人体腠理多稀疏，北方多燥寒，人体腠理多致密。长期生活在某个地方，一旦迁居异地，常会感到不适应，经过一段时间后，也就逐渐习惯了。这说明地域环境对人体生理确实有一定影响，而人体的脏腑也具有适应自然环境变化的能力。

2. 自然环境对人体病理的影响

人类适应自然环境的能力是有限的，如果气候变化过于剧烈或急骤，超过了人体的适应能力，或机体的调节机能失常，不能对自然环境的变化做出适应性调节，就会导致疾病的发生。因此，疾病的发生，涉及人体正气的适应、调节、抗邪等能力与自然界邪气的致病能力两个方面。

（1）季节气候对疾病的影响

在四时的气候变化中，每一季节都有不同的特点。因此，除了一般的疾病外，常常可发生一些季节性的多发病或时令性的流行病。如《素问·金匮真言论》说："春善病鼽衄，仲夏善病胸胁，长夏善病洞泄寒中，秋善病风疟，冬善病痹厥。"指春天多发鼻塞流涕或鼻出血，夏天多发胸胁病变，长夏（农历六月）季节多发作里寒泄泻病，秋天多发作风疟病，冬天则多发作关节疼痛、手足麻木逆冷病。某些慢性疾病，常在气候剧变或季节交替时发作或加重，如痹证、咳嗽、哮喘等。

（2）昼夜晨昏对疾病的影响

昼夜的变化，对疾病也有一定的影响。一般疾病，多表现为白天病情较轻，夜晚较重。《灵枢·顺气一日分为四时》说："夫百病之所始生者，必起于燥温寒暑风雨、阴阳喜怒、饮食居处，气合而有形，得脏而有名，余知其然也。夫百病者，多以旦慧昼安，夕加夜甚，何也？岐伯曰：四时之气使然。黄帝曰：愿闻四时之气。岐伯曰：春生，夏长，秋收，冬藏，是气之常也，人亦应之，以一日分为四时，朝则为春，日中为夏，日入为秋，夜半为冬。朝则人气始生，病气衰，故旦慧；日中人气长，长则胜邪，故安；夕则人气始衰，邪气始生，故加；夜半人气入脏，邪气独居于身，故甚也。"

（3）地理环境对疾病的影响

如西北地区，地势高而寒冷少雨，故其病多燥寒；东南地区，地势低而温热多雨，故其病多湿热。此外，某些地方性疾病如克山病、大骨节病、甲状腺肿大等，都与地理环境有关。如《素问·异法方宜论》说："南方者，天地所长养，阳之所盛处也。其地下，水土弱，雾露之所聚也。其民嗜酸而食胕，故其民皆致理而赤色，其病挛痹。"挛痹，即湿热郁结，筋脉拘急，麻木不仁病证。

3. 自然环境对疾病防治的影响

由于自然环境的变化，影响着人体的生理功能和病理变化，因而在疾病的防治方面，中医学同样强调人与外在环境的统一。其治疗用药，必须适应四时季节气候以及昼夜晨昏的阴阳变化，方能获取较好的疗效。如古人提出了"春夏养阳，秋冬养阴"等养生防病的原则，其治疗用药则又指出"必先岁气，无伐天和"（《素问·五常政大论》）等观点，并制定了因时、因地制宜的论治法则。

## （三）人与社会环境的统一性

人生活在社会环境中，必然受到社会环境的影响。

一般说来，良好的社会环境，有力的社会支持，融洽的人际关系，可使人精神振奋，勇于进取，有利于身心健康；而不利的社会环境，可使人精神压抑或紧张、恐惧，从而影响身心机能，危害身心健康。正如《素问·疏五过论》所言："故贵脱势，虽不中邪，精神内伤，身必败亡。始富后贫，虽不伤邪，皮焦筋屈，痿躄为挛……"如社会地位及经济状况的剧烈变化，常可导致人的精神活动的不稳定，从而影响人体脏腑精气的机能而致某些身心疾病的发生；如家庭纠纷、邻里不和、亲人亡故、同事之间或上下级之间的关系紧张等，可破坏人体原有的生理和心理的协调与稳定，不仅易引发某些身心疾病，而且常使某些疾病如冠心病、高血压、糖尿病、肿瘤的病情加重或恶化。

因此，中医预防和治疗疾病时，常常会考虑社会因素对机体的影响，通过精神调养提高对社会环境的适应能力，以维持身心健康。如提倡"恬淡虚无""美其食，任其服，乐其俗，高下不相慕"等。

总之，中医学的整体观念，贯穿于中医学的生理、病理、疾病诊断和防治、养生等理论体系的始终，是中医学基础理论和临床实践的指导思想。

## 二、辨证论治

辨证论治是中医学认识疾病和处理疾病的基本原则，也是中医学的基本特点之一。

### （一）病、证、症的概念

病，即疾病，是指有特定的病因、发病形式、病机、发展规律和转归的一种完整的病理过程，如感冒、哮喘等。

证，即证候，是疾病发展过程中某一阶段或某一类型的病理概括，包括病因、病位、病性和邪正关系，反映了疾病的本质。

症，即症状和体征，是疾病的临床表现。可以是患者异常的主观感觉或行为表现，如恶寒发热、恶心呕吐、烦躁易怒等（称症状），也可以是医生检查患者时发现的异常征象，如面黄、目赤、舌红、脉数等（称体征）。

病、证、症三者既有区别又有联系。病与证，虽然都是对疾病本质的认识，但病的重点是全过程，而证的重点在现阶段。症状与体征是病和证的基本要素，疾病与证候都由症状和体征构成。有内在联系的症状和体征组合在一起即构成证候，反映疾病某一阶段或某一类型的病变本质；各阶段或各类型的证候贯串并叠合起来，便是疾病的全过程。一种疾病由不同的证候组成而同一证候又可见于不同的疾病过程中。

## （二）辨证论治的概念

辨证是将四诊（望、闻、问、切）所收集的病情资料，包括症状和体征，运用于中医学理论进行分析、综合，辨清疾病的原因、性质、部位及邪正关系，概括、判断为某种证候的过程。论治是根据辨证的结果，确立相应的治法和处方遣药。

辨证和论治，是诊治疾病过程中相互联系不可分割的两个方面。辨证是论治的前提和依据；论治是辨证的目的，是治疗疾病的手段和方法，也是对辨证正确与否的检验。辨证论治的过程，就是认识疾病和解决疾病的过程。

## （三）辨证与辨病相结合

中医在临床上认识疾病时，既辨病又辨证，常常通过治疗"证"而达到治愈疾病的目的。首先运用辨病思维来确诊疾病，对某一病的病因、病变规律和转归预后有一个总体的认识；再运用辨证思维，根据该病当时的临床表现和检查结果，来辨析其目前处于病变的哪一阶段或是哪一类型，从而确立其当时的证候；然后根据证候来确定治则治法和处方遣药。此即通常所说的"以辨病为先，以辨证为主"的临床诊治原则。例如，感冒，症见发热、恶寒、头身疼痛，病属在表，但由于致病因素和机体反应性的不同，临床又常表现为风寒表实证和风热表虚证两种不同的证，只有把感冒所表现的"证"是属于风寒还是属于风热辨别清楚，才能确定是选用辛温解表方法，还是选用辛凉解表方法给予恰当的治疗。

## （四）病治异同

辨证论治是指导临床诊治疾病的基本原则。中医常常通过辨证来看待病与证的关系，认为一种病可能有多种不同的证，不同的病可以出现相同的证。因此，在诊治疾病中，常有同病异治和异病同治的方法。

### 1. 同病异治

同病异治是指同一种病，由于发病的时间、地区以及患病机体的反应性不同，或处于疾病不同的发展阶段，或类型不同，即表现出的证候不同，因而治疗也就有异。如感冒有风寒感冒、风热感冒、暑湿感冒、气虚感冒、阴虚感冒的不同，临床治疗时需要采用不同的治法。暑湿感冒，多由感受暑湿邪气所致，故其治疗常需应用芳香化浊药物，以祛除暑湿。这与其他季节的感冒病治法，诸如辛凉解表、辛温解表等就不相同。又如，在麻疹病的不同阶段，其治疗方法也各有不同。发病初起，麻疹未透，治宜发表透疹；疾病中期肺热壅盛，常

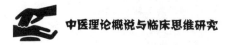

需清解肺热；病后期多为余热未尽，肺胃阴伤，则又需以养阴清热为主。

2.异病同治

异病同治是指几种不同的疾病，在发展变化过程中出现了大致相同的证，可以采用大致相同的方法来治疗。如胃下垂、肾下垂、子宫脱垂、久泻脱肛等不同的病，在其发展变化过程中，如果表现为"中气下陷"的证候都可用补气升提的方法进行治疗。

因此，中医学诊治疾病的着眼点是对证候的辨析和因证候而治。证同则治同，证异则治异。针对疾病发展过程中不同的矛盾用不同的方法来治疗，这是中医辨证论治的精髓。

# 第四节　中医理论的思维探究

中医学基础理论在形成和发展的过程中，具有许多独特的思维方法。这些思维方法，有的与其他自然科学中的某些方法异中有同，有的则完全是中医学所独创。因此，这些方法的意义突出，是中医学方法的特色所在。为了更好地学习和提高中医学理论，深入认识并掌握这些方法是十分必要的。

## 一、援物比类

援物比类又称取象比类，它是科学认识过程中获取新知识的一种重要方法，历来受到科学家的重视。科学史上许多重大发明曾经直接借助此法。它是根据两个对象某些相同的属性，援引其中已知的、易见的事物性能，类比、推知被研究对象的未知性能，这是一种间接推理方法，与现代人们通常所说的类比法（类比推理）有很多相似之处。利用此法认识世界，在古代很早就开始了。如《易·系辞上》中"引而申之，触类而长之，天下之能事毕矣"就是指通过类似事物相比类，从而得出新知识的方法。《素问·示从容论》指出诊治疾病要掌握"援物比类"，从而触类旁通，灵活运用；若不能类比引申，则是知识不精通的表现。《素问·阴阳应象大论》等篇，援引自然界天地、云雨、上下位置和寒热、清浊性质，以及它们之间的互相联系和转化的关系，推理了人体生理功能、病理变化和治疗上的药食气味性能等一系列问题，又从四时寒暑的更替、寒极生热、热极生寒的现象，推知"夏伤于暑，秋为痎疟""冬伤于寒，春必温病"等发病的病理等，称这是"以我知彼"的方法，"我"是已知的，"彼"

是未知的。推导所得的理论，2000年来一直经受着中医临床实践的检验。

类比推理的哲学根据是，承认世界的物质统一性原则。在自然界，尽管各种领域、各个层次的现象是千差万别的，尽管物质运动的形式是多种多样的，但是它们又在不同的等级和范围内，在各种不同的方面具有相同的特点和属性。世界就是这样一个共性与个性的对立统一体，而且在各种不同的事物和现象之中，存在着多种必然联系，这就是类比方法的客观基础。对于世界物质的统一性、运动形式和规律的统一性，《黄帝内经》中有着朴素的然而是很深的观念，正是因此，《黄帝内经》特别重视类比方法，如多次指出："不引比类，是知不明也。""及于比类，通合道理……子务明之，可以十全。"（《素问·示从容论》）《黄帝内经》中所说的"比类"，不只具有比较同异的含义，同时也指类比方法。

援物比类在许多情况下是十分有效的，但它也存在局限性，因为事物之间有着同一性和差异性，同一性提供了援物比类的逻辑依据，差异性则限制着比类结论的正确性。相似的两个对象之间，总有着一定的差异，如果推导的属性恰好是它们的不同点，那么结论就要出现失误。故援物比类是一种或然性的推理，其结论必须通过实践加以检验。

援物比类是借助通俗常识或众所周知的事物性能，去说明已知的、无可置疑的医学道理。其类比的目的仅仅是做出通俗易懂的说明。例如，温病阴亏液涸，大便不通，理应生津润燥，润肠通便，用增液汤治疗，这是理所当然的，吴瑭确切地比喻为"增水行舟"，一语概括了病理和药理，使之通俗易懂。假使比喻不当的话，也不影响增液汤对此证的疗效。故这与前者类比的目的意义完全不同，两者不能混淆。

## 二、以表知里

人体的所谓"表"，包括机体外部的器官组织、各种生理功能的外部表现和各种疾病的外部症状；所谓"里"，就是机体内部的脏器组织、生理病理过程及其规律。前者可以直接观察得到，后者则不能直接获得。以表知里是通过观察事物外在表象，以揣测分析其内在变化的一种认识方法。《灵枢·本藏》说："视其外应，以知其内脏，则知所病矣。"《灵枢·外揣》称为"司外揣内"，后代医家称为"有诸内者，必形诸外"。中医藏象学说主要是依靠这种方法，结合当时解剖知识形成的。因为脏腑隐藏于人体内部，象是内在脏腑活动表现于外的生理、病理现象。藏象学说通过活的机体的外部表征，推导出人体内部

17

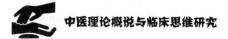 

脏腑组织的运动规律,确定象与脏之间的相互关系。可惜的是,《黄帝内经》只记载了藏象学说的结论,没有说明得出这些结论的具体过程。不过我们可以做一些粗略的逻辑分析,如肺脏位居胸腔内,通过息道与鼻腔相通,从咳嗽、呼吸喘促、胸部不舒、鼻腔干燥等一系列表象,或从受凉感冒、洒淅恶寒、鼻塞流涕等一系列症状,都可能推知肺主气、司呼吸、主表、主皮毛汗孔、肺气主宣发和肃降的结论。

以表知里的推导方法与现代控制论的暗箱法在原则上有着一致性,简单地说,暗箱法以对象所有构件之间的相互联系以及对象与外界环境的相互联系为基础,对认识对象不采取肢解手段,在保持对象完整性的前提下,通过比较和分析对象接受的刺激与对刺激的反应,探寻对象的本质和规律,这属于整体系统方法范畴,又称现象论的研究方法。以表知里的方法主要依靠整体观察活人的生理功能和病理表现,同样建立在对象内部与对象外部的规律性联系的基础上,当对象内部的情形不能直接把握时,可以通过认识对象与外界事物的关系,间接地把握对象。由于这一方法没有肢解对象,没有干扰和破坏对象本身固有的各种联系,被观察认识的是对象固有的特性和变化,因此,这一方法对于许多复杂对象,特别是生命过程的研究,具有许多其他方法所无法比拟的优越性,远远超过肢解分析方法只能获得的单纯的直线性因果链环。但是以表知里的方法是在没有打开暗箱、不太了解内在结构细微变化的情况下进行研究的,故它虽能从总体上把握对象的内在联系和变化规律,但对许多细节的了解却失之笼统,远远比不上打开箱子,就各个部分加以分解,逐一进行分析的方法那样精确。而细节的失之笼统又在很大程度上限制了对总体的深入认识,因此,以表知里的方法也存在着局限性。

## 三、试探和反证

试探,指的是在认识和诊治疾病的过程中,对一些疑难问题,可先尝试性地提出一些观点,采取一些措施,根据实践的结果,再做出适当调整的方法,可称为逐步逼近法。它在认识自然和改造自然的过程中都有积极意义。古人称为"审病法"或"消息法",从今天看来,它类同于诊断性治疗或假设性诊断。

人们在认识自然、发现真理的过程中,总是由较粗糙、失误较多,逐渐发展到较细致、较精确的,逐步向真理逼近。在这一过程中,人们往往试探性地提出一个又一个观点或假说,因此,试探法对认识真理,包括认识人的生命、健康与疾病的本质及规律,很有必要。中医学所有学说的提出和发展,大多是不断运用试探法的过程。如对卒中，汉唐医家曾试探性地提出"卒中外风"之说，认为是突然遭受外界暴戾的风邪，治疗上就以祛风为主，但效果并不满意。此后，宋代一些医家尝试性地把其病因归于恼怒太过，以致气血逆乱；有的归之于"将息失宜"；有的归之于体虚气弱。明代有人进一步修正，提出"类风""非风""内虚暗风"等说，直至清代叶天士将其发展成"肝阳化风说"，才确立了内脏机能紊乱为主的卒中的病因病机。在这些学说提出的前后，人们大都进行过试探性治疗，有的并根据治疗结果做出了修正。通过试探，人们的认识不断深化和提高，不断地逼近真理。发展到现在，根据"肝阳化风说"预防和治疗卒中，可获得比较满意的效果。

试探法在辨证论治的实践过程中被广泛运用。张景岳在《景岳全书》中指出："探病之法，不可不知，如当面临证，或虚实有难明，寒热有难辨，病在疑似之间，补泻之意未定者，即可先用此法。"张仲景在《伤寒论》也已运用此法，"若不大便六七日，恐有燥屎。欲知之法，少与小承气汤，汤入腹中，转矢气者，此有燥屎，乃可攻之。若不转矢气者，此但初头硬，后必溏，不可攻之，攻之必胀满不能食也。"这里用小剂量小承气汤，便是试探的意思。早在《素问·至真要大论》中也已记述了疑似难辨的虚热、虚寒证的试探性治疗过程，说："诸寒之而热者取之阴，热之而寒者取之阳，所谓求其属也。"然而试探只是权宜之法，非不得已，不宜滥用。试探与那些不学无术、不负责任、粗枝大叶、草菅人命的医疗行为是两回事，试探是为了取得正确的、深刻的认识，必须认真观察总结，及时根据反馈信息做出必要的修正。

反证是从结果来追溯或推测原因并加以证实的一种逆向认识方法。它与试探既有联系又有区别，也是中医学常用的认识自然和改造自然的方法。如中医关于病因的认识，就运用了"审证求因"方法，从病证出发，去追寻和反推病因。疾病过程中，症状和体征是病因作用的结果，两者之间存在着因果联系，分析结果便可在一定程度上把握原因。以外感病证的辨别为例，如患者具有重滞粘腻、气机受阻、纳呆困倦、舌胖苔厚等症状或体征，结合时令或患者居住环境，就往往可反推出系湿邪为病，并根据祛除湿邪的疗效来反证或修正原先的推论。事实上这一过程还寓有试探之意。在不断的推论、试探和反证的实践活动中，人们对病因和病证关系的认识日趋深化，治疗的经验也日益丰富。许多理论的提出或确立，是建立在对临床治疗结果的反推或反证基础之上的，如对于骨折病人运用补肾方药，骨折愈合加快，人们可以进一步确立"肾主骨"的理论。对于一些脏器的病变，运用某些动物的相同脏器治疗，常可获得良效，也引导人们提出"以脏补脏"的学说。

# 第二章　中医理论的基础

精气学说是中医理论中占主导地位的自然观，奠定了中医理论体系的本体论基石。阴阳学说作为中医学特有的思维方法，广泛用来阐释人体的生理功能、疾病的发生原因和病理变化，指导着疾病的诊断和防治，成为中医理论体系中的重要组成部分。五行学说，是研究五行的内涵、特性及生克制化规律，并以五行特性为依据归类自然界各种事物及人体组织器官和现象，以生克制化规律阐释宇宙万物之间的相互关系。这些哲学思想被运用到中医学的各个领域，已经成为中医理论体系的核心部分。

# 第一节　精气学说

精气学说，是研究精气的运动变化规律，探求宇宙本原和阐释宇宙变化的世界观与方法论，是古代的唯物论。它起源于先秦时期，两汉时被"元气说"同化。对奠基于两汉时期的中医理论体系的构建与形成有着深刻的影响。

## 一、精气的基本概念

精与气的概念，在古代哲学范畴中，其内涵基本上是统一的，但其起源是不相同的。因此，了解精与气的内涵与起源，对正确认识中医学的精与气具有重要意义。

### （一）哲学之精的概念

在中国古代哲学中，精的基本内涵有二：其一，精即气，是指一切无形的活力很强的不断运动的物质，是构成宇宙万物的本原；其二，精是气中之精华，即如《管子·内业》所说："精也者，气之精者也。"

精的概念，首见于《道德经·二十一章》，其谓："道之为物，惟恍惟惚。惚兮恍兮，其中有象；恍兮惚兮，其中有物；窈兮冥兮，其中有精；其精甚真，其中有信。"古人认为，精是道的内核，是道的重要组成部分。另外，《管子》

《易传·系辞上》《吕氏春秋》等也有类似的记载。如《易传·系辞上》说："精气为物。"《管子·心术下》说："一气能变曰精、一事能变曰智。"古人认为精即细微的、运动变化的气精概念的产生，源于古代的"水地说"。如《管子·水地》说："万物之本原，诸生之根菀也，美恶、贤不官、愚俊之所生也。水者，地之血气，如筋脉之通流者也。"认为自然之水即天地之精，万物赖以生长发育之根源。

### （二）哲学之气的概念

哲学之气，是指无形的活力很强的不断运动的物质，是构成宇宙万物的本原。

气的概念源于"云气说"，如《说文解字》说："气，云气也。"古人在生产劳动和日常生活之中，通过"观物取象"的思维方法，将直接观察到的自然之云气、雨气，饮食之蒸汽、热气，以及人体之汗气、呼吸之气等加以总结概括，抽象出气的一般概念，即气是无形而动的细微物质，是宇宙万物生成的本原。气可以用以解释自然现象，如《国语》说："夫天地之气，不失其序。若过其序，民乱之也。阳伏而不能出，阴迫而不能蒸，于是有地震。"《道德经·四十二章》亦云："万物负阴而抱阳，冲气以为和。"

在中医学中，精气是指存在于体内的一切的精微物质。其中，精为有形之精微物质，气是生命的本气，为无形之精微物质，是生命活动的动力。精与气可互生互化，是同一物质的两种不同的存在形式。因此，哲学的精与气是一个相同的概念，而中医学上的精与气是两个内涵不同的概念。

## 二、精气学说的主要内容

### （一）精气是构成宇宙万物的本原

精气学说认为宇宙万物皆是由精气构成的。天、地、日、月、水、火是由精气构成，并不断运动变化的结果，如《淮南子·天文训》说："宇宙生气，气有涯垠，清阳者薄靡而为天，重浊者凝滞而为地……"天地之间的万物是由气化生的，精气是构成天地万物和人类的原始物质。

根据存在形式，精气可分为有形与无形两种，其中精细、弥散、肉眼难见且运动的气，为无形，正如宋·张载在《正蒙·太和》中所说"太虚无形，气之本体"所成形的凝聚的、肉眼可见的实体，为有形。一般把弥散之气称为气，有形实体称为形，如《素问·六节藏象论》云："气合而有形……"，指出无

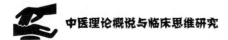

形而弥散是气之常态,有形而凝聚是形之常态,人体亦是气聚而成形之体,故《医门法律》说:"气聚则形成,气散则形亡。"

### (二)精气是不断运动变化的

精气广泛存在于宇宙之中,其充满宇宙且运行不息。宇宙中一切事物及其纷繁变化,都是精气运动的结果。

气的运动,即气机。气机的形式多种多样,但主要有升、降、聚、散四种。而升与降、聚与散,是对立相反的,但相互间保持着协调平衡,如《素问·六微旨大论》说:"气之升降,天地之更用也……升已而降,降者谓天;降已而升,升者谓地。天气下降,气流于地;地气上升,气腾于天。故高下相召,升降相因,而变作矣。"聚与散也是精气的运动形式,张载说:"太虚不能无气,气不能不聚而为万物,万物不能不散而为太虚。"(《正蒙·太和》)气的升降、聚散普遍存在于宇宙万物之中,如《素问·六微旨大论》所说:"出入废则神机化灭,升降息则气立孤危……是以升降出入,无器不有。"

气化是指由气的运动而产生各种变化。宇宙万物在形态、功能或形式上的各种变化,皆是气化的结果。如《素问·六微旨大论》说:"夫物之生从于化,物之极由乎变,变化之相薄,成败之所由也。"

气化的主要表现形式有四种:一是气与形之间的转化,如无形之气与有形之物聚散转化;二是形与形的转化,如水之寒化为冰霜雨雪、热化为蒸气云雾等;三是气与气之间的转化,如天气与地气之间云雨的变化,正如《素问·阴阳应象大论》所说"地气上为云,天气下为雨";四是有形之体自身的变化,如植物的生长收藏、人体的生长壮老等,皆是有形之体随着时间、环境的变化而不断更新的气化过程。

### (三)精气是万物相互作用的中介

精气运行于天地万物之间,是信息传递的重要媒介。通过精气的中介联系作用,天地万物联结为一个有机整体。气别阴阳,以成天地;天地交感,以生万物。天地万物之间是相互联系、相互作用的,精气是其相互联系的中介。故《灵枢·岁露论》说:"人与天地相参也,与日月相应也。"气为中介,促使宇宙万物相互感应、相互联系。如磁石吸铁、乐器共鸣、日月吸引海水形成潮起潮落,以及日月、昼夜、季节、气候变化影响人的生理和病理变化等,都是通过气的中介作用而实现的。

### （四）天地之精气化生为人

精是宇宙之气的精华部分，人类的形体和精神皆由此而生。人类是宇宙演化到一定阶段的产物，天地精气是构成人体的基本物质。故此《管子·内业》说：凡"人之生也，天出其精，地出其形，合此以为人。"《素问·宝命全形论》亦云："人以天地之气生，四时之法成。"天地精气是构成人体的基本物质，人之形体由精化成，由气充盈，由神主宰，并依赖天地之气以维系。

## 三、精气学说在中医学中的应用

### （一）构建中医学精理论

受精气为宇宙万物本原的思想的影响，中医学形成了"精为人体脏腑组织生成本原"的理论。精是构成胚胎的原始基础，是构成人体和维持人体生命活动的基本物质。如《素问·金匮真言论》说："夫精者，身之本也。"《灵枢·经脉》说："人始生，先成精，精成而脑髓生。"精充气足，则生命活动正常；精亏气虚，则生命活动异常。

### （二）奠基中医学气理论

精气学说认为，精气的升降交感运动是宇宙万物发生、发展、变化的动力。由此，中医学认为，气是构成人体和维持人体生命活动的动力。一方面，人的五脏六腑、形体官窍、血和津液等，都是气聚成形之物，而其功能的发挥则依赖于无形之气的推动和激发。如心之行血、肺之呼吸、脾胃之运化等，都离不开气的推动和温煦作用。另一方面，气的运动不断推动着机体中物质与物质、物质与能量之间的相互转化，即"气化"，并由此推动气血运行，促进吐故纳新，维持机体的生命活动。若精气充足，则气血旺盛，生命活动正常；若精气亏虚，则气血不足，生命力弱。若人体气机的升与降、出与入之间保持协调平衡，则人体健康无病；若升与降、出与入运行失常，则气机不畅，脏腑功能失常而变生诸病。

### （三）概括精、气、神之间的相互关系

人体之精，是指肾所藏之精，即生殖之精。人体之气，是活力很强的不断运动的物质，也是构成和维持人体生命活动的基本物质。人体之神的含义有二：一是指人体一切生命活力的外在表现，二是指人的精神意识思维活动。精、气、神之间的相互关系非常密切，主要表现在：精能化气，气能生精，精气相互化生、相互为用。精足则气充，精亏则气弱。精与气能生神，神能统驭精与气。

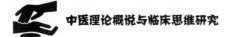

精足气充则神旺，精亏气虚则神衰，聚精在于养气，养气在于存神，故将精、气、神称为"人之三宝"。

### （四）阐释中医学整体观念

精气学说认为，精气是自然、社会、人类统一的物质基础，是人与自然万物共同具有的化生之源。为此，人与自然物质具有同源异构的特点，并时刻进行着各种物质、信息、能量的交换，由此构建了人体自身完整性，以及人与自然社会统一性的整体观念。自然、社会环境的各种变化，对人体的生理、病理都具有一定的影响。自然万物禀天地之气生长收藏，亦产生不同的温热寒凉、升降浮沉等性味归经之偏，故可以药食之偏性调节人体之偏病，以使人体重归协调平衡状态。

# 第二节　阴阳学说

阴阳学说，是通过分析相关事物的相对属性，以及某一事物内部矛盾双方的相互关系，从而认识并把握自然界错综复杂变化的本质原因及其基本规律的理论。它是古人探求宇宙本源和解释宇宙变化的一种世界观和方法论，属于中国古代唯物论和辩证法范畴。

## 一、阴阳的概念

### （一）阴阳的基本概念

阴阳，是对自然界相互关联的某些事物或现象的对立双方属性的概括。其既可以代表两个相互对立的事物或现象，又可以代表同一事物内部相互对立的两个方面。正所谓"阴阳者，一分为二也"（《类经·阴阳类》）。

阴阳最初的含义是很朴素的，是指日光的向背，即朝向日光则为阳，背向日光则为阴。以后随着时间的推移，阴阳的朴素含义逐渐得到引申，如向阳的地方温暖、明亮，背阳的地方寒冷、晦暗。于是古人就以光明与黑暗、温暖与寒冷分阴阳。如此不断引申的结果，就是把自然界许多的事物和现象都划分为阴与阳两个方面。这时的阴阳不再特指日光的向背，而变为一个概括自然界具有对立属性的事物和现象双方的抽象概念。因此说，阴阳是一个抽象的概念，并不专指某一具体的事物和现象。故《灵枢·阴阳系日月》说："阴阳者，有名而无形。"

## （二）事物的阴阳属性

《素问·阴阳应象大论》指出："水火者，阴阳之征兆也。"即划分事物或现象阴阳属性的标准或依据是人们最常接触到的相互对立的水和火的特性，并以此来进行归纳和分类。阴阳虽是抽象的概念，但是我们却可以根据具体而明显的水、火这对矛盾的特性，将自然界中的一切事物或现象划分为阴阳两大类。一般地说，凡是运动的、外向的、上升的、温热的、无形的、明亮的、兴奋的都属于阳，相对静止的、内守的、下降的、寒冷的、有形的、晦暗的、抑制的都属于阴。如以天地而言，则"天为阳，地为阴"，由于天气轻清在上故属阳，地气重浊在下故属阴。以水火而言，则"水为阴，火为阳"，由于水性寒而润下故属阴，火性热而炎上故属阳。以物质的运动变化而言，"阳化气，阴成形"，物质从有形化为无形的过程属于阳，由无形凝聚成有形的过程属于阴。事物阴阳属性归类如表 2-1 所示。

表 2-1　事物阴阳属性归类

| 属性 | 空间 | 时间 | 季节 | 温度 | 湿度 | 重量 | 亮度 | 运动状态 |
|------|------|------|------|------|------|------|------|----------|
| 阳 | 上、外 | 昼 | 春夏 | 温热 | 干燥 | 轻 | 明亮 | 上升、动、兴奋、亢进 |
| 阴 | 下、内 | 夜 | 秋冬 | 寒凉 | 湿润 | 重 | 晦暗 | 下降、静、抑制、衰退 |

事物的阴阳属性，是根据事物或现象不同的运动趋势、不同的功能属性、不同的空间和时间等，通过相互比较而归纳出来的。因此，事物的阴阳属性不是固定不变的，而是相对的。若事物的总体属性发生了改变，或比较的层次或对象变了，则它的阴阳属性也随之改变。事物阴阳属性的相对性，主要表现在以下两个方面。

相互转化性：事物的阴阳属性在一定条件下，可以发生相互转化，阴可以转化为阳，阳也可以转化为阴。如在人体物质和功能代谢过程中，二者在生理条件下是相互转化的，功能不断转化为物质，物质又不断转化为功能。这种物质与功能的相互转化，保证了生命活动的正常进行。

阴阳的无限可分性：事物或现象的阴阳两方面，随着归类、划分条件和范围的改变，可以无限地一分为二，即阴阳的每一方可以再分阴阳。就昼夜而言，昼为阳，夜为阴。昼夜之中可以再分阴阳，即白天的上午为阳中之阳，下午为阳中之阴；夜晚的前半夜为阴中之阴，后半夜为阴中之阳。就心、肾而言，根据人体脏腑功能活动的性质，则心、肾为脏属阴，但心在上具火性，肾在下为水脏，故心为阳，肾为阴。而心、肾内部又各有阴阳，即心阴、心阳、肾阴、

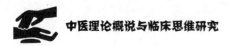

肾阳。这就是中医学所说的"阴中有阳，阳中有阴"，阴阳之中再分阴阳。

故《素问·阴阳离合论》说："阴阳者，数之可十，推之可百，数之可千，推之可万，万之大不可胜数，然其要一也。"

## 二、阴阳学说的基本内容

阴阳学说的基本内容，可以从阴阳对立制约、阴阳互根互用、阴阳消长平衡、阴阳相互转化四个方面加以说明。

### （一）阴阳对立制约

阴阳对立，即统一体中阴阳两个方面的属性相反。阴阳学说认为，自然界一切事物或现象都存在着相互对立的阴阳两个方面，如上与下、左与右、天与地、动与静、出与入、升与降、昼与夜、明与暗、寒与热、水与火等。阴阳双方既对立又统一，统一是对立的结果。

阴阳制约是指阴阳双方在一定限度内相互牵制、互为胜负。如春、夏、秋、冬四季有温、热、凉、寒的气候变化，春夏之所以温热是因为春夏阳气上升抑制了秋冬的寒凉之气，秋冬之所以寒凉是秋冬阴气上升抑制了春夏的温热之气的缘故。这是自然界阴阳相互制约、相互消长的结果。

阴阳对立的两个方面，并非平静地、各不相关地共处于一个统一体中，而是相互制约、相互斗争、相互调控地发生着作用。正是由于阴阳的这种不断对立和制约，才推动着事物的运动、发展和变化，并维持着事物发展的动态平衡。在人体正常生理状态下，相互对立的阴阳两方面，也不是平平静静、各不相干地共处于一个统一体中的，而是处在相互制约、相互排斥、相互消长的动态之中的。这种阴阳之间的动态平衡，是阴阳双方相互对立、相互制约的结果。阴阳双方相互制约而达到协调平衡，人体生命活动才能健康有序，即《素问·生气通天论》所谓的"阴平阳秘，精神乃治"。

如果阴阳之间的对立制约关系失调，动态平衡遭到了破坏，则会导致疾病的发生。

### （二）阴阳互根互用

#### 1. 阴阳互根

阴阳互根是指阴阳之间具有相互依存、互为根本的关系，即阴和阳任何一方都不能脱离另一方而单独存在，每一方都以对方的存在作为自己存在的前提和条件。如上为阳，下为阴，没有上也就无所谓下，没有下也就无所谓上；热为阳，寒为阴，没有热也就无所谓寒，没有寒也就无所谓热；等等。所以说阳依存于阴，阴依存于阳。中医学把阴阳的这种相互依存关系，称为互根。

2. 阴阳互用

阴阳互用是指阴阳双方具有相互资生、促进和助长的关系。《素问·阴阳应象大论》说："阴在内，阳之守也，阳在外，阴之使也。"指出阴为阳守持于内，阳为阴役使于外，阴阳相互为用，不可分离。

阴阳学说运用阴阳互根互用关系，来阐释自然界的气候变化和人体的生命活动。如春夏阳气生而渐旺，阴气也随之增长，天气虽热而雨水增多；秋冬阳气衰而渐少，阴气随之潜藏，天气虽寒而降水较少，如此维持自然界气候的相对稳定。

如果由于某些原因，阴和阳之间的互根关系遭到破坏，就会出现"孤阴不生，独阳不长"，甚则"阴阳离决，精气乃绝"（《素问·生气通天论》）。

## （三）阴阳消长平衡

所谓"消"，意为减少、消耗；所谓"长"，意为增多、增长。阴阳消长，多指的是数量上的变化。阴阳消长是指对立互根的阴阳双方不是静止的、不变的，而是处于不断运动变化中的，阴阳双方在彼此消长的运动过程中保持着动态平衡。

阴阳消长是阴阳运动变化的一种形式，而导致阴阳出现消长变化的根本原因在于阴阳之间存在着的对立制约与互根互用关系。由阴阳对立制约关系导致的阴阳消长变化，主要表现为阴阳的互为消长，即此长彼消、此消彼长；由阴阳互根互用关系导致的阴阳消长变化，主要表现为阴阳的同长同消，即此长彼长、此消彼消。

1. 此长彼消

此长彼消，即阳长阴消、阴长阳消。阴阳中的任何一方增长而强盛，势必制约对方太过，使对方减弱。如以四时气候变化而言，从冬至春及夏，阳长阴消，气候从寒冷逐渐变热；从夏至秋及冬，阴长阳消，气候由炎热逐渐转凉变寒。以人体病理变化而言，热盛则伤阴，寒盛则伤阳。

2. 此消彼长

此消彼长，即阳消阴长、阴消阳长。阴阳中的任何一方衰减，势必引起对方增长甚至偏亢。以一日昼夜变化为例，中午至黄昏及夜半，为阳消阴长；夜半至清晨及中午，为阴消阳长。以人体病理变化为例，阴虚则热，阳虚则寒，

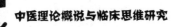

中医临床可见阴虚火旺和阳虚阴盛证，发病机理就是阴消阳长和阳消阴长。

四时气候的变迁、寒暑的更易，反映了阴阳消长的过程，但从一年的总体来说，阴阳还是处于相对的动态平衡状态的。可以看出，阴与阳之间的互为消长是不断进行着的，是绝对的；而阴与阳之间的平衡则是相对的，是动态的平衡。

### 3. 此长彼长

此长彼长，即阴随阳长、阳随阴长。在阴阳双方互根互用的过程中，阴与阳之间又会出现某一方增长而另一方亦增长，称为阴随阳长或阳随阴长，阴阳双方相互依存和资助，若互用得当，一方旺盛，则可促使另一方随之增长。如气旺生血，血盛助气，故疾病治疗时，补气以生血，补血以养气，阴中求阳，阳中求阴。

### 4. 此消彼消

此消彼消，即阴随阳消、阳随阴消。在阴阳双方互根互用的过程中，某一方消减而另一方亦消减的消长变化，称为阴随阳消或阳随阴消。

四时气候变化中，随着春夏气温的逐渐升高降雨量逐渐增多，随着秋冬气候的转凉降雨量逐渐减少，即阴阳皆长与皆消的消长变化。人体生理活动中，饥饿时出现的气力不足，即由于阴（精）不足不能化生阳（气）而导致阳的不足，属阳随阴消的阴阳皆消的消长变化；而补充营养物质（阴），产生能量，增加了气力，则属阳随阴长的阴阳皆长的消长变化。

世界上的事物十分复杂，变化万千，性质各异，因而各类事物中的阴阳关系亦各有侧重。某些事物中的阴阳关系以互根互用为主，如精与气、气与血等；另一些事物中的阴阳关系却以对立制约为主，如寒与热、水与火等。诚如张景岳所说："以精气分阴阳，则阴阳不可离；以寒热分阴阳，则阴阳不可混。"正因为如此，一旦出现阴阳消长变化失常时，前者多表现为此消彼亦消、此长彼亦长，而后者多表现为此消彼长、此长彼消。

阴阳的消长在一定限度内维持着动态的平衡。若阴阳的消长变化超越了正常的限度，在自然界则形成灾害，在人体则产生疾病。中医学关于阴阳消长与平衡的认识，符合"事物的运动是绝对的，静止是相对的，消长是绝对的，平衡是相对的"的客观规律。"阳胜则阴病""阴盛则阳病""阳虚阴盛""阴虚阳亢"，皆属阴阳对立制约关系失常而出现的超过正常限度的此长彼消或此消彼长，而"精气两虚""气血两虚"则属阴阳互根互用关系失常而出现的异常的阴阳皆消。

### （四）阴阳相互转化

阴阳相互转化指事物的总体属性在一定条件下可以向其相反的方向转化，即属阳的事物可以转化为属阴的事物，属阴的事物可以转化为属阳的事物。例如，一年四季气候的变化，属阳的夏天可以转化为属阴的冬天，属阴的冬天又可以转化成属阳的夏天。人体的病证，属阳的热证可以转化为属阴的寒证，属阴的寒证又可以转化为属阳的热证。

阴阳相互转化是阴阳运动的又一基本形式。阴阳双方的消长运动发展到一定阶段，事物内部阴与阳的比例出现了颠倒，则该事物的属性即发生转化，所以说转化是消长的结果。阴阳相互转化，一般都产生于事物发展变化的"物极"阶段，即所谓物极必反。因此，在事物的发展过程中，如果说阴阳消长是一个量变的过程，那么阴阳转化则是在量变基础上的质变。

阴阳相互转化必须具备一定的前提条件。《素问·阴阳应象大论》的"重阴必阳，重阳必阴""寒极生热，热极生寒"，《素问·天元纪大论》的"物生谓之化，物极谓之变"，都是阐释阴阳转化的条件和机理。任何事物都处在不断地运动变化之中，事物的发生发展规律总是由小到大、由盛而衰，即事物发展到极点就要向它的反面转化。任何事物在发展过程中都存在着物极必反的规律。"重阴必阳，重阳必阴"的"重"，"寒极生热，热极生寒"的"极"，以及"寒甚则热，热甚则寒"的"甚"，即阴阳消长变化发展到"极"的程度，是事物的阴阳总体属性发生转化的内在因素和必备条件。

## 三、阴阳学说在中医学中的应用

阴阳学说对于中医理论体系的形成和发展起着十分重要的作用，贯穿于中医理论体系的各个方面，指导着历代医家的理论思维和诊疗实践。故刘鸿恩《医门八法》说："阴阳为医道之纲领。"

### （一）说明人体的组织结构

根据阴阳对立统一的观点，中医学认为人体是一个有机的整体，其内部充满着阴阳对立统一的关系。人体的一切组织结构，都可以依据阴阳属性的规定，根据其所在部位、功能特点划分为相互对立的阴阳两部分。因此《素问·宝命全形论》说："人生有形，不离阴阳。"

由于结构层次的不同，人体组织结构的阴阳所指也有所不同。就人体部位而言，上部为阳，下部为阴；体表为阳，体内为阴。就腹背而言，背部为阳，

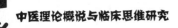

胸腹为阴。就肢体的内外侧而言，四肢的外侧面为阳，内侧面为阴。就筋骨与皮肤而言，筋骨在深层为阴，皮肤居表为阳。就内脏而言，六腑传化物而不藏精气，故为阳，五脏化生和储藏精气而不泻，故为阴。就五脏而言，心、肺位于身体的上部胸腔之中为阳，而心属火，主温通，为阳中之阳；肺属金，主肃降，为阳中之阴。肝、肾、脾位于身体的膈下腹腔为阴，而肝属木，主升发，为阴中之阳；肾属水，主闭藏，为阴中之阴；脾属土，居中焦，为阴中之至阴。具体到每一脏腑，又有心阴、心阳，肝阴、肝阳，胃阴、胃阳，肾阴、肾阳，等等。就经络而言，十二经脉中有三阳经和三阴经的区别，奇经八脉中有阴蹻与阳蹻、阴维与阳维的不同，络脉中有阴络与阳络之分。就气血而言，气为阳，血为阴；而在气之中，营气循行脉内为阴，卫气循行脉外为阳。

可见，人体结构中的上下、内外、表里、前后各部分之间，以及体内的脏腑、营养物质之间，都存在着对立统一的阴阳关系，都可以用阴阳学说加以分析和认识。

### （二）解释人体的生理活动

对于人体的生理活动，中医学也是用阴阳学说加以说明的，认为人的正常生命活动，是机体内部以及机体与环境之间阴阳协调平衡的结果，所谓"阴平阳秘，精神乃治"（《素问·生气通天论》），如以物质与功能而言，物质属阴，功能属阳。人体的生理功能是以体内物质为基础的，没有物质的运动，就无以产生功能活动，而功能活动一方面消耗着能量与物质，另一方面其结果又促进着物质的新陈代谢，有助于物质的摄入和能量的储存。物质与功能的关系，也就是阴阳相互制约、资生、不断消长转化的过程。

又如，人的睡眠活动，是属阳的兴奋与属阴的抑制两种功能对立统一运动的结果。人在白昼，体内属阳的兴奋制约了属阴的抑制而占主导地位，所以处于醒寤的兴奋状态；进入黑夜，体内属阴的抑制制约了属阳的兴奋而占主导地位，所以人就进入睡眠状态。显然人的睡眠活动就是机体内部阴阳对立统一运动的结果。

就人体物质之间的关系而言，气和血分阴阳，属阳的气具有生血、行血和摄血的功能，而属阴的血具有载气、寓（藏）气、养气的作用。可见，气血之间又体现着阴阳关系的多个层面。此外，如营卫关系、气与精或津液关系、脏腑关系、经络关系，也是如此。因此说"生之本，本于阴阳"（《素问·生气通天论》）。

### （三）解释人体的病理变化

人体的正常生命活动，是阴阳双方保持协调、和谐并处于动态平衡之中的结果。疾病的发生，就是这种动态平衡遭到破坏的结果。因此，阴阳失调就是中医学对疾病发生及其病理变化的高度概括。阴阳学说用来解释人体的病理变化，主要反映在以下两个方面。

1. 分析病因的阴阳属性

疾病是致病因素作用于人体，引起邪正斗争，导致机体阴阳失调、脏腑组织损伤及机能障碍的过程。就病邪而言，可以分为阴邪和阳邪两大类。如《素问·调经论》说："夫邪之生也，或生于阴，或生于阳。"一般而言，六淫外感邪气为阳邪，饮食居处、情志失调等内伤邪气为阴邪。阴阳之中又可再分阴阳，就六淫外感邪气而言，风邪、暑邪、火（热）邪为阳，寒邪、湿邪为阴。

2. 分析病理变化的基本规律

疾病的发生发展过程就是邪正斗争的过程。邪正斗争导致阴阳失调，从而出现各种各样的病理变化，而其主要的表现形式是阴阳的偏盛偏衰。

（1）阴阳偏盛

阴阳偏盛是指阴或阳的一方过于亢盛，对另一方制约太过所导致的病理变化，《素问·阴阳应象大论》概括为："阴胜则阳病，阳胜则阴病。阳胜则热，阴胜则寒。"一般而言，阴阳偏盛中盛的一方大多为致病邪气，或者是功能活动亢奋形成的内生之邪，而偏衰的一方，往往是人体的阴液或阳气等，属于正气的范畴。

阳胜则阴病：阳胜是指阳邪致病，使机体机能亢奋，阳热亢盛，临床表现为一系列实热征象的病证。由于邪正之间有着对立制约的关系，阳邪亢盛必然要耗伤人体的阴液，引起人体阴液不足而为病，故曰阳胜则阴病。

阴胜则阳病：阴胜是指阴邪致病，使机体机能阻滞，阴寒偏盛，临床表现为一系列实寒征象的病证。由于阴邪与阳气之间有着对立制约的关系，阴寒亢盛必然要损耗人体的阳气，导致人体阳气不足而为病，故曰阴胜则阳病。

（2）阴阳偏衰

阴阳偏衰是阴和阳任何一方低于正常水平的病理变化。阴阳偏衰中衰的一方总是指阴液或阳气等，属于正气的范畴。由于阴阳之间对立制约的关系，无论是阴或阳不足，因为无力制约对立的一方，必然导致另一方相对的、虚性的亢奋。

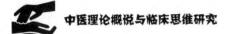

阳虚则寒：阳虚是指体内的阳气虚损，推动和温煦等功能明显下降，同时阳虚不能制约阴，则阴气相对偏盛，临床表现为一系列虚寒征象的病证。

阴虚则热：阴虚是指体内的阴液亏少，滋润和涵养作用明显不足，同时阴虚不能制约阳，则阳气相对偏亢，临床表现为一系列虚热征象的病证。

（3）阴阳互损

阴阳互损由于阴阳之间的互根互用，当阴阳偏衰到一定程度时，就会出现阴损及阳、阳损及阴的阴阳互损情况。所谓阴损及阳，是指阴虚到一定程度时，因阴虚不能滋养阳气，继而出现阳虚的现象；所谓阳损及阴，是指阳虚到一定程度时，因阳虚不能化生阴气，继而出现阴虚的现象。无论是阴损及阳还是阳损及阴，最终都导致阴阳两虚。阴阳互损不同于阴阳偏衰，后者是阴阳互损病理过程产生的前因，属于病理状态，而阴阳互损是在阴阳偏衰基础上进一步发展的病理过程，这个病理过程所产生的结果则是阴阳两虚的病理状态。

总之，阴阳偏盛偏衰乃由于阴阳的对立制约及消长平衡关系失调所致，是临床上寒热病证的基本病机，也是阴阳失调病机的最根本的病理状态。其中，阴阳偏盛时矛盾的主要方面是阴或阳量的绝对增加，因而制约对方的力量太过，所产生的寒证或热证均属于实性证候。阴阳偏衰时矛盾的主要方面是阴或阳量的绝对减少，因而制约对方的力量减弱，使对方相对偏盛，所产生的寒证或热证均属于虚性证候。此外，用阴阳学说解释人体的病理变化，尚有阴阳的转化、格拒、脱失等。

## （四）指导疾病的诊断

中医学认为，阴阳失调是疾病发生、发展、变化的根本原因，由此所产生的各种错综复杂的疾病临床表现都可以用阴阳加以说明。所以在诊察疾病时，用阴阳两分法归纳种种临床表现，有助于对病变的总体属性做出判断，从而把握诊治疾病的关键。因此《素问·阴阳应象大论》说："善诊者，察色按脉，先别阴阳……"

由于中医诊断疾病的过程包括诊察疾病和辨识证候两个方面，因此，阴阳学说用于指导疾病的诊断，就主要反映在分析"四诊"所收集的资料和概括各种疾病证候的阴阳属性两个方面。

1. 分析"四诊"资料

对疾病的诊断，首先要用"四诊"的方法收集病史资料，然后用阴阳属性归类的方法，概括诸如色泽、声息、呼吸及脉象等。色泽分阴阳，色泽鲜明者属阳，色泽晦暗者属阴。声息分阴阳，声音高亢洪亮、多言而躁动者，大多属实、属热，为阳；声音低弱无力、少言而沉静者，大多属虚、属寒，为阴。呼吸辨阴阳，呼吸有力，声高气粗者属阳；呼吸微弱，动则气喘者属阴。脉象辨阴阳，以脉位而言，寸脉为阳，尺脉为阴；以脉率辨阴阳，则数者为阳，迟者属阴；以脉力辨阴阳，则实脉为阳，虚脉属阴；以脉形辨阴阳，则浮、大、洪、滑属阳，沉、小、细、涩为阴。所以，《素问·脉要精微论》说："微妙在脉，不可不察，察之有纪，从阴阳始……"

### 2. 概括疾病证候

在疾病的诊察过程中，对症状和体征的阴阳属性进行划分，大体可以概括其疾病的基本属性。如果从疾病的部位、性质等辨其阴阳属性，大凡表证、热证、实证属于阳证；而里证、寒证、虚证即属阴证。只有在总体上把握了疾病的阴阳属性，才能把握认识疾病的关键，才能沿着正确的思路对疾病进行更深层次的精细分析，抓住疾病的本质。

## （五）指导疾病的防治

调理阴阳，使之保持或恢复相对平衡，达到"阴平阳秘"状态，是防病治病的基本原则，也是阴阳学说用于疾病防治的主要内容。

### 1. 指导养生防病

养生，古称"道生""摄生"，即保养生命之意。养生的目的在于去病、延年，因此注重养生是保持身体健康无病的重要手段，而养生的根本原则之一就是"法于阴阳"（《素问·上古天真论》），即遵循自然界阴阳变化规律来调理人体之阴阳，使人体阴阳与自然界阴阳变化协调一致。故《素问·四气调神大论》说："夫四时阴阳者，万物之根本也。"

### 2. 确定治疗原则

由于阴阳失调是疾病的基本病机，因而调理阴阳，补其不足，泻其有余，恢复阴阳的平衡协调，就是治疗疾病的基本法则。

（1）阴阳偏盛的治疗原则

阴或阳偏盛而无相对一方的偏衰时，所形成的是单纯的实证，其总的治疗原则是"实则泻之"，即损其有余。阳偏盛所致的实热证，宜用寒凉药物抑制亢盛之阳，清除实热，此即"热者寒之"的方法，又叫"阳病治阳"；阴偏盛所致的实寒证，当用温热药物抑制亢盛之阴，驱逐其寒，此即"寒者热之"的方法，又叫"阴病治阴"。若在阳盛或阴盛的同时，由于"阳胜则阴病"或"阴胜则阳病"而出现阴虚或阳虚，则又当兼顾其不足，于"实者泻之"之中配以

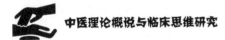

滋阴或助阳之品。

（2）阴阳偏衰的治疗原则

对阴阳偏衰所致的虚证，总的治疗原则是"虚则补之"，即补其不足。阳虚不能制约阴所导致的虚寒证，治疗当扶阳抑阴，用"益火之源，以消阴翳"的方法，《黄帝内经》称为阴病治阳；阴虚不能制约阳所导致的虚热证，治疗当滋阴制阳，用"壮水之主，以制阳光"的方法，《黄帝内经》称为阳病治阴。

对阴阳偏衰之证，也可利用阴阳互根以及阴阳消长中此长彼亦长的理论为依据确立治疗方法，即在补益偏衰一方的同时，兼顾相对的另一方。对于阳虚证的治疗，适当地兼顾补阴；对于阴虚证的治疗，适当地兼顾补阳。诚如《景岳全书》所说："善补阳者，必于阴中求阳，则阳得阴助而生化无穷；善补阴者，必于阳中求阴，则阴得阳升而泉源不竭。"

（3）阴阳互损的治疗原则

阴阳互损是病理过程，可导致阴阳两虚，故治宜阴阳双补，但是应分清主次先后。由阳损及阴所导致的阴阳两虚证是以阳虚为主，治宜在补阳的基础上兼补其阴；由阴损及阳所导致的阴阳两虚证则是以阴虚为主，治宜在补阴的基础上兼以补阳。

3.归纳药物的性能

治疗疾病，不但要有正确的诊断和治疗方法，而且必须熟练地掌握药物的性能。

中医学对药物的性能，主要从药性、五味和升降浮沉等方面加以分辨，而药性、五味、升降浮沉等都可以用阴阳学说加以归纳说明。

药性：主要是药物的寒、热、温、凉四种性质，又称为"四气"。其中寒、凉属阴，温、热属阳。凡能减轻或消除热证的药物，其性质属于寒性或凉性；凡能减轻或消除寒证的药物，其性质属于温性或热性。所以，临床上治疗热证时，就要选用寒性或凉性药物；治疗寒证时，就要选用热性或温性药物。显然，药性理论是根据药物功效进行认识和归纳的。

五味：指药物的酸、苦、甘、辛、咸五种滋味。有些药物还具有涩味、淡味，但习惯上称为五味。其中辛、甘、淡属阳，酸、苦、咸、涩属阴。五味理论的形成，一是源于对药物品尝的味觉感受，如甘草之甜、桔梗之辛、乌梅之酸、黄连之苦、昆布之咸、茯苓之淡、五味子之涩等；二是根据药物效用的分析，如《素问·至真要大论》所言："辛甘发散为阳，酸苦涌泄为阴，咸味涌泄为阴，淡味渗泄为阳。"

升降浮沉：指药物在体内发挥作用的趋向。用阴阳属性加以区分，药物的升、浮作用趋向属阳，降、沉作用趋向属阴。所谓升是指药物具有上升及作用于人体上部的趋向；降是指药物具有下行并作用于人体下部的趋向；浮是指药物具有向浅表部位发散的作用趋向；沉是指药物具有向内镇敛的作用趋向。

总之，养生防病，需根据四时阴阳变化情况"法于阴阳"，治疗疾病，则要根据病证的阴阳偏盛偏衰等情况，确定治疗原则。然后再根据药物的药性、五味、升降浮沉等阴阳属性选择适当的药物，调整疾病过程中的阴阳失调，使之恢复动态平衡，从而达到治愈疾病的目的。

# 第三节　五行学说

五行，即指木、火、土、金、水五种基本物质的运动变化。五行学说，即以木、火、土、金、水五种物质的功能属性来归类事物或现象的属性，并以五者之间的相互促进、相互制约关系来论述和推演事物之间的相互关系及其复杂的运动变化规律的一种理论。五行学说属于我国古代唯物论的哲学范畴，并是人们认识事物或现象的重要的系统结构观。

## 一、五行的概念

五行的概念，包括五行的含义、五行的特性、事物和现象的五行归类等内容。

### （一）五行的含义

五行的"五"是指构成自然界的最基本的物质——木、火、土、金、水。"行"指运动和变化。古人认为，木、火、土、金、水是自然界最常见、人类生活不可或缺的五种基本物质，故五行最初被称作"五材"。如《左传》记载："天生五材，民并用之，废一不可……"

五行学说，是在"五材"说的基础上，进一步引申为宇宙自然界中的一切事物，都是由木、火、土、金、水五种基本物质之间的运动变化而生成的。同时，还以五行之间的生、克关系来阐释事物之间的相互联系，认为任何事物都不是孤立的、静止的，而是在不断相生、相克的运动之中维持着协调平衡。故《素问•天元纪大论》说："夫五运阴阳者，天地之道也。"五运，即五行。

可见，五行是古人在长期的生活和生产实践中，对木、火、土、金、水五种物质的朴素认识基础之上，进行抽象升华而逐渐形成的理论概念，是主要用

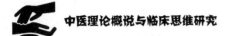

以分析各种事物的五行属性和研究事物之间相互联系的基本法则。因此，五行的概念，虽然来自木、火、土、金、水，但实际上已超越了木、火、土、金、水具体物质本身，而具有其广泛的哲学含义。

古代哲学家运用这种概念认识自然界、解释自然界的运动变化规律，逐渐形成了五行学说。五行学说根据五行的特性，并采用取象比类、推演归纳的方法，将自然界一切事物和现象分为五类，用五行相生相克的理论，阐释自然界万事万物的发生、发展、变化的内在规律。因此，五行学说是一种古代的唯物论和方法论。

五行学说被引入医学领域，与中医学理论紧密结合，成为中医学理论体系的重要组成部分。中医的五行学说作为中医的一种思维方法，说明人体的生理病理，指导对疾病的诊断和防治。

### （二）五行的特性

五行的特性是归纳和分析自然界事物与现象的理论依据之一。它是在木、火、土、金、水五种物质的性质的基础上，上升为理性抽象而成的。"五行：一曰水，二曰火，三曰木，四曰金，五曰土。水曰润下，火曰炎上，木曰曲直，金曰从革，土爰稼穑。"《尚书·周书·洪范》对五行的特性做出了高度的概括。

1. 水曰润下

润下即滋润、向下之意。水具有滋润万物、向下流行、寒冷的特性。故凡具有滋润、下行、寒凉、闭藏等性质的事物和现象，都归属于水行。

2. 火曰炎上

炎上即炎热、上升之意。火具有燃烧发热、升腾向上的特性。故凡具有温热、明亮、上升的性质或作用的事物和现象，都归属于火行。

3. 木曰曲直

曲直即弯曲、伸直之意。实际是指树木的生长状态，枝干曲直，向上向外舒展。故凡具有生长、升发、舒展、能屈能伸等性质或作用的事物和现象，都归属于木行。

4. 金曰从革

从革，从，顺从之意；革，改变之意。通过冶炼、加工，金可发生变化；金亦可用来制造杀敌的兵器。故凡具有肃杀、收敛、沉降等性质的事物和现象，都归属于金行。

5. 土爰稼穑

爰通曰；稼，播种之意；穑，收获之意。农作物的播种和收获，都是以土为基础的，因此，土具有长养万物的特性。故凡具有生化、承载、受纳等性质的事物和现象，都归属于土行。

## （三）事物和现象的五行归类

五行学说以五行的特性为依据，运用取象比类、归纳分类和演绎推理的方法，将自然界各种具有相同或相似特征的事物或现象，分别归属于木、火、土、金、水五类之中，从而形成了人们认识自然界的五大系统。取象比类，就是从事物的形态、性质、作用中，找出能反映其本质的征象，并与五行各自的抽象属性相比较，根据二者的相同或相似程度，确定其五行的属性。

以方位配属五行，则由于日出东方，与木的升发特性相类，故归属于木；南方炎热，与火的炎上特性相类，故归属于火；日落于西，与金的肃降特性相类，故归属于金；北方寒冷，与水的特性相类，故归属于水。

以五脏配属五行，则由于肝气主升而归属于木，心阳主温煦而归属于火，脾主运化而归属于土，肺气主降而归属于金，肾主水而归属于水。

事物的五行属性，除了可用上述方法进行取象类比之外，还可用间接的推演络绎方法，如肝属于木，则肝主筋，肝开窍于目的"筋"和"目"亦属于木；心属于火，则"脉"和"舌"亦属于火；脾属于土，则"肉"和"口"亦属于土；肺属于金，则"皮毛"和"鼻"亦属于金；肾属于水，则"骨"和"耳""二阴"亦属于水。

此外，五行学说还认为属于同一五行属性的事物，都存在着相关的联系。如《素问·阴阳应象大论》所说："东方生风，风生木，木生酸，酸生肝，肝生筋……"即方位的东和自然界的风、木，以及酸味的物质都与肝相关。因而也认为五行学说是用以说明人与自然环境对应统一的基础。现将自然界和人体的五行属性归类，如表2-2所示。

表2-2　事物和现象的五行归纳表

| 自然界 | | | | | | | 五行 | 人体 | | | | | | |
|---|---|---|---|---|---|---|---|---|---|---|---|---|---|---|
| 五音 | 五味 | 五色 | 五化 | 五气 | 五方 | 五季 | | 五脏 | 五腑 | 五官 | 五体 | 五志 | 五液 | 五脉 |
| 角 | 酸 | 青 | 生 | 风 | 东 | 春 | 木 | 肝 | 胆 | 目 | 筋 | 怒 | 泪 | 弦 |
| 徵 | 苦 | 赤 | 长 | 暑 | 南 | 夏 | 火 | 心 | 小肠 | 舌 | 脉 | 喜 | 汗 | 洪 |
| 宫 | 甘 | 黄 | 化 | 湿 | 中 | 长夏 | 土 | 脾 | 胃 | 口 | 肉 | 思 | 涎 | 缓 |
| 商 | 辛 | 白 | 收 | 燥 | 西 | 秋 | 金 | 肺 | 大肠 | 鼻 | 皮 | 悲 | 涕 | 浮 |
| 羽 | 咸 | 黑 | 藏 | 寒 | 北 | 冬 | 水 | 肾 | 膀胱 | 耳 | 骨 | 恐 | 唾 | 沉 |

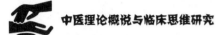

可以看出，将事物以五行的特性来分析、归类和推演络绎，就把自然界千变万化的事物，归结为木、火、土、金、水的五行系统。对人体来说，也即将人体的各种组织和功能，归结为以五脏为中心的五个生理、病理系统。

## 二、五行学说的基本内容

五行学说的内容，包括五行的相生、相克、制化胜复、相乘、相侮和母子相及等。五行的相生、相克代表自然界事物或现象之间的正常关系；五行制化胜复，是相生与相克结合，以维持自然界事物或现象之间的协调平衡状态的机制；五行的相乘、相侮和母子相及代表五行相克关系失常时，自然界事物或现象之间的协调平衡关系失调的异常现象。

### （一）五行相生、相克

生，即资生、助长、促进之意；克，即克制、制约之意。相生，是指此一事物对另一事物具有资生、助长和促进的作用；相克，是指此一事物对另一事物的生长和功能具有抑制或制约的作用。

#### 1. 五行相生

五行相生，是指木、火、土、金、水之间存在着有序的递相资生、助长、促进的关系。五行之间递相资生的次序是：木生火，火生土，土生金，金生水，水生木。在五行相生的关系中，任何一行都存在着"生我者"和"我生者"两个方面的关系，《难经》喻为"母子"关系。"生我者"为"母"，"我生者"为"子"。以木行为例，"生我者"是水而"我生者"是火。故水是木之"母"，而火是木之"子"。余此类推。

#### 2. 五行相克

五行相克，是指木、火、土、金、水之间存在着有序的克制。五行相克的次序是：木克土，土克水，水克火，火克金，金克木。五行相克，任何一行都存在着"克我者"和"我克者"两个方面的关系。《黄帝内经》称之为"所不胜"和"所胜"关系。"克我者"是"我"的"所不胜"，"我克者"是"我"的"所胜"。以木为例，"克我者"是金，而"我克者"是土，故金是木的"所不胜"，而土是木的"所胜"。余此类推。五行相克规律示意图如图 2-1 所示。

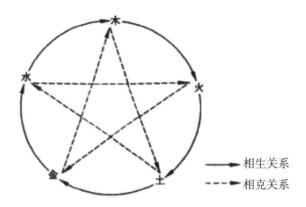

　　　相生关系
- - - →　相克关系

图 2-1　五行相克规律示意图

　　相生与相克是不可分割的两个方面。没有生，就没有事物的发生和成长；没有克，就不能维持其正常协调关系下的变化和发展。只有依次相生、依次相克，如环无端，才能生化不息，并维持事物之间的动态平衡。故《类经图翼》说："造化之机，不可无生，亦不可无制。无生则发育无由，无制则亢而为害。"说明五行系统结构的各部分都不是孤立的，而是密切相关的，每一部分的变化，都必然影响着其他部分的状态，同时又受着五行系统结构整体的影响与制约。

### （二）五行制化胜复

　　五行系统结构之所以能够保持动态平衡和循环运动主要在于其本身客观存在着两种自我调节机制和途径。一种是正常情况下的相生相克，即制化调节，另一种则是在反常情况下的胜复调节。

#### 1. 五行的制化调节

　　所谓制化调节，主要是指五行系统结构在正常状态下，通过其相生和相克的相互作用而产生的一种调节作用，又称为五行制化，或隔二隔三调节。

　　可以看出，五行的制化调节，体现出任何两行之间的关系并不是单向的，而是相互的，表现出调节路线与反馈机制相似的形式，而反馈则是相互作用的一种特殊形式。

　　以火为例，在正常情况下，火受到水的制约，火虽然没有直接作用于水，但是火能生土而土又有克制水的作用，从而使水对火的克制不致过分而造成火的偏衰。同时，火还受到木的资助，因此，火又通过生土，以加强土对水的克制，削弱水对木的资生，从而使木对火的促进不会过分，以保证火不会发生偏亢。其他四行，依次类推。

所谓"制则生化",即木能制土,火才能生化;火能制金,土才能生化;土能制水,金才能生化;金能制木,水才能生化;水能制火,木才能生化。也就是说,母气能制己所胜,则子气方能得母气之滋养而起生化作用。故《素问·五藏生成》说"心……其主肾也""肺……其主心也""肝……其主肺也""脾……其主肝也""肾……其主脾也"。这里所说的"主",即生化之主,实际上即相克制约之意,因其"克中有生""制则生化",所以称其为"主"。

五行学说认为,正是这种五行整体制化调节的自我调控效应,才保证了五行系统结构在正常情况下的生化运动,并保持着整体的协调与平衡。对于自然界来说,则维持着正常的生态平衡;对于人体来说,则维持着生理上的动态平衡,从而保证生命活动的正常进行。

应当说明,相生相克的过程,也就是事物相互消长的过程,在此过程中,经常出现的不平衡的消长情况,其本身就是再一次相生、相克的调节,这样就会重复出现再一次的协调平衡。正是这样在不平衡之中求得平衡,而平衡又立刻被新的不平衡替代的循环运动,推动着事物不断发展。对人体来说,即推动着机体气化活动的正常运行。

## 2. 五行的胜复调节

所谓胜复调节,主要是指五行系统结构在反常的情况下,即在局部出现较大不平衡的情况下,通过相克关系而产生的一种大循环的调节作用。它可使一时性偏盛偏衰的五行系统结构,经过调节,由不平衡而再次恢复其平衡。

《素问·至真要大论》说:"胜至则复,无常数也,衰乃止耳。复已而胜,不复则害……"所谓"胜",指"胜气",即指因为某行之气太过所引起的对"己所胜"的过度克制。而"胜气"一旦出现,则势必招致一种相反的力量将其压抑下去,此种力量即所谓的"复气"。故《素问·至真要大论》又说:"有胜之气,其必来复也。"而且胜气重,复气也重,胜气轻,复气也轻。可以看出,在五行胜复调节的过程中,也包含着反作用的复气与作用的胜气,它们在数量上对等。

以火为例,若火气太过,作为胜气则过分克金,而使金气偏衰,金衰不能制木,则木气偏胜而加剧克土,土气受制则减弱克水之力,于是水便旺盛起来,从而把太过的火气克伐下去,使其恢复正常。若火气不足,则将受到水的过分克制,使火衰而不能制金,引发金气偏胜,金气胜则加强抑木,使木衰而无以制土,则必将引发土气胜以制水,从而使水衰则制火力量减弱,即可使不足之火气相应得到逐渐恢复,以维持其正常状态。

关于胜复的调节效应，即通过胜复调节，使五行系统结构在受到外界因素的影响，即使局部出现较大不平衡的状态时，亦可通过胜复的自我调控，继续维持系统结构整体的相对平衡。就自然界来说，即对寒热温凉较大气候变化的自我调整，这与日月的运行及宇宙规律有关。就人体来说，则指因感受外界气候变化或喜怒哀乐刺激所引起的脏腑一时性偏盛偏衰，经过自我调节而亦能恢复其生理活动的正常。

但是，如果单纯有胜而无复，也就是说，当五行之中的任何一行出现有余（太过），而无另一行的相应制约时，则胜复调节失控，五行系统结构的协调关系就会被破坏，而且盛者愈盛，衰者愈衰，就会出现紊乱的反常状态，在人体则为发病。故《素问·六微旨大论》说："害则败乱，生化大病。"即指某一行之气亢盛无制而为损害之因，则可使生化之机紊乱败坏，从而产生严重疾病。

## （三）五行相乘、相侮和母子相及

### 1. 五行相乘

乘，即以强凌弱、克制太过之意。五行中的相乘，是指五行中某一行对被克的一行克制太过，从而引起一系列的异常相克反应。引起相乘的原因，不外乎两个方面。一是五行中的某一行本身过于强盛，因而造成对被克制一行的克制太过，导致被克的一行虚弱，从而引起五行之间的生克制化异常。例如，木过于强盛，则克土太过，造成土的不足，即称为"木亢乘土"。二是五行中的某一行本身虚弱，因而导致一行的相克就显得相对增强，从而使其本身就更衰弱。例如，木本不过于强盛，其克制土的力量也仍在正常范围，但由于土本身的不足，因而形成了木克土的力量相对增强，使土更加不足，即称为"土虚木乘"。

### 2. 五行相侮

侮，欺侮，这里指反侮。五行中的相侮，是指由于五行中的某一行过于强盛，对原来"克我"的一行进行反克，所以反侮亦称反克。例如，木本受金克，但在木过于强盛时，不仅不受金的克制，反而对金进行反克，称作"木亢侮金"，这是发生反克的一个方面。另一方面，也可由于金本身十分虚弱，不仅不能对木进行克制，反而受到木的反克，称作"金虚木侮"。

### 3. 五行母子相及

在五行相生关系中，存在着一个母与子的关系。凡"生我者"为母，"我生者"为子。在异常情况下，会出现母子相及。母子相及包括母病及子和子病及母两种情况。

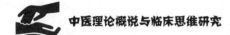
母病及子，是指五行中某一行异常，累及其子行，而导致母子两行都异常。母病及子一般是在母行虚弱的情况下，引起子行亦不足，导致母子两行皆不足。如水为母，木为子，水不足则不能生木，导致母子俱虚，水竭木枯。

子病及母，是指五行中某一行异常，影响其母行，导致子母两行都异常。子行太过，引起母行亦亢盛，导致子母两行皆亢盛。如火为子，木为母，火旺引起木亢，导致木火俱亢，这种情况称为"子病犯母"；子行不足，累及母行，引起母行亦不足，导致子母两行俱不足，如木为子，水为母，木不足引起水亏，导致木水俱不足，这种情况称为"子盗母气"。

因此，五行中任何一行出现太过或不及时，都可能对其他四行产生相乘或相侮或相及等异常作用。以土的太过为例以图示之（图2-2）。

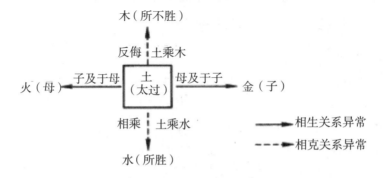

图 2-2　五行生克制化失调图例

# 三、五行学说在中医学中的应用

五行学说与中医学紧密结合，并且成为中医学理论体系的重要组成部分。中医学应用五行学说就是用事物属性的五行分类方法及生克乘侮的变化规律，具体地解释人体生理、病理现象，并用以判断疾病的预后，指导疾病的治疗和防治。

## （一）说明人体的生理功能

运用五行学说说明人体的生理特性，体现在说明五脏的生理特点、构建天人合一的五脏系统、阐述五脏之间的生理联系等方面。

### 1. 确立天人合一的五脏系统

运用五行学说，构建了以五脏为中心、内外联系的天人合一的五脏系统。该系统把人体与外界环境四时、五气，以及饮食五味等相联系为一个整体。这种天人合一的五脏系统，体现了天人相应的整体观念，说明了人体与外在环境之间相互联系的统一性。

2. 说明五脏的生理功能与相互关系

五行学说将人体的内脏分别归属于五行，以五行的特性来说明五脏的生理功能特点。如肝喜条达，有疏泄的功能，木有生发的特性，故肝属"木"；心阳有温煦的作用，火有阳热的特性，故以心属"火"；脾为生化之源，土有生化万物的特性，故以脾属"土"；肺气主肃降，金有清肃、收敛的特性，故以肺属"金"；肾有主水、藏精的功能，水有润下的特性，故以肾属"水"。

五行学说还用以说明人体脏腑组织之间生理功能的内在联系。如肾（水）藏精以养肝，肝（木）藏血以济心，心（火）阳可以温脾，脾（土）化生水谷精微以充肺，肺（金）清肃下行以助肾水，这就是五脏相互资生的关系。肺（金）气清肃下降，可以抑制肝阳的上亢；肝（木）气的条达，可以疏泄脾土的壅郁；脾（土）气的运化，可以制约肾水的泛溢；肾（水）阴的滋润上济，可以抑制心火的亢逆；心（火）的阳热，可以制约肺（金）清肃的太过，这就是五脏相互制约的关系。除此之外，五脏的制化关系，即五脏的每一脏都具有"我生""生我"与"我克""克我"的生理关系，生中有克，克中有生，生可防克的太过，克可防生的太过，相互制约，因此，能维持五脏之间的正常生理功能。如木克土，火生土，肝气疏泄，助脾气之运化，以防脾气之壅滞；心阳温暖脾气，一方面可保持脾气的运化正常，另一方面可防止肝的克制太过，免致脾气耗散，临床上肝郁脾虚证就是脾胃虚弱、肝气郁滞克土太过所致。金克木，水生木，肺气肃降，以防肝气升发太过；肾精滋养肝阴，一方面可保持肝之阴血充足，另一方面可防止肺克之太过。临床上，肝之阴血不足的肝阳上亢证多是肾水不能涵养肝木所致；肝郁血虚证，多由肝之阴血不足，肺克太过而致肝气升发不能而郁滞所致。五脏之间生理上的相互制约，其机制就在于五行的生克制化。

## （二）说明人体的病理变化

运用五行学说说明人体的病理变化，主要说明脏腑的发病和脏腑病的传变规律。

1. 阐释脏腑的发病

按照五脏配五行的理论，五脏外应五时，肝应春时，心应夏时，肺应秋时，肾应冬时，脾应长夏。五时六气发生变化，产生六淫之邪气，侵犯脏腑而发病。一般而言，在五时中，脏腑发病以主时之脏首先受邪发病为基本规律。如春时，风邪易入肝而致肝病；夏时，暑邪易入心而致心病；秋时，燥邪易入肺而致肺病；

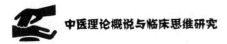

冬时，寒邪易入肾而致肾病；长夏，湿邪易入脾而致脾病。

五时之气，有太过、不及的变化，因此，脏腑发病的规律也就不同。时令已至而其气未至，此为不及，所胜之脏妄行而反侮，所不胜之脏乘袭而发病，生我之脏亦受其累。夏时心气当旺，心的所胜之脏是肺，所不胜之脏是肾，生我之脏是肝。如时已入夏，但气候不热，甚至骤寒，故此时心、肺、肾、肝发病的可能性较大。时令未至而其气已至，此为太过，侮其所不胜之脏，乘其所胜之脏，累及我生之脏。春时肝气当旺，肝的所不胜之脏是肺，所胜之脏是脾，我生之脏是心。如立春前后，气候应当始温，反大热，故此时肝、肺、脾、心发病的可能性较大。临床上脏腑的发病，并非完全如此，但与时气的太过、不及的变化确实有着密切的关系。

2.说明脏腑病的传变

五行学说也可用以说明在病理情况下，脏腑间的互相影响和传变，即一脏腑发病，可影响他脏腑功能，导致他脏腑亦发病，这就是脏腑病的传变。如肝病可以传脾，是木乘土；脾病可以影响肝，是土侮木；肝脾同病，互相影响，即木郁土虚或土壅木郁；肝病可以影响心，为母病及子；肝病影响及肺，为木侮金；肝病影响及肾，为子病及母。其他脏器的病变也是如此，都可以用五行生克乘侮的关系说明它们在病理上的相互影响和传变。

脏腑病按五行关系传变，有一定的规律，且影响疾病的预后。《素问·玉机真藏论》指出："五脏受气于其所生，传之于其所胜，气舍于其所生，死于其所不胜。病之且死，必先传行，至其所不胜，病乃死……"但是，由于五脏六腑的生理特性各异，生理功能上相互联系，故脏腑之间的病理变化是十分复杂的。脏腑病按五行规律传变只是其中的一个方面，且不是所有的脏腑病都按五行规律传变。影响脏腑病传变的因素很多，如脏腑之气的虚实、病邪的性质、治疗用药等，都可决定或影响疾病的传变途径和传变方向。一般而言，邪实之脏腑，其病邪易传他脏，而正虚之脏腑，易受他脏病邪的传变。

张仲景总结了伤寒"六经"传变的规律，叶天士提出了温病"卫气营血"的传变规律，病类不同，其传变规律不同。有些疾病不传或没有传变规律，如《素问·玉机真藏论》指出："然其卒发者，不必治于传，或其传化有不以次。"临床不可一概而论。

**（三）判断疾病的预后**

疾病的发展趋势，有吉、凶、逆、顺的区别。人体内脏功能活动及其相互关系的异常变化都可以从人的面色、声音、口味、脉象等方面反映出来。因而，从患者面色、声音、口味、脉象的变化，即可以诊断疾病。正如《难经·六十一难》所说："望而知之者，望见其五色，以知其病。闻而知之者，闻其五音，以别其病。问而知之者，问其所欲五味，以知其病所起所在也。切脉而知之者，诊其寸口，视其虚实，以知其病，病在何脏腑也。"而五脏与五色、五音、五味以及相关脉象的变化，在五行分类归属上有着一定的联系，所以，临床诊断疾病时，就可综合望、闻、问、切"四诊"所得的材料，运用五行生克的理论，来推断病情。

病色与病脉之间的关系。一般而言，脏腑病，出现本脏之色、本脏之脉，此为疾病的色、脉相符，表示病情较轻，如肝病青色，见弦脉。脏腑病，出现色、脉相生，表示疾病虽重但病势为顺，预后良好，如肝病色青，见沉脉，脉沉属水，色青属木，水生木，色、脉相生，病有生机，预后良。脏腑病，出现色、脉相克，表示疾病严重，病势为逆，预后不良。如肝病色青，见浮脉，浮脉属金，色青属木，金克木，色、脉相克，病势发展少有生机，预后不良。余此类推。

病色与其反映在面部的分部关系。各脏腑的病色反映在面部都有一定的部位，本脏之色见于本脏之位，是色、部相符，表示病情较轻。如鼻头属脾的分部，脾病鼻头见黄色，为色、部相符，表示脾病较轻。病变的色、部不符，有两种情况：一是色、部相生，表示病证为顺，如脾病鼻头见白色，白属金，土生金，色、部相生，脾病为顺；二是色、部相克，表示病证为逆，如脾病鼻头见青，青属木，木克土，色、部相克，脾病为甚、为逆，但不是死证。余此类推。《灵枢·五色》指出："五色之见也，各出其色部。部骨陷者，必不免于病矣。其色部乘袭者，虽病甚，不死矣。""色部乘袭"就是色、部相克，表示病情较重。

脉象与季节的关系。在疾病中，脉象的变化与时节相应，表示病证为顺。病脉与时节不相应，称为脉不应时，病证为逆。《素问·藏气法时论》指出："五行者，金木水火土也。更贵更贱，以知死生，以决成败，而定五脏之气，间甚之时，死生之期也。"一般而言，春时病见弦脉，夏时病见洪脉，秋时病见浮脉，冬时病见沉脉，皆为脉应四时，病的预后较好。若春病脉见浮，夏病脉见沉，秋病脉见弱，皆为脉反四时，病证预后不良。正如《素问·玉机真藏论》所述："所谓逆四时者，春得肺脉，夏得肾脉，秋得心脉，冬得脾脉，其至皆悬绝沉涩者，命曰逆四时。未有藏形，于春夏而脉沉涩，秋冬而脉浮大，名曰逆四时也。"

### （四）指导疾病的诊断

五行理论指导疾病的诊断，主要运用五行归类的方法，将病变的脏、腑、体、窍与病证表现的脉、色、味、声、形、舌等进行联系，来确定病证的诊断。

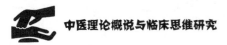

也就是将"四诊"得来的资料,运用五行理论进行归类分析,从而做出证候判断。

## (五)指导疾病的防治

临床上,运用五行理论,在预防疾病传变、确立治疗原则和治疗方法、指导针灸取穴等方面有着重要的指导意义。

### 1. 预防疾病传变

疾病的发生主要由于人体的脏腑阴阳气血功能失调所致,而脏腑组织的功能失调,也必然反映于内脏生克制化关系的失常。疾病的传变亦常是一脏受病而波及他脏,或他脏受病而传其本脏。因此在治疗时,除对所病本脏进行适当处理外,特别应考虑到与有关脏的传变关系,并应根据五行学说的生克乘侮规律,来调整其太过或不及,以控制其疾病的传变,使之恢复正常的功能活动。

例如,肝脏有病,则应先强健脾胃,以防其传变。脾胃不伤,则疾病不传,且易于痊愈。故《难经·七十七难》说:"见肝之病,则知肝当传之与脾,故先实其脾气……"所谓"实其脾气",即健脾、调补脾气之意。这种病在本脏、治在他脏的原则,充分体现了中医治疗学中的整体观点。

然而,疾病的传变与否,还取决于脏腑的功能状态。即五脏虚则传,实则不传。故《金匮要略》又指出:"见肝之病,知肝传脾,当先实脾,四季脾旺不受邪,即勿补之。"即此意。

总之,在临床工作中,我们既要掌握疾病在其发展过程中的传变规律,并根据其生克乘侮规律及早控制其传变,防患于未然,又要根据其具体病情而进行辨证论治,因此不能把五行的某些关系当作刻板的公式而机械地运用,应当具体问题具体分析,灵活对待。

### 2. 确立治疗原则和治疗方法

根据五行相生和相克规律,确定相应的治疗原则和治疗方法。

（1）根据相生规律确定治疗原则

多用于母病及子或子病犯母(即子盗母气)等证候。《难经》说:"虚则补其母,实则泻其子。"故其基本治疗原则即补母或泻子。

补母主要适用于母子关系失调的虚证。如肾阴不足,不能滋养肝木,而致肝阴不足,肝阳亢逆者,称为水不生木或水不涵木病证,其治疗原则为不直接治肝,而侧重补肾之虚。肾为肝母,肾水可以生肝木,故补益肾水,即可以生肝木,滋补肾阴即可以涵敛肝阳。又如肝气虚弱发展到一定的程度,即可影响脾之健运,从而导致脾虚。脾土为母,肺金为子,土能生金,故可以用补脾益肺的方法进行治疗，此即"虚则补其母"的含义。

泻子主要适用于母子关系失调的实证。如肝火炽盛，有升无降，出现肝病实证时，则肝木是母，心火是子，其治疗即可采用泻心法，因为泻心火则有助于泻肝火，此即"实则泻其子"的含义。

此外，运用相生规律来进行治疗，除母病及子或子病犯母可采用补母或泻子进行治疗外，若系单纯的子病虚证除补虚外，亦可运用母子关系，兼顾补其母以加强其相生力量，从而有助于子脏虚证之恢复。

根据五行相生规律而确立的治疗方法，临床常用的主要有如下几种。

滋水涵木法，即通过滋补肾阴以养肝阴，从而达到涵敛肝阳的治疗方法，又叫作滋肾养肝法、滋补肝肾法或乙癸同源法。其主要适用于肾阴亏损而致肝阴不足，甚则肝阳偏亢之证。临床可见头目眩晕、眼干目涩、耳鸣颧红、口干、五心烦热、腰膝酸软、男子遗精、女子月经不调等症。

金水相生法，是滋补肺肾阴虚的一种治疗方法，又叫补肺滋肾法、滋养肺肾法。其主要适用于肺虚不能输布津液以滋肾，或肾阴不足，精气不能上荣于肺，以致肺肾阴虚病证。临床可见咳嗽气逆、干咳或咳血、音哑、骨蒸潮热、遗精、腰酸腿软、身体消瘦、口干、舌红少苔、脉细数等症。

培土生金法，是指补脾益气而达到补益肺气的方法，又称补养脾肺法。其主要适用于脾虚胃弱不能滋养肺气而致肺脾虚弱之证。临床可见久咳不已、痰多清稀或痰少而黏、食欲减退、大便溏薄、四肢乏力、舌淡脉弱等症。

（2）根据相克规律确定治疗原则

临床上多用于因为相克关系紊乱而出现的乘侮病证。主要有相克太过、相克不及和相侮之不同，其主要机制是应用抑强或扶弱方法，并侧重于制伏其强盛，从而使弱者易于恢复。此外，在必要的时候，亦可在其强盛之一方尚未发生相乘传变时，利用相克规律，预先加强被克者的力量，从而防止病情的发展。

所谓抑强，主要适用于相乘或相侮病证，如肝气横逆犯胃或乘脾，出现肝胃不和或肝脾不和病证，称为木旺乘土，治应以疏肝、平肝方法为主；若系脾胃壅滞，影响及肝，从而导致肝气失于条达疏泄者，则可成土壅木郁之证，为相侮病证，其治疗则当以运脾和胃为主。总之，抑制其强，则被克者之功能自然易于恢复。

所谓扶弱，则主要适用于相克力量不及，或因虚被乘、被侮所产生的病证。如肝虚气郁，影响脾胃之健运，则称为木不疏土，治宜以补肝为主，兼顾健脾为法。总之，扶助其弱，则有助于恢复其相互制约关系的协调。

根据五行相克规律确定的治疗方法，临床常用的有以下几种。

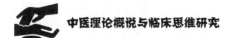

抑木扶土法，是通过疏肝健脾以治疗肝气亢逆、脾虚失运病证的一种方法，又称疏肝健脾法。其主要适用于肝郁脾虚病证，临床可见胸闷胁胀、不思饮食、腹胀肠鸣等症。

培土制水法，是通过温运脾阳，或健脾温肾方法，用以治疗水湿停聚病证的一种方法，又称健脾温肾利水法。其主要适用于脾虚不运或脾肾阳虚，水湿泛滥而致的水肿胀满证候。

佐金平木法，是通过清肃肺气，以抑制肝火亢盛的一种治疗方法，又称泻肝清肺法。其主要适用于肝火亢逆、灼伤肺金、影响肺气清肃的“木火刑金”证候。临床可见胁痛、口苦，或痰中带血、急躁烦闷、脉弦数等症。

泻南补北法，是泻心火、补肾水的一种治疗方法，又称泻火补水法或滋阴降火法。其主要适用于肾阴不足、心阳偏亢、水火失济、心肾不交病证。临床可见腰膝酸软、心烦失眠、遗精、心悸健忘、潮热盗汗等症。

应当指出，肾为水火之脏，肾阴虚亦能使相火偏亢或妄动，从而出现性功能亢奋，可见梦遗、耳鸣、喉痛、咽干等症。此属肾脏本身之阴阳偏盛、偏衰，不能与五脏相互关系之水不制火混为一谈。

（3）五志相胜法

五行的生克关系，对于精神疗法亦有一定的指导意义。精神疗法主要适用于情志失调病证。情志生于五脏，五脏之间有着生克关系，所以情志之间也存在着这种关系。正是由于在生理上人的情志变化有着相互抑制的作用，而在病理上与内脏亦有着密切关系，故在临床上即可以运用情志的相互制约关系来达到调整情志治疗疾病的目的，称为五志相胜法。

3. 指导针灸取穴

针灸疗法中，手足十二经脉的“五输穴”配五行，井属木，荥属火，输属土，经属金，合属水。针灸治疗时，根据病证，按五行生克规律选穴施治。如肝虚之证，据“虚则补其母”的治则，取肾经合穴（水穴）阴谷，或取本经的合穴（水穴）曲泉进行治疗。肝实之证，据“实则泻其子”的治则，取心经荥穴（火穴）少府，或取本经荥穴（火穴）行间进行治疗。

运用五行生克规律指导治疗，在临床上有其一定的意义，但是并非所有的疾病都适用，要根据具体情况灵活运用。

# 第三章　中医的生理学说

中医学认为，人体是一个有机的整体，以五脏为中心，结合六腑、奇恒之腑，以精、气、血、津液为物质基础，通过经络沟通形体官窍，从而构成多个功能活动系统，个体生理的特殊性则反映为体质。人体各系统之间相互联系、相互影响，并受自然界四时阴阳的影响，从而维持正常的生命活动。

## 第一节　人体构造及功能

### 一、五脏

#### （一）心

1. 主要生理功能

（1）主血脉

主血脉指心气推动和调控血液在脉管中运行，流注全身，发挥营养和滋润作用。

①主血：心主血的基本内涵是指心气能推动血液运行，以输送营养物质于全身脏腑形体官窍；另一内涵是心有生血的作用，指饮食水谷经脾胃之气的运化，化为水谷之精，水谷之精再化为营气和津液，营气和津液入脉，经心火的作用，化为赤色血液。

②主脉：是指心气推动和调控心脏的搏动与脉管的舒缩，使脉道通利，血流通畅。脉为血之府，是容纳和运输血液的通道，营气与血并行于脉中，血液正常运行，发挥其濡养作用，除心气充沛外，还有赖于血液的充盈和脉道的通利。心、脉、血三者密切相连，构成一个血液循环系统。

（2）藏神

神有广义和狭义之分，广义之神是指整个人体生命活动的主宰和总体体现；狭义之神是指人的精神、意识、思维、情感活动及性格倾向等。心所藏之神，

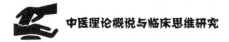

既指主宰人体生命活动的广义之神，又包括精神、意识、思维、情志等的狭义之神。

心藏神，又称主神明或主神志，是指心有统帅全身脏腑、经络、形体、官窍等生理活动以及主司精神、意识、思维、情志等心理活动的功能。

2. 生理特性

（1）心为阳脏

心位于胸中，在五行属火，为阳中之阳，故称为阳脏，又称火脏。火性光明，烛照万物，心喻为阳脏、火脏，其意义在于说明心以阳气为用。

心之阳气有推动心脏搏动、温通全身血脉、兴奋精神以使生机不息的作用。

（2）心主通明

心脉以通畅为本，心神以清明为要。心脉通畅，固然需要心阳的温煦和推动作用，但也需有心阴的凉润和宁静作用。心神清明，固然需要心阳的鼓动和兴奋作用，但也需有心阴的宁静和抑制作用。

3. 与形、窍、志、液、时的关系

（1）在体合脉，其华在面

心在体合脉，是指全身的血脉统属于心，由心主司。其华在面，是指心脏精气的盛衰，可从面部的色泽表现出来。

（2）在窍为舌

心在窍为舌，又称心开窍于舌，是指心之精气盛衰及功能常变可从舌的变化得以反应，因而观察舌的变化可以了解心的主血脉及藏神功能是否正常。

（3）在志为喜

心在志为喜，是指心的生理功能与喜志有关。喜，一般来说属于人对外界刺激产生的良性反应，喜乐愉悦有益于心主血脉，但喜乐过度可使心神受伤。

（4）在液为汗

汗为五液之一，是津液通过阳气的蒸化后，经汗孔排于体表的液体。心在液为汗，是指心精、心血为汗液化生之源。心以其主血脉和藏神的功能为基础，主司汗液的生成和排泄，从而维持了人体内环境的协调平衡。

（5）与夏气相通应

五脏和自然界的四时阴阳相通应，心主夏。心与夏气相通应，是因为自然界在夏季以炎热为主，在人体则心为火脏而阳气最盛，同气相求，故夏季与心相应。

## （二）肝

### 1. 主要生理功能

（1）主疏泄

主疏泄是指肝气具有疏通、畅达全身气机，进而促进精血津液的运行输布、脾胃之气的升降、胆汁的分泌排泄以及情志的舒畅等作用。其主要表现在以下四个方面：①促进血液与津液的输布运行；②促进脾胃的运化和胆汁的分泌排泄；③调畅情志；④促进男子排精与女子排卵。

（2）主藏血

主藏血是指肝脏具有储藏血液、调节血量和防止出血的功能。其主要生理意义为以下五个方面：①涵养肝气；②调节血量；③濡养肝及筋、目；④为经血之源；⑤防止出血。

### 2. 生理特性

（1）肝为刚脏

肝为刚脏是指肝气主升主动，具有刚强躁急的生理特性。肝在五行属木，木性曲直，肝气具有木的冲和条达、伸展舒畅之能。肝有主疏泄的生理功能，肝气喜条达而恶抑郁。肝内寄相火，主升主动，皆反映了肝为刚脏的生理特点。

另外，肝为刚脏与肺为娇脏，相对而言，肝气主左升，肺气主右降，左升与右降相反相成，刚脏与娇脏刚柔相济。

（2）肝主升发

肝主升发是指肝具有升阳气以启迪诸脏、升阳气以调畅气机的作用，故又言肝主升生之气。

### 3. 与形、窍、志、液、时的关系

（1）在体合筋，其华在爪

筋，即筋膜，包括肌腱和韧带，附着于骨而聚于关节，是连接关节、肌肉，主司关节运动的组织。筋的内涵，实际应包括有收缩功能的肌肉和有传导支配作用的条索样组织。筋的功能依赖于肝精肝血的濡养。肝精肝血充足，筋得其养，才能运动灵活而有力。

爪，即爪甲，包括指甲和趾甲，乃筋之延续，所以有"爪为筋之余"之说。爪甲亦赖肝精、肝血以濡养，因而肝之精血的盛衰，可以影响到爪的荣枯，而观察爪甲的荣枯，又可以测知肝脏功能正常与否。

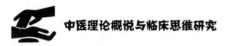

（2）在窍为目

目为视觉器官，具有视物功能，又称"精明"。目之所以具有视物功能，依赖于肝精肝血之濡养和肝气之疏泄。肝的经脉上连目系，肝之血气循此经脉上注于目，使其发挥视觉作用。此外，目的视觉功能发挥，还依赖于五脏六腑之精的濡养。

（3）在志为怒

怒是人在情绪激动时的一种情志变化，由肝之精气所化，故说肝在志为怒。一般来说，怒人人皆有，一定限度内的情绪发泄对维持机体的生理平衡有重要意义，但抑郁不解或大怒，对于机体是一种不良的刺激，既可引起肝气郁结，气机不畅，精血津液运行输布障碍，又可致肝气上逆，血随气逆，发为出血或中风昏厥。

（4）在液为泪

泪由肝精、肝血所化，肝开窍于目，泪从目出，泪有濡润、保护眼睛的功能。

（5）与春气相通应

五脏与自然界四时阴阳相通应，肝主春。肝与春气相通应，是因为春季为一年之始，阳气始生，自然界生机勃发，一派欣欣向荣的景象。而在人体，肝主疏泄，恶抑郁而喜条达，为"阴中之少阳"，故肝与春气相通应。

## （三）脾

1. 主要生理功能

（1）主运化

主运化是指脾具有把饮食水谷转化为水谷精微和津液，并把水谷精微和津液吸收、转输到全身各脏腑的生理功能。其分为运化食物和运化水液两个方面的生理过程。

运化食物是指脾气促进食物的消化和吸收并转输其精微的过程。运化水液是指脾气吸收、转输水谷精微，调节水液代谢的过程。运化食物和运化水液，是脾主运化的两个方面，二者是同时进行的。

（2）主统血

主统血是指脾气有统摄、控制血液在脉中正常运行而不逸出脉外的功能。脾气统摄血液的功能，实际上是气的固摄作用的体现。气足则能摄血，故脾统血与气摄血是统一的。

2. 生理特性

（1）脾气主升

脾气主升是指脾气的运动特点以上升为主，具体表现为升清和升举内脏两方面的生理作用。

①升清，是指脾气的升动转输作用，将胃肠道吸收的水谷精微和水液上输于心、肺等，通过心、肺的作用化生气血，以营养濡润全身。脾气的升清作用，实际上是脾气运化功能的表现形式，脾主升清是与胃主降浊相对而言的，二者相互为用，相反相成。

②升举内脏，是指脾气上升能起到维持内脏位置的相对稳定，防止其下垂的作用。脾气上升而胃气下降，升降协调平衡，是维持脏器位置恒定不移的重要因素。由于脾气是主升的，因而脾气上升是防止内脏位置下垂的重要保证。

（2）喜燥恶湿

喜燥恶湿是与胃的喜润恶燥相对而言的，与脾运化水液的生理功能分不开，一方面"脾生湿"，反过来"湿困脾"。

3. 与形、窍、志、液、时的关系

（1）在体合肉，主四肢

脾在体合肉，是指脾气的运化功能与肌肉的壮实及功能发挥之间有着密切的联系。全身的肌肉，有赖于脾胃运化的水谷精微及津液的营养滋润，才能壮实丰满，并发挥其收缩运动的功能。人体的四肢，同样需要脾胃运化的水谷精微及津液的营养滋润，以维持其正常的生理活动，故称脾主四肢。

（2）在窍为口，其华在唇

脾开窍于口，是指人的食欲、口味与脾的运化功能密切相关。脾之华在唇，是指口唇的色泽可以反映脾气功能的盛衰。

（3）在志为思

在志为思是指脾的生理功能与思志相关。思即思虑，属于人体的情志活动或心理活动，与思维、思考等概念有别。思为脾志，但与心神有关，是正常限度内的思虑，对机体并无不良影响，但思虑过度、所思不遂，会影响机体正常的生理活动，并主要影响气的运动，导致气滞或气结。

（4）在液为涎

涎为口津，即唾液中较清稀的部分，由脾精、脾气化生并转输布散。涎具有保护口腔黏膜、润泽口腔的作用，在进食时分泌旺盛，以助谷食的咀嚼和消化。正常情况下，脾精、脾气充足，涎液化生适量，上行于口而不溢于口外。

（5）与长夏之气相通应

五脏应四时，脾与四时之外的长夏相通应。长夏之季，气候炎热，雨水较多，天阳下迫，地气上腾，湿为热蒸，万物华实，合于土生万物之象，而人体的脾主运化，化生精气血津液，以奉生身，类于"土爱稼穑"之理，故脾与长夏同气相求而相通应。此外，又有"脾主四时"之说，提出脾主四季之末的后十八天，表明四时之中皆有土气，而脾不独主于一时。

## （四）肺

### 1. 主要生理功能

（1）主气

肺主气，包括主呼吸之气和主一身之气两个方面。

①主呼吸之气，是指肺是气体交换的场所。肺主呼吸的功能实际上是肺气的宣发与肃降作用在气体交换过程中的具体体现：肺气宣发，浊气得以呼出；肺气肃降，清气得以吸入。

②主一身之气，是指肺有主一身之气的生成和运行的作用。肺主一身之气的生成，体现于宗气的生成；肺主一身之气的运行，体现于对全身气机的调节作用。

（2）主行水

主行水指肺气的宣发、肃降作用推动和调节全身水液的输布与排泄，其内涵主要有两个方面。

①通过肺气的宣发作用，将脾气转输至肺的水液和水谷精微中的较轻清部分，向上向外布散，上至头面诸窍，外达全身皮毛肌腠以濡润之，输送到皮毛肌腠的水液在卫气的推动作用下化为汗液，并在卫气的调节作用下有节制地排出体外。

②通过肺气的肃降作用，将脾气转输至肺的水液和水谷精微中的较稠厚部分，向下向内输送到其他脏腑以濡润之，并将脏腑代谢所产生的浊液下输至肾或膀胱，成为尿液生成之源。

（3）朝百脉，主治节

①朝百脉，是指全身的血液通过百脉流经于肺，经肺的呼吸，进行体内外清浊之气的交换，然后再通过肺气宣降作用将富有清气的血液通过百脉输送到全身。全身的血脉均统属于心，心气是血液循环运动的基本动力。而血液的运行，又赖于肺气的推动和调节，即肺气具有助心行血的作用。肺通过呼吸运动，调节全身气机，从而促进血液运行。

②主治节，是指肺气具有治理调节肺之呼吸及全身气、血、水的作用。肺主治节的生理作用主要表现在四个方面：一是治理调节呼吸运动；二是调理全身气机；三是治理调节血液运行；四是治理调节津液代谢。

2. 生理特性

（1）肺为"华盖"

肺位于胸腔，覆盖五脏六腑，位置最高，因而有"华盖"之称。肺居高位，又能行水，故称为"水之上源"。肺覆盖于五脏六腑之上，又能宣发卫气于体表，具有保护诸脏免受外邪侵袭的作用。

（2）肺为娇脏

肺为娇脏是对肺的生理、病理特征的概括。生理上肺脏清虚而娇嫩，吸之则满，呼之则虚，为脏腑之"华盖"，百脉朝会之所；病理上，外感六淫之邪从皮毛或口鼻而入，常易犯肺而为病，其他脏腑病变，亦常累及于肺。

（3）主宣发与肃降

主宣发，是指肺气具有向上升宣和向外布散的作用，主要体现在三个方面：一是呼出体内浊气；二是将脾所转输来的津液和部分水谷精微上输头面诸窍，外达于全身皮毛肌腠；三是宣发卫气于皮毛肌腠，以温分肉、充皮肤、肥腠理、司开阖，将代谢后的津液化为汗液，并控制和调节其排泄。

主肃降，是指肺气具有向下向内清肃通降的作用，主要体现在三个方面：一是吸入自然界之清气，并将吸入的清气与谷气相融合而成的宗气向下布散至脐下，以资元气；二是将脾转输至肺的津液及部分水谷精微向下向内布散于其他脏腑以濡润之；三是将脏腑代谢后产生的浊液下输于肾或膀胱，成为尿液生成之源。

此外，肺气的宣发和肃降，是相互制约、相互为用的两个方面。

3. 与形、窍、志、液、时的关系

（1）在体合皮，其华在毛

皮毛，包括皮肤、汗腺、毫毛等组织，是一身之表。它们赖于卫气和津液的温养与润泽，具有防御外邪、调节津液代谢、调节体温和辅助呼吸的作用。肺与皮毛相合，是指肺与皮毛的相互为用关系。

（2）在窍为鼻

鼻为呼吸之气出入的通道，与肺直接相连，因此鼻为肺之窍。鼻在呼吸道的最上端，通过肺系与肺相连，具有主通气和主嗅觉的功能。

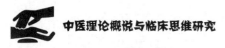

（3）在志为悲（忧）

肺之志，有两说，一说肺之志为悲，一说肺之志为忧。但在论及五志相胜时则说"悲胜怒"。悲和忧虽然略有不同，但其对人体生理活动的影响是大致相同的，因而悲和忧同属肺志。悲、忧皆为人体正常的情绪变化或情感反应，由肺精、肺气所化生，是肺精和肺气生理功能的表现形式。

（4）在液为涕

涕即鼻涕，为鼻黏膜的分泌液，有润泽鼻窍的作用。鼻涕由肺精所化，由肺气的宣发作用布散于鼻窍。肺精、肺气的作用是否正常，亦能从涕的变化中得以反映。

（5）与秋气相通应

五脏与自然界四时阴阳相通应,肺主秋。肺与秋同属于五行之金。时至秋令，暑去而凉生，草木皆凋，人体肺脏主清肃下行，为阳中之阴，同气相求，故与秋气相应。

## （五）肾

1. 主要生理功能

（1）藏精

肾藏精是指肾具有储存、封藏精气的生理功能。精得藏于肾，发挥其生理效应而不无故流失，依赖于肾气的闭藏作用和激发作用的协调。主生长发育和生殖以及脏腑气化。

①主生长发育和生殖，是指肾精所化肾气的生理作用。精是构成人体和维持人体生命活动、促进人体生长发育和生殖的最基本物质。肾藏精，精化气，肾精所化之气为肾气，肾精足则肾气充，肾精亏则肾气衰。

②主脏腑气化，是指由脏腑之气的升降出入运动影响和调控各脏腑形体官窍的功能，进而影响和调控机体精气血津液的新陈代谢及其与能量的相互转化过程。肾精、肾气及其分化的肾阴、肾阳在影响和调控脏腑气化过程中起着极其重要的作用。

（2）主水

肾主水，是指肾气具有主司和调节全身水液代谢的功能。

①肾气对参与水液代谢脏腑的促进作用：肾气及肾阴、肾阳对水液代谢过程中各脏腑之气的功能，尤其是对脾肺之气的运化和输布水液的功能，具有促进和调节作用。

②肾气的生尿和排尿作用：尿的生成和排泄是水液代谢的一个重要环节。

水液代谢过程中，各脏腑形体官窍代谢后产生的浊液，通过三焦水道下输于肾或膀胱，在肾气的蒸化作用下，分为清浊：清者由脾气的转输作用通过三焦水道上腾于肺，重新参与水液代谢；浊者则化为尿液，在肾与膀胱之气的推动作用下排出体外。

③主纳气，是指肾气有摄纳肺所吸入的自然界清气、保持呼吸的深度、防止呼吸表浅的作用。

人的呼吸功能，由肺所主，其中呼气主要依赖肺气的宣发作用，吸气主要依赖肺气的肃降作用。但吸入的清气，由肺气的肃降作用下达于肾，必须再经肾气的摄纳潜藏，使其维持一定的深度，以利于气的交换。肾的纳气功能，实际上是肾气的封藏作用在呼吸运动中的具体体现。

2. 生理特性

肾的生理特性是主蛰守位。主蛰，比喻肾有潜藏、封藏、闭藏之生理特性，是对其藏精功能的高度概括。守位，是指肾中相火涵于肾中，潜藏不露，以发挥其温煦、推动等作用。

3. 与形、窍、志、液、时的关系

（1）在体合骨，生髓，其华在发

①主骨生髓是肾精及肾气促进机体生长发育功能的具体体现。肾藏精，精生髓，髓居于骨中称骨髓，骨的生长发育，有赖于骨髓的充盈及其所提供的营养。

②通于脑，髓分骨髓、脊髓和脑髓，皆由肾精化生。肾精的盛衰，不仅影响骨骼的发育，也影响脊髓和脑髓的充盈。脊髓上通于脑，脑由髓聚而成，即"脑为髓之海"。

③肾主齿，齿与骨同出一源，亦由肾精充养，即"齿为骨之余"。牙齿松动、脱落及小儿齿迟，多与肾精不足有关。温热病中望齿的润燥和有无光泽，是判断肾精及津液盛衰的重要标志。

④其华在发，发的生长，赖血以养，故"发为血之余"。但发的生机根源于肾，肾藏精，精化血，精血旺盛，则毛发粗壮而润泽。由于发为肾之外候，所以发的生长与脱落、润泽与枯槁，常能反映肾精的盛衰。

（2）在窍为耳及二阴

①在窍为耳，耳是听觉器官，耳的听觉功能灵敏与否，与肾精、肾气的盛衰密切相关。只有肾精及肾气充盈，髓海得养，才能听觉灵敏，分辨力高；反之，若肾精及肾气虚衰，则髓海失养，出现听力减退，或见耳鸣，甚则耳聋。

②开窍于二阴，二阴指前阴和后阴。前阴是指排尿和生殖的器官；后阴指

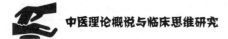

排泄粪便的通道。二阴主司二便，尿液储藏和排泄虽在膀胱，但尿液的生成及排泄必须依赖肾气的蒸化和固摄作用协调。

（3）在志为恐

恐是一种恐惧、害怕的情志活动，与肾的关系密切。由于肾藏精而位居下焦，肾精化生的肾气，必须通过中上二焦，才能布散全身。恐使精气却而不上行，反而令气下走，使肾气不能正常地布散，即"恐伤肾""恐则气下"。惊恐相似，都是指处于一种惧怕的心理状态。但两者又有区别，恐为自知而胆怯，乃内生之恐惧；惊为不自知，事出突然而受惊慌乱，乃是外来之惊惧。

（4）在液为唾

唾是唾液中较稠厚的部分，多出于舌下，有润泽口腔、滋润食物及滋养肾精的功能。唾由肾精化生，经肾气的推动作用，沿足少阴肾经，从肾向上经过肝、膈、肺、气管，直达舌下之金津、玉液二穴，分泌而出。由于唾源于肾精，若咽而不吐，则能回滋肾精；若多唾久唾，则能耗伤肾精。

（5）与冬气相通应

五脏与自然界四时阴阳相通应，肾主冬。冬季是一年中气候最寒冷的季节，一派霜雪严凝、冰凌凛冽之象。自然界的物类，则静谧闭藏以度冬时。人体中肾为水脏，有润下之性，藏精而为封藏之本。同气相求，故以肾应冬。

## 二、六腑

六腑，是胆、胃、小肠、大肠、膀胱、焦的总称。它们的生理功能是"传化物"，生理特点是"泻而不藏""实而不能满"。六腑的生理特点是受盛和传化水谷，其气具有通降下行的特性。

### （一）胆

1. 主要生理功能

（1）储藏和排泄胆汁

胆汁来源于肝，由肝精、肝血化生，或由肝之余气凝聚而成。胆汁生成后，进入胆腑，由胆腑浓缩并储藏。储藏于胆腑的胆汁，在肝气的疏泄作用下排泄而注入肠中，以促进饮食水谷的消化和吸收。

（2）主决断

主决断是指胆在精神意识思维活动中，具有判断、做决定的作用。胆的这一功能对于防御和消除某些精神刺激的不良影响，以维持精气血津液的正常运行和代谢，确保脏腑之间的协调关系，有着极为重要的作用。

**2. 生理特性**

胆是中空的囊状器官，内盛胆汁。胆的形态结构与其他五脏相同，皆属中空有腔的管状或囊状器官，故为六腑之一；但因其内盛精汁，与五脏藏精气的功能特点相似，且与饮食水谷不直接接触，只是排泄胆汁入肠道以促进饮食的消化和吸收，故又为奇恒之腑之一。

## （二）胃

**1. 主要生理功能**

**（1）主受纳水谷**

主受纳水谷是指胃气具有接受和容纳饮食水谷的作用。饮食入口，经过食管进入胃中，在胃气的通降作用下，由胃接受和容纳，暂存于其中。胃气的受纳水谷功能，既是其主腐熟功能的基础，也是饮食物消化吸收的基础。

**（2）主腐熟水谷**

主腐熟水谷是指胃气将饮食物初步消化，并形成食糜的作用。容纳于胃中的饮食物，经过胃气的磨化和腐熟作用，精微物质被吸收，并由脾气转输而营养全身，未被消化的食糜则下传小肠做进一步消化。

**2. 生理特性**

**（1）主通降**

主通降是指胃气宜保持通畅下降的运动趋势。胃气的通降作用，主要体现于饮食物的消化和糟粕的排泄过程中：饮食物入胃，胃容纳而不拒之；经胃气的腐熟作用而形成食糜，下传小肠做进一步消化；食物残渣下移大肠，燥化后形成粪便；粪便有节制地排出体外。

**（2）喜润恶燥**

喜润恶燥是指胃当保持充足的津液以利饮食物的受纳和腐熟。胃的受纳腐熟，不仅依赖胃气的推动和蒸化，亦需胃中津液的濡润。胃中津液充足，则能维持其受纳腐熟的功能和通降下行的特性。

## （三）小肠

**1. 概念**

小肠，包括十二指肠、空肠和回肠，是机体对饮食物进行消化，吸收其精微，下传其糟粕的重要脏器。小肠与心相为表里。

**2. 主要生理功能**

**（1）主受盛化物**

小肠的主受盛化物功能主要表现在以下两个方面：①小肠接受由胃腑下传

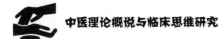

的食糜而盛纳之，即受盛作用；②食糜在小肠内必须停留一定的时间，由脾气与小肠的共同作用对其进一步消化，化为精微和糟粕两部分，即化物作用。

（2）主泌别清浊

主泌别清浊是指小肠中的食糜在做一步消化的过程中，随之分为清浊两部分：清者，即水谷精微和津液，由小肠吸收，经脾气的转输作用输布全身；浊者，即食物残渣和部分水液，经胃和小肠之气的作用通过阑门传送大肠。

（3）主液

小肠主液是指小肠参与了人体的水液代谢，小肠泌别清浊的功能正常，水液和糟粕各走其道，二便正常。

## （四）大肠

1. 概念

大肠包括结肠和直肠，是对食物残渣中的水液进行吸收，形成粪便并有度排出的脏器。大肠与肺构成表里关系。

2. 主要生理功能

（1）主传化糟粕

大肠接受由小肠下注的食物残渣，吸收其中多余的水液，形成粪便。大肠之气的运动，将粪便传送至大肠末端，并经肛门有节制地排出体外。

（2）主津

大肠主津指大肠在接受小肠下注的食物残渣后，具有对残渣中多余水分进行再吸收的功能。

## （五）膀胱

1. 概念

膀胱是储存和排泄尿液的器官。膀胱与肾互为表里。

2. 主要生理功能

（1）储存尿液

人体的津液通过肺、脾、肾等脏的作用布散全身，发挥其滋养濡润机体的作用。其代谢后的浊液则下归于肾或膀胱，经肾气的蒸化作用，升清降浊。清者回流体内，重新参与水液代谢；浊者变成尿液，由膀胱储存。

（2）排泄尿液

膀胱中尿液的按时排泄，由肾气及膀胱之气的激发和固摄作用调节。肾气与膀胱之气的作用协调，膀胱开合有度，尿液可及时地从溺窍排出体外。

### （六）焦

#### 1. 六腑之三焦

三焦作为六腑之一，是具有形态结构和生理功能的脏器，并有自身的经脉——手少阳三焦经，功能为疏通水道、运行水液、引导胃肠中水液渗入膀胱，是水液下输膀胱之通路。

#### 2. 部位之三焦

部位三焦是人体上中下部位的划分。

（1）部位三焦的生理功能

①通行诸气，指部位三焦是诸气上下运行的通路。

②运行水液，指部位三焦是全身水液上下输布运行的通道。

（2）部位三焦的划分及生理功能

①上焦：一般将膈以上的胸部，包括心、肺两脏，以及头面部，称作上焦。上焦的生理功能是主气的宣发和升散，即宣发卫气、布散水谷精微和津液以营养滋润全身。

②中焦：膈以下、脐以上的上腹部，包括脾胃和肝胆等脏腑。中焦具有消化、吸收并输布水谷精微和化生血液的功能。

③下焦：一般以脐以下的部位为下焦，包括小肠、大肠、肾、膀胱、女子胞、精室等以及两下肢。下焦的生理功能主要是排泄糟粕和尿液。

#### 3. 辨证之三焦

温病的辨证纲领，是温病发生、发展过程中由浅及深的三个不同病理阶段。

## 三、五体

五体，指脉、筋、肉、皮、骨五种组织器官。它们与内脏之间的关系，从总的方面来说，任何一种组织器官都与各个内脏有关，任何一个内脏又都与五体有关，不过其间有主次的不同，有直接间接关系的区别。就其主要联系而言，《黄帝内经》称为"五脏所主"。《素问·宣明五气》篇说："五脏所主：心主脉，肺主皮，肝主筋，脾主肉，肾主骨。是谓五主。"但对此不能机械地理解，因为五脏与五体这种相对应的联系，只是说明主要关系，而不是唯一的关系，五体与其他脏腑还存在着多种关系。

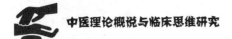

## （一）脉

脉，即脉管，主要指血管，属于经络的实质内容之一。脉是气血阴阳流通的管道，它能把血液限制在其中运行。如《素问·脉要精微论》说："脉者，血之府也。"《灵枢·决气》说："壅遏营气，令无所避，是谓脉。"

心主脉，是说心脏与脉管之间存在着密切的联系。心与脉在结构上相连，在功能上心脏推动血液循环，而血液在血管中流通，由于心与脉的共同作用，保证了血液的正常循环。脉搏，是动脉的搏动，由心脏搏动所引起。《灵枢·五阅五使》说："脉出于气口。"气口，又名"寸口"，在掌后桡动脉搏动处，是常用的切脉部位。因此，血液的正常循环，必须以心的阳气充沛、血液充盈和脉道通利为最基本的条件。如果心的阳气不足、血液亏虚或脉道不利，势必形成血流不畅或血脉空虚，而见面色灰暗、脉涩，或面色无华、脉细弱无力等症。

此外，脉与肺的关系也比较密切，如《素问·经脉别论》说："肺朝百脉。"由于心主脉，肺朝百脉，心与肺之间有脉管相连，所以心肺间的血液循环，脉管是其通道和结构的基础。

## （二）筋

筋是联结肌肉、骨和关节的一种组织，为大筋、小筋、筋膜的统称。筋主要附着于关节间。筋与人体运动有着密切的关系，即筋的收维和弛张，维持着关节运动的屈伸和转侧，故《素问·痿论》说："宗筋主束骨而利机关也。"

肝主筋，是说肝与筋的关系特别密切。这是因为筋有赖于肝之阴血的滋养。肝的阴血充盈，筋得其养，关节才能灵活而有力。如果肝血不足，筋失其养，可见关节活动不利，或易于疲劳，所以《素问·六节藏象论》称肝为"罢（pí）极之本"。若因热病而耗伤肝阴，筋失其养，则可见四肢抽搐等症。

此外，脾胃与筋的关系也较密切。因脾主运化，胃主腐熟，其所吸收转输的水谷精微，可以滋养筋。若脾胃被湿困，或久病，脾胃虚弱，水谷精微吸收不足，气血生化乏源，可致筋失所养，则出现肢体软弱无力，甚则萎废不用。

## （三）肉

肉，即肌肉，泛指肢体的肌肉和脂肪组织。肌肉能储存养料，其收缩能产生运动，故是运动的动力来源。

脾主肌肉，是指肌肉的营养来自脾所吸收转输的水谷精微。人体肌肉是否丰满、壮实与否，与脾胃的运化、腐熟功能密切相关。凡胃的腐熟与脾的运化功能正常，则水谷精微充盈，使肌肉丰满、壮实。如胃纳、脾运失常，长期食欲不振、便溏，必致肌肉消瘦、软弱无力，甚至萎废不用。

此外，脾又主四肢。四肢，又叫"四末"，是与躯干相对而言的。四肢是肌肉比较集中的部位，也是产生运动动力的主要所在，所以《素问·阳明脉解》说："四肢者，诸阳之本也，阳盛则四肢实，实则能登高也。"脾与四肢的关系，也和脾与肌肉的关系一样，是从四肢的营养来源以分析其与脾的关系的，因此说"四肢为脾之外候也"。脾气健运，则四肢营养充足，肌肉壮实，表现为活动轻劲有力；脾失健运，四肢营养不足，久则肌肉瘦削，可见倦怠无力，甚萎废不用。正如《素问·太阴阳明论》说："四肢皆禀气于胃，而不得至经，必因于脾，乃得禀也。今脾病不能为胃行其津液，四肢不得禀水谷气，气日以衰，脉道不利，筋骨肌肉，皆无气以生，故不用焉。"这是从正常与反常的对比中，来说明脾与四肢的关系的。

### （四）皮

皮，即皮肤，包括汗腺、毫毛等皮肤的附属器，所以又称为"皮毛"。皮肤是一身之表，被覆在人体的表面，直接和外界环境相接触。皮肤具有保护、感觉、排泄等功能。

肺主皮，又称"肺主身之皮毛"（《素问·痿论》）。肺与皮肤的关系，主要体现在两方面。一是肺具有宣发卫气和津液以营养皮肤的作用。皮肤的营养，当然与脾胃的消化吸收功能有关，但必须依赖肺气的宣发作用，养料才能到达体表的皮肤。《难经·二十四难》说："太阴者，肺也，行气温于皮毛者也。"二是汗孔排泄汗液有协助肺排泄废物的作用。汗孔为汗腺直接开口于皮肤表面的一端（排泄部）的组织。汗孔排泄汗液，有调节体温的作用，同时也排出部分代谢废物。皮肤的汗孔排泄废物，与肺的呼出浊气排泄废物，有共同之处，所以汗孔又称为"气门"。由于皮肤具有协助肺排泄废物的作用，所以其有"宣肺气"的功能。

因此，在正常情况下，肺气肺阴充足，则皮肤致密，汗液排泄适度，抗外邪侵袭的能力亦强。肺病而气阴不足，可致皮肤疏松，多汗，并易于感冒。外邪侵袭，常由皮毛而犯肺，出现恶寒、发热、鼻塞、咳嗽等肺气不宣的症状。

### （五）骨

骨，即骨骼。骨对人体主要起着支架的作用，故《灵枢·经脉》有"骨为干"之说。骨骼还有保护内脏、供肌肉附着和作为肌肉运动的杠杆的作用。

肾主骨，是说肾与骨的关系非常密切。骨的生长发育及功能的发挥，均依赖肾中精气的充养，所以《素问·六节藏象论》说肾"其充在骨"。人从幼年

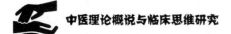 

到青壮年时期，由于肾中精气逐渐充盛，促进了骨的生长发育，使形体达到一定的高度；中年至老年以后，肾中精气逐渐衰减，因而骨骼就脆弱易折。临床上见到的小儿囟门迟闭、骨软无力行走等，都与肾中精气虚弱有关。

另外，牙齿是人体内最坚硬的器官，由牙骨质等构成，所以人的牙齿是全身最硬的骨组织。牙齿具有磨碎食物和辅助发音的功能。牙齿与骨同属肾所主，即牙齿主要由肾中精气所充养。牙齿的生长与脱落，与肾中精气的盛衰密切相关。肾中精气充盛，则牙齿坚固而不易脱落；肾中精气不足，则牙齿易于松动，甚至早脱。此外，由于手足阳明经均循行至齿龈中，因此，牙齿的某些病变，也与手足阳明经以及肠胃的功能失调有关。

## 四、五官九窍

五官，指耳、目、口、鼻、舌五种器官。耳、目、鼻各有两窍，口、舌合为一窍，通称七窍；再加前阴、后阴两窍，共为九窍。窍，即孔窍的意思。

### （一）耳

耳的主要功能是管听觉，如《医宗金鉴》说："耳者，司听之窍也。"另外，耳也是人体的平衡器官。

肾在窍为耳，说明了内脏与耳的主要联系。耳的听觉功能灵敏与否，与肾中精气关系密切。肾中精气充盈，髓海得养，则听觉灵敏，故《灵枢·脉度》说："肾气通于耳，肾和则耳能闻五音矣。"反之，肾中精气不足，髓海失养，则可见听力减退，或出现耳鸣、耳聋等症。人到老年，肾中精气逐渐衰减，髓海空虚，每多见耳鸣、耳聋。

耳不仅与肾密切相关，而且与各脏腑经脉都有一定的联系。《灵枢·邪气藏府病形》说："十二经脉，三百六十五络，其血气皆上于面而走空窍。其精阳气，上走于目而为睛。其别气走于耳而为听。"故人体许多脏腑的病变，都可以见到耳部的症状。如心血不足、心神不安可见耳鸣、心悸；肝血不足、肝风内动可见耳鸣、眩晕；肝胆湿热，可见耳内流脓水，甚则耳聋等。

此外，耳廓是耳针、按摩、按压及其他刺激方式来治疗疾病的部位。因为人体各部位和脏腑在耳廓上都有一定的"反映区"，这些区域按一定的顺序有规律地分布在耳廓上。当人体某一部分发生病变时，就能通过经络反映于耳部，在耳廓相应区域出现压痛，并伴有形态和色泽的改变。因此，在耳廓的这些区域加以一定的刺激，可以治疗相应部位的疾病。这也说明耳与全身脏腑经络有密切的联系。

## （二）目

目又称"精明"，是视觉器官。如《素问·脉要精微论》说："夫精明者，所以视万物，别白黑，审短长……"《医宗金鉴》说："目者，司视之窍也。"目包括眼球及眼睑、泪器等辅助结构。

肝开窍于目，说明了内脏与目的主要联系。这种联系体现在以下几方面。在结构上，肝的经脉联系到目，如《灵枢·经脉》说："肝足厥阴之脉……连目系。"在生理功能方面，肝具藏血与疏泄功能，与目的视觉功能密切相关，如《素问·五藏生成》说："肝受血而能视……"《灵枢·脉度》说："肝气通于目，肝和则目能辨五色矣。"在病理方面，肝病可在目上反映出异常状态。如肝之阴血不足，不能濡养于目，可见两眼干涩、视物模糊等症；肝气不舒，气郁化火，肝火上炎，可见目赤肿痛等症。

目不仅与肝有关，而且与其他各脏腑经络都有联系。《灵枢·大惑论》说："五脏六腑之精气，皆上注于目而为之精。"中医学认为目主要由白睛、黑睛、瞳仁、两睑、两眦五个部分组成，它们与五脏有分属关系。白睛，指巩膜部分。黑睛，指虹膜部分。瞳仁，即瞳孔。两睑，指上下眼皮（又称眼胞），上睑为上眼皮，下睑为下眼皮。两眦，指眼睛的内外两眦（包括其内之血络），眦裂外侧称外眦，又叫大眦；眦裂内侧称内眦，又叫小眦（有属心包之说）。眼之视觉功能，与肾、肝的关系尤为密切。

目之各部分属于五脏，始见于《灵枢·大惑论》，这是后世眼科五轮学说的理论依据。如《证治准绳》说："五轮，金之精腾结而为气轮，木之精腾结而为风轮，火之精腾结而为血轮，土之精腾结而为肉轮，水之精腾结而为水轮。"此五行代表五脏。具体地说气轮指目之白睛，属肺；风轮指目内青（黑）睛，属肝；血轮指大小眦，属心；肉轮指上下睑，属脾；水轮指瞳仁，属肾。五轮学说在眼科辨证论治上具有重要的指导意义。

## （三）口

口，即口腔，包括齿龈、舌、悬雍垂等。口腔是消化管的起端，食物由此下咽以至食口腔，具有咀嚼、尝味、初步消化，并参与吞咽和发音等功能。《灵枢·忧患无言》说："口唇者，声音之扇也。舌者，声音之机也。悬雍垂者，声音之关者。"

脾开窍于口，说明了内脏与口的主要联系。脾的运化功能强健与否，可以反映口味食欲是否正常。凡脾运强健，则口味正常，食欲良好；脾运失健，可

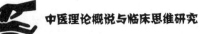

见口淡无味，或口有甘味，食欲不振等。脾与胃相合，胃的功能正常与否，同样可以在口腔有所反映。

此外，口与其他脏腑也有一定的联系。如《罗氏会约医镜》说："口者，五脏六腑之所贯通也。脏腑有偏胜之疾，则口有偏胜之症。"例如，心火亢盛与肝胆湿热，均可见到口苦之症。

## （四）鼻

鼻与喉相通，喉下连气管以至肺。鼻是气体的通道，又是嗅觉器官。喉口有会厌，喉腔内有声带，因此喉不仅是呼吸道的一部分，也是个发音器官。《灵枢·口问》说："口鼻者，气之门户也。"《灵枢·忧患无言》说："喉咙者，气之所以上下者也。会厌者，声音之户也。"

肺开窍于鼻，又主喉，说明了内脏与鼻、喉的主要联系。肺可呼吸，其气与鼻、喉息息相通。鼻之嗅觉灵敏与否，与肺气的是否通利有关，如《灵枢·脉度》说："肺气通于鼻，肺和则鼻能知臭香矣。"外邪袭肺，多从鼻喉而入。肺的病变，可见鼻喉的症状，如鼻塞、流涕、喉痒、喉痛以及嗅觉减退等。

人之发音正常与否，虽直接关系到喉，但从其与内脏的关系来分析，则主要与肺有关。古人比喻为"金空则鸣"，故肺之气阴充足，肺气通利，则喉之发音正常。如出现音哑或失音等症，多属肺的病变，当然，发音正常与否，与肾也有关。《类证治裁·失音论治》说："肺为音所自出，而肾为之根，以肺通会厌，而肾脉挟舌本也。"

## （五）舌

舌具有搅拌食物、辅助发音等功能，《灵枢·忧患无言》说："舌者，声音之机也。"舌还与味觉功能密切相关，《医宗金鉴》说："舌者，司味之窍也。"

心开窍于舌，说明了内脏与舌的主要联系。这种联系体现在以下几方面。在结构上，心经的别络，联系到舌，如《灵枢·经脉》说："手少阴之别，名曰通里。去腕一寸半，别而上行，循经入于心中，系舌本，属目系。"在生理功能方面，心主血脉和神明，与舌的色泽、运动、味觉、语言有关。《灵枢·脉度》说："心气通于舌，心和则舌能知五味矣。"心的功能正常，则舌质红润，舌体柔软灵活，味觉灵敏，语言流利。在病理方面，心病可在舌上反映出异常状态。如心血不足，可见舌质淡白，味觉功能减退；心神失常，可见舌卷、舌强等症。

舌不仅与心有关，而且与许多脏腑经络都有联系。加之脏腑及其经脉之间的错综复杂关系，故舌与内脏之间的联系是多方面的，不能仅仅局限于心开窍于舌一个方面。所以临床诊察舌质的色泽、形态和舌苔的情况，可以了解脏腑经络等的病理变化，在诊断上是有很重要的意义的。如《望诊遵经》说："舌者心之外候也，是以望舌，而可测其脏腑经络寒热虚实也。"

### （六）二阴

阴，即前阴和后阴。前阴指外生殖器（包括尿道），后阴指肛门。前阴与排尿和生殖功能有关，后阴与排便功能有关。

肾开窍于二阴，说明了内脏与二阴的主要联系。

肾与前阴的关系，可联系肾主水、主生道的功能来理解。小便的排泄，虽直接关系到膀胱和尿道，但必须依赖肾的气化才能完成。因此，尿频、遗尿、尿失禁、尿闭等，均与肾的气化功能失常有关。肾主生殖，也概括了外生殖器的功能在内，所以外生殖器方面的一些病证，如男性的阳痿、早泄、遗精，女性的白带过多等，均能影响生殖功能，而其病理变化，仍属于肾之精气阴阳失常所致。此外，肝与前阴的关系也较密切。肝主疏泄，概括了与女性月经和男性排精的联系，又肝经循行分布于前阴，因此，疝气以及女性月经不调、男性不排精都与肝的疏泄功能失常有关。

肾与后阴的关系，主要是肾的阴阳不足，均能影响到大便。大便是否正常，直接关系到脾胃和大小肠的功能，而肾阴肾阳是其他脏腑阴阳的根本，故其间的关系也是很密切的。如肾阴不足，可致肠液枯涸而便秘；肾阳虚弱，可致脾阳虚弱而腹泻。此外，由于大便久秘，气血郁于肛门，可发生痔疮；久泻、久痢，导致中气下陷，可发生脱肛等。

# 第二节　生命活动的基本物质

## 一、气

### （一）气的概念

气是不断运动着的、极其细微的物质，其含义包括以下两个方面。

①气是构成人体的最基本物质。人生活在自然界，与宇宙万物一样，都是由气构成的，都是天地之气、阴阳交感的产物。精是精微的能够运动变化的气，精是人体生命的基础。

②气是维持人体生命活动的最基本物质。人的生命活动来源于人的形体，而形体又必须从自然界摄取一定的物质才能生存。人的精神活动是生命活动的

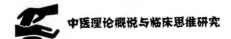

一部分，而五脏精气是精神活动的物质基础。

## （二）气的生成

气的来源可概括为以下三个方面。

①来源于先天，又称先天精气。这种气来源于父母，由父母的生殖之精所化。故肾为生气之源。

②由脾胃化生。饮食水谷在脾胃运化作用下，生成水谷精气，布散全身，营养五脏六腑维持正常的生命活动，故称脾胃为气血生化之源。

③由肺从自然界吸入。自然界的清气又称天气，主要通过肺的呼吸功能而进入人体。肺在气的生成过程中主要生成宗气。

总之，气的生成与先天精气、水谷精气和自然界清气有关，主要在脾胃、肺、肾等脏腑的作用下化生。

## （三）气的运动

人体的气是不断运动着的，是具有很强活力的物质，人体之气处于不断运动之中。

气的运动称作气机。气的运动形式为升、降、出、入。

气的运动主要通过脏腑的功能活动体现出来。肝主升发，肺主肃降，肝升肺降；脾主升，胃主降，脾升胃降，为一身气机的枢纽；心火下降，肾水上升，心肾水火上下交通；肺本身的功能亦体现气的升、降、出、入，肺主宣发为升，肺主肃降为降，肺主呼气为出，肺主吸气为入。总之，在下者宜升，在上者宜降，降已而升，升已而降。

在气机升降运动中，以肺、脾、肾最为重要，而肾尤为重要，是气机升降之本。

气的运动是有规律的，升降出入协调平衡称为气机调畅，这样才能维持正常的生命活动。气的运动失去协调平衡的状态称为气机失调、气机不畅，说明人体生命活动出现病理状态。

## （四）气的生理功能

气的生理功能主要包括以下六个方面。

### 1. 推动作用

气是活力很强的物质，具有激发和推动作用。

①推动各脏腑组织器官的生理功能。

②推动血液的生成、运行。

③推动津液的生成、输布、排泄。

④推动人体的生长发育。

如果推动作用减弱，则可见血行迟缓、排泄障碍、脏腑功能减退、生长发育迟缓等病证。

2. 温煦作用

温煦作用是指阳气气化生热，温煦人体。气的温煦作用体现在三个方面：维持正常体温；温煦脏腑，使生理功能旺盛；血得温则行，津得温则流。

如气虚，温煦功能减退，可见体温下降，或畏寒，血凝、津停，脏腑功能减退。

3. 防御作用

防御作用是指气有卫护肌表，抗御邪气的作用。

①抵御外邪的侵犯。

②驱邪外出。

如果气虚，防御功能减退，使机体易被邪侵，患病后难愈。

4. 固摄作用

固摄作用是指气对体内液态物质有固护统摄和控制作用，不使其无故流失。

①固摄血液，防止溢出脉外。

②固摄汗液、尿液、唾液，防止排泄过量。

③固摄精液，防止妄泄。

如果气的固摄功能减退，可致体内液体大量丢失，如出血、大汗、多尿、滑精、早泄等。

5. 气化作用

所谓气化，是指通过气的运动而产生的各种变化。

①精、气、血、津液各自的新陈代谢。

②精、气、血、津液的相互转化。

实际上气化过程就是新陈代谢过程。

气化的基本形式：气化为形、形化为气。形气转化的气化运动是生命最基本的特征。

如气化失常，则影响整个物质代谢，使消化吸收、津液生成排泄、粪便排泄异常。

6. 营养作用

由脾胃运化生成的水谷精气，具有重要的营养作用，维持各脏腑组织器官的生理活动。

## （五）气的分类

由于气的组成、分布部位、功能特点不同，故名称不同，主要包括以下四种。

### 1. 元气

①概念：元气是人体中最基本、最重要的气，根源于肾的精气。

②生成与布散：元气由肾中精气所化生，故说元气根于肾，乃肾精所化生的肾气，元气以先天精气为基础，又赖后天水谷之气的培育，以维持旺盛状态。

元气生成后，通过三焦，布散周身，内至五脏六腑，外达肌肤腠理。

③生理功能：一是推动人体的生长和发育，如元气不足，则生长发育迟缓；二是推动、调节各脏腑、经络、组织器官的功能。元气中含命门之水火，滋润、温煦脏腑，使其功能活动正常。如元气不足，则脏腑功能活动减弱。

### 2. 宗气

①概念：宗气积于胸中，为后天之气的根本，宗气在胸中积聚之处，称为"上气海"，又名"膻中"。

②生成与布散：宗气由脾胃化生的水谷精微和肺从自然界吸入的清气相结合而成。肺和脾胃在宗气的生成过程中起着重要的作用。

宗气生成后贯注于心肺。贯入心者，经心脏之脉，布散全身；出于肺者，上循喉咙，下于丹田，并注入足阳明经。

③生理功能：一是走息道而司呼吸，即推动肺的呼吸功能，在临床上肺气不足，又称宗气不足；二是贯心脉而行气血，即助心行血，宗气不足，可引起血行瘀滞；三是宗气与视、听、言、动有关，又称"动气"，凡呼吸、言语声音高低、肢体运动、筋力强弱，皆与宗气有关。

### 3. 营气

①概念：营气为营养作用之气，行于脉中，与血关系密切。

②生成与布散：营气由中焦脾胃化生，乃水谷精微中精纯的部分。

营气生成后，通过十二经脉和任、督二脉循行于全身，贯五脏而络六腑。

③生理功能：一是化生血液，营气注于脉内，成为血液的组成部分；二是营养全身，营气循经脉流注全身，为脏腑、经络提供营养。

### 4. 卫气

①概念：卫气是行于脉外之气，具有保卫功能，又称卫阳。

②生成与布散：卫气由中焦脾胃化生，是水谷精气中具有慓悍滑利特征的部分。卫气生成后，不进入脉中，而是沿血脉运行（卫行脉外），白天沿六腑经脉运行，夜间沿五脏血脉运行，各二十五周，每昼夜共五十周次。

③生理功能：一是温养作用，卫气是人体阳气的一部分，温煦人体，维持体温相对恒定；二是调节作用，卫气司汗孔开合，调节汗液排泄，维持体温恒定；三是防御作用，肌肤腠理是机体抗御外邪的屏障，卫气布散于体表，使腠理致密，防止外邪的入侵。

另外，气除元气、宗气、营气、卫气外，还有脏腑之气和经络之气，脏腑之气是构成脏腑的最基本物质，在脏腑形体结构形成之后，人体之气便藏于其中，成为脏腑之气。来源于后天的脏腑之气，主要作为脏腑活动的能源，来源于肾中精气的脏腑之气，则对脏腑的代谢和功能起着重要的调节作用。经络之气是构成经络的最基本物质，也是维持经络活动的物质基础。

# 二、血

## （一）血的基本概念

血是运行于脉中而循环流注全身的红色液体，血液中含有丰富的营养物质，血布达周身，发挥营养和滋润作用。

## （二）血的生成

### 1. 脾胃生血

脾胃通过运化功能而化生的水谷精微（包括营气和津液）是化生血液的基本物质，故脾胃为气血生化之源。若脾胃虚弱，化源不足，可导致血虚。

### 2. 肾的作用生血

肾在血液生成中有两方面的作用：肾中精气化生元气，促进脾胃、心的功能活动，以生血；肾藏精，精化血，精血同源。

### 3. 心肝的作用生血

心生血，是指脾胃化生的水谷精微注入心脉化赤而变为血液。肝则有助于脾与心的生血功能而发挥作用。

## （三）血的运行

血液在脉管中运行不息，流布于全身，环周不休，以营养人体周身上下内外。

血液运行维持正常，必须具备三个条件：一是血液充盈，二是脉管系统的完整通畅，三是全身各脏腑发挥正常生理功能。

与血液循环关系密切的脏有四个。一是心主血脉，推动血液在脉管中运行。心为血液循行的动力，脉是血液循行的通道。二是肺朝百脉，辅助心脏，推动

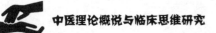

和调节血液运行。三是脾主统血,使血液运行于脉内而不外溢。四是肝主疏泄、藏血。肝主疏泄,调畅气机,对血液通畅地循行起着调节作用,肝主藏血防止出血。

血液正常运行,一是推动力量,体现在心、肺、肝的生理功能中;二是固摄功能,主要与脾统血、肝藏血有关。

如心、肺、脾、肝等脏腑功能失常,则可引起血的循行失常的病变,如血瘀、出血等。

### (四)血的生理功能

血能够濡养滋润全身脏腑组织:血沿血脉布散全身,为全身各脏腑组织器官的功能活动提供营养,如面色红润、肌肉壮实、毛发光泽等。

血液是神志活动的主要物质基础:血液充足,神志活动正常。血虚,心肝失养,常有惊悸、失眠、多梦、不安等表现。

## 三、精

### (一)精的概念

精,是指禀受于父母的生命物质与后天水谷精微融合而成的一种有形的精微物质,是生命的本原,是构成人体和维持人体生命活动的最基本物质。

中医学精概念的形成,一方面受到古代哲学精气学说以及"水地说"的影响,《管子·水地》说:"水者何也?万物之本原也,诸生之宗室也……"认为水是宇宙万物之本原,是宇宙之精。古代哲学中精或水为宇宙万物生成之本原的思想,对于中医学将精视为生命之本原并藏于脏腑之中理论的建立,具有重要的方法论借鉴意义。另外,中医学精理论的形成,更多的是源于古人对人类生殖繁衍过程的观察与体悟,如《素问·上古天真论》说:"二八,肾气盛,天癸至,精气溢泻,阴阳和,故能有子。"同时也得益于对人体吸收饮食精华物质来维持生命活动的观察与体验。人体之精是人类生命繁衍的根源,是人体内有形的精华物质,因而与古代哲学范畴作为气之精粹者的精概念并不完全相同。

在中医学中,精的含义又有广义与狭义之分。广义之精,包括血、津液、髓以及水谷精微等一切有形的精微物质,但从具体物质的生成与功能而言,精与血、津液、髓的概念并不相同,一般说来,精概念的范畴,仅限于先天之精、水谷之精、生殖之精以及脏腑之精。狭义之精,是指具有繁衍后代作用的生殖之精,也是精的本初含义和中医学精概念发生的始基。

精与气相对而言，精属阴而有形，藏寓于脏腑之中；气属阳而无形，运行于全身上下内外。

## （二）精的生成

人体精的生成禀受于先天而充养于后天，故从精的生成来源而言，有先天之精和后天之精的区分。

### 1. 先天之精

先天之精禀受于父母，是构成胚胎的原始物质。古人通过对生殖繁衍过程的观察和体悟，认识到男女生殖之精的结合能够产生新的生命体。如《灵枢·本神》说："生之来谓之精。"这种父母遗传的、与生俱来的生命物质，即称为先天之精。先天之精作为原始的生命物质，主要秘藏于肾。当然，在胚胎形成之后，直至胎儿发育成熟，这一过程又必须依赖从母体汲取来的水谷之精的营养。

### 2. 后天之精

后天之精来源于饮食水谷，又称为水谷之精。人出生以后，脾胃对饮食物进行消化吸收，并将其转化为水谷精微，以营养各个脏腑组织，维持正常的生命活动。由于这部分精微来源于后天，故称为后天之精。后天之精在供给脏腑生理活动需要后，其剩余部分输送到肾中加以储藏，以充养肾所藏的先天之精。正如《素问·上古天真论》所说："肾者主水，受五脏六腑之精而藏之，故五脏盛，乃能泻。"

人体之精虽有先天和后天之分，但两者相互依存、相互促进。先天之精要不断得到后天之精的充养才能维持正常的生理作用，而后天之精的生成要靠先天之精的活力资助。因此，无论是先天之精或是后天之精的匮乏，均能产生精虚的病理变化。

## （三）精的生理功能

精是构成人体和维持人体生命活动的有形精微物质，具有繁衍生命、促进生长发育、生髓化血、濡养脏腑、生气化神等作用。

### 1. 繁衍生命

生殖之精是繁衍后代的物质基础，其中蕴藏着男女双方的遗传信息，对子代的终生发育，如体质的强弱、形体特征乃至寿命的长短等都有较强的制约、规定作用。

肾精是产生生殖之精的物质基础。先天之精与经过脏腑代谢后的后天之精

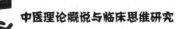

共同储藏于肾中，组成肾精，随着肾精的不断充盛，化生肾气以促进形体的生长发育，到一定年龄即产生天癸这种物质，后者具有促进人体生殖器官发育成熟的作用，使新的个体又具备了生殖机能。因此，肾不仅产生生殖之精，而且化生肾气以促进生殖，所以，肾精充足，则生殖能力强；肾精不足，则会导致生殖能力下降。故补肾填精是临床上治疗不育、不孕等生殖机能低下的重要方法。

生殖之精虽然以肾精为物质基础，但二者又有所不同。首先，肾精存在于生命的全过程，作为生命的物质基础，其盛衰对健康有重大影响；生殖之精只存在于育龄期，作为繁衍后代的物质基础，其质量只对子代产生影响。其次，肾精宜藏不宜泻，而生殖之精则遵循"精满必泄"的规律，定时或非定时地排出体外。另外，肾精可化为肾气，分为肾阴和肾阳，推动和调控全身脏腑的功能活动。

### 2. 促进生长发育

人体的生长发育过程，都是以精为其主要的物质基础。在胚胎至胎儿生长成熟时期，精既是构成形体各组织器官的主要物质基础，又是促进胎儿生长发育的重要物质。正如《灵枢·经脉》所说："人始生，先成精，精成而脑髓生，骨为干，脉为营，筋为刚，肉为墙，皮肤坚而毛发长，谷入于胃，脉道以通，血气乃行。"可见人的脑、髓、骨、脉、筋、肉、皮肤、毛发等皆由肾精生成。人出生之后，随着肾精的不断充盛，人体不断生长发育直至成熟，然后随着肾精的不断衰少，人体不断衰老。因此，随着人体之精由盛到衰的变化，人体呈现出生、长、壮、老、已的生命规律。若肾精充盛，则人体生长发育正常；若肾精不足，则出现生长发育迟缓或早衰。

### 3. 生髓化血

髓有脑髓、脊髓、骨髓之分，三者均由肾精所化。故肾精充盈，则髓之生化有源而充满。一方面脑得到髓的滋养，则元神功能得以正常发挥，表现出意识清楚、思维灵敏、语言清晰等；另一方面骨得到髓的滋养，则骨骼健壮，运动灵活有力。由于齿为骨之余，也依赖肾精所生之髓的充养，故肾精充足则牙齿坚固而有光泽。若肾精亏虚，不能生髓，髓海不足，则头昏神疲，智力减退；骨骼失养，则骨软无力，牙齿松动脱落。精也是生成血液的重要物质，一方面水谷之精通过心肺的气化作用而化生为血液；另一方面精生髓，髓可以化生血液，精足则血旺，精亏则血虚，故有"精血同源"之说。临床上用血肉有情之品补益精髓以治疗血虚证，即以此为理论根据。

4. 濡养脏腑

精是滋润濡养人体脏腑组织的重要物质。饮食入胃，经过脾的运化作用转化为水谷精微，不断地为全身脏腑组织提供营养，其富余部分则归藏于肾，储以备用。肾中之精一方面不断储藏，另一方面又不断地向全身输送，如此生生不息，维持着精在脏腑组织之间分布的协调平衡，促进着各脏腑组织的功能活动。若先天禀赋不足，或后天之精化生障碍，则肾精亏虚，五脏之精虚衰，脏腑组织得不到精的濡养，而导致功能的减退甚或衰竭。

5. 生气化神

精作为构成人体和维持人体生命活动的有形精微物质，其维持生命活动的形式之一就是精化气的转化过程。《素问·阴阳应象大论》说："精化为气。"先天之精可以化生先天之气（元气），后天之精可以化生水谷精气，再加上肺吸入的自然界清气，融合而成一身之气。气不断地推动和调节控制着人体的新陈代谢，维系着生命活动。

精化生气，气有保卫机体、抵御外邪入侵的作用。《素问·金匮真言论》说："夫精者，身之本也。故藏于精者，春不病温。"可见精足则正气旺盛，抗病力强，不易受病邪侵袭。

精能化神，是指精也是神志活动的重要物质基础。不管是人体整体生命活动的广义之神，还是人体心理活动的狭义之神，其产生都离不开精这一生命活动的基本物质。如《灵枢·平人绝谷》所说："神者，水谷之精气也。"因此，只有积精，才能全神，这是生命存在的根本保证。反之，精亏则神疲，精亡则神散，而生命活动终结。

# 四、津液

## （一）津液的概念

津液是人体内一切正常的水液。如唾液、胃液、肠液、涕、泪、尿等。

津液虽同属于水液，但津与液不同，一般而言，性质清稀、流动性大，主要分布于体表皮肤、肌肉、孔窍等部位，并渗入血脉内者为津。性质稠厚、流动性小，主要分布于骨节、脏腑、脑、髓等部位为液。

从临床的角度来看，津与液一般不予严格区分。

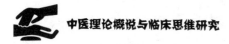

## （二）津液的生成、输布和排泄

### 1. 生成

津液的生成主要与脾胃、小肠、大肠有关。

①脾胃运化：饮食水谷通过脾胃运化功能，化生精微并上输于肺，布散全身。

②小肠泌别清浊：小肠通过泌别清浊功能，吸收饮食物中的大部分营养物质和水分，上输于脾而布散全身。小肠主液。

③大肠主津：大肠将小肠下注的剩余水分再重新吸收一部分，即大肠主津。

### 2. 输布

津液主要依靠脾、肺、肝、肾、三焦等脏腑的功能活动而布散全身。

①脾主运化，把津液上输于肺，并直接向四周布散，即脾为胃行其津液。

②肺主行水，通调水道，一方面宣发布散于身体上部和体表，另一方面肃降于肾和身体下部。

③肝主疏泄，调畅气机，气行则津行，促进津液的输布环流。

④肾主水，一方面促进肺、脾等脏腑功能活动，推动津液输布，另一方面在肾的气化作用下，清者蒸腾，浊者下降。

⑤三焦决渎，运行水液，为水液流注、输布的通道。

### 3. 排泄

与津液排泄关系密切的脏腑有肺、脾、肾、膀胱。津液的排泄形式主要有以下几种。

①汗、呼气：主要通过肺的宣发功能，把津液布散于体表，形成汗而排出体外。肺主呼吸，呼气时也带走部分水分。

②尿：排尿主要与肾气化作用密切相关。在肾的气化作用下，形成尿液，并排出体外，尿的储存与排泄还与膀胱功能有关。

③粪：排出粪便时，也带走一些水液。

津液的代谢过程，需要多个脏腑的综合调节，但其中尤以肺、脾、肾三脏为要。

## （三）津液的功能

①滋润濡养作用：津液含有丰富的营养物质，又为液态，所以布散全身，发挥滋润、濡养作用。如保护眼睛、滋养内脏、滑利关节等。

②化生血液：津液注入血脉之中，成为化生血液的基本成分之一。

③调节机体的阴阳平衡：津液的代谢常随机体内的生理状况和外界环境的变化而变化，通过这种变化来调节阴阳之间的动态平衡。

④排泄代谢产物：通过排汗、排尿的方式，津液把脏腑代谢的产物排出体外。

⑤运载气，布散全身：津能载气，气依附津液而布散全身。

# 五、神

## （一）神的基本概念

神是人体生命活动的主宰及其外在总体表现的统称。

神有广义之神与狭义之神的区分。广义之神，是指一切生理活动、心理活动的主宰，又包括生命活动的外在体现。狭义之神，是指人的精神意识思维活动，包括魂、魄、意、志、思、虑、智等。

## （二）神的作用

①调节精、气、血、津液的代谢。

②调节脏腑的生理功能。

③主宰人体的生命活动。

## （三）神的产生

神的产生与脏腑精气的充盛与否、脏腑机能的正常与否密切相关。

精、气、血、津液是产生神的物质基础。精、气、血、津液是构成人体的基本物质，这些精微物质的新陈代谢产生了生命活动；神寓于形体之中，不能脱离这些精微物质而存在。神分为神、魂、魄、意、志，分别归藏于"五神脏"，五神产生的物质基础是五脏所藏的精气，五脏精气充盛，则五神安藏守舍。

神产生的过程如下。

①脏腑之气推动、调控→精、气、血、津液 $\xrightarrow{\text{新陈代谢}}$ 生命活动。

②外界环境刺激→脏腑精气 $\xrightarrow{\text{应答}}$ 精神意识思维活动。具体过程：外界事物信息→心→意→志→思→虑→智。《灵枢·本神》："所以任物者谓之心，心有所忆谓之意，意之所存谓之志，因志而存变谓之思，因思而远慕谓之虑，因虑而处物谓之智。"

③外界环境刺激→脏腑精气 $\xrightarrow{\text{应答}}$ 情志活动（喜、怒、忧、思、悲、恐、惊）。一是脏腑精气的盛衰对不同情志的产生起着决定性作用。二是自我调节精神情志活动，可反馈作用于五脏的功能活动，保证脏腑安和。

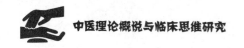

# 第三节　脏腑学说

脏腑学说，是以中医的整体观为指导，以五脏为中心，以心（大脑）为主导，以经络为联系，研究人体各脏腑、组织、器官的生理功能、病理变化，指导辨证论治和疾病预防，以及与外界环境等相互联系的学说。

## 一、脏腑学说的概念

脏腑，是中医学对内脏的总称。其包括五脏、六腑和奇恒之腑三类。五脏，即心、肝、脾、肺、肾；六腑，即胆、胃、大肠、小肠、膀胱、三焦；奇恒之腑，包括脑、髓、骨、脉、胆、女子胞。奇作异字解，恒是常的意思，《灵枢·本藏》说："五脏者，所以藏精神血气魂魄者也；六腑者，所以化水谷而行津液者也。"《素问·五藏别论》说："所谓五脏者，藏精气而不泻也，故满而不能实；六腑者，传化物而不藏，故实而不能满也。"这些论述，不仅是对五脏和六腑功能的概括，同时也指出了脏与腑在功能上的基本区别。所谓"满而不实"和"实而不满"的含义，王冰解释说："精气为满，水谷为实。五脏但藏精气，故满而不实；六腑则不藏精气，但受水谷，故实而不能满也。"由此可见，五脏的生理功能主要是生化和储藏精、气、血、津液、神；六腑的生理功能主要是受纳和消化饮食，分别清浊，排泄废物，以通为顺。

脏腑学说，古人称之为"藏象"，以"藏"代表"脏"字，具有脏腑藏于身内之义。象是征象或现象。所谓藏象，也就是取其脏腑虽存于机体之内，但其生理、病理方面，却有征象表现于外的含义。脏腑一词，是中医学对内脏的固有之称，首见于《黄帝内经》，如《素问·阴阳应象论》说："人有五脏化五气，以生喜怒悲忧恐。"《千金方》又说："人禀天地而生，故内有五脏、六腑、精气、骨髓、筋脉，外有四肢、九窍、皮毛、爪齿、咽喉、唇舌、肛门、胞囊，以此总而成躯。"由此可知，当时已有粗浅的解剖学和生理学知识对人体内某些脏器的形态和功能有了一定的阐释。脏腑学说从整体观点出发，重视机体组织器官之间的相互联系。脏腑的生理机能，脏腑之间，脏腑与皮、肉、筋、骨、脉及目、耳、口、鼻、舌等组织器官之间的相互联系，平衡协调，乃是维持人体正常生命活动的主要基础。脏腑之间及脏腑与其他组织器官之间的这种平衡协调关系，主要是通过经络系统及气血的联系、调节作用来实现的。这样，人体内各个脏腑、组织器官便联系成为一个有机的整体。精、气、血、津液是构成人体的基本物质，它们的生成、转化和输布，必须通过不同的脏腑机能活动才能完成；而脏腑的各种机能活动，又无不以精、气、血、津液作为物质基础。同时机体与外界环境保持着对立统一的关系。外界环境对机体所产生的影响，主要也是通过改变脏腑之间的平衡协调状态反映出来。而致病因素作用于机体以及疾病的发生、发展、转归，也主要取决于脏腑及其所属组织器官的机能状态等。所以，在生理上脏腑之间及脏腑与其他组织器官之间存在着相互依赖、相互制约的关系；在病理上则又存在着相互影响和相互转变的关系。

中医学的脏腑学说与现代医学的最大差异，就在于它是以脏腑（包括经络）为中心的理论体系，强调机体的整体统一性。它所指的脏腑，名称虽与现代医学相同，但其生理、病理的内容则不完全相同，除包括主要脏器外，更重要的是概括了人体生理功能和病理变化的种种复杂反应。脏腑学说以"有诸内者，必形诸外"的观点去辨认疾病在脏腑或经络的部位、性质以及机体对疾病的反应性，因此在临床治疗上又有着极为丰富的实践基础。所以，对于中医学的脏腑学说决不能单纯以现代医学的解剖学、生理学以及病理学等观点去理解。

## 二、脏腑学说的形成

脏腑学说的形成，主要有三方面。

### （一）解剖学基础

古代医学家对五脏六腑及奇恒之腑在形态学上的认识主要是通过对人体进行解剖观察而获得的。如从殷墟出土的甲骨文来看，早在公元前1400年已有耳、目、口、鼻等多种人体器官的名称记载。而《灵枢·经水》则说："夫八尺之士，皮肉在此，外可度量切循而得之，其死可解剖而视之。其脏之坚脆，腑之大小，谷之多少，脉之长短，血之清浊，气之多少，十二经之多血少气，与其少血多气，与其皆多血气，与其皆少血气，皆有大数。"《灵枢·肠胃》有关消化道长度的描述，与近代解剖学的记载，基本上是一致的。后《难经》又记载"肾有两枚""肝独有两叶""胆在肝之短叶间，重三两三铢，盛精汁三合"等，也是比较正确的。再如宋代的《欧希范五脏图》，杨介的《存真图》，以及清代王清任《医林改错》所载的脏腑图形等，都是通过尸体解剖绘制而成的，对腑腑形态学的认识都有所充实和发展。这些记载与绘图，虽然由于历史条件的限制，还比较粗浅，但却为脏腑学说的形成提供了解剖学基础。

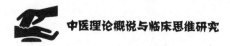

## （二）朴素的生理与病理理论

通过长期的临床实践，细致的观察分析，在《黄帝内经》时期就对脏腑的生理功能和病理变化有了一定的认识，如"心主血脉""肝藏血""肺主气""肾主水""大肠主传导糟粕""胃为水谷之海"等，都有较确切的朴素的认识。以后人们经过长期的生活观察，对脏腑的生理功能、病理变化的认识不断深化和发展，相继提出了"肾为先天之本""脾为后天之本""血肉之心、神明之心""脑为元神之府"等，对脏腑学说的形成和发展都起了很大的作用。东汉医学家张仲景所著《伤寒论》，将伤寒病各种类型的证候及其发展演变的过程概括为六经辨证体系，实际上是对六经及其所属脏腑病变的系统论述，他所著的《金匮要略》基本上是以脏腑论病，强调脏腑功能失调乃是疾病发生和转归的根本原因。又如，华佗所撰《中藏经》，亦以脏腑虚实进行论证。唐代医学家孙思邈则以脏腑的寒热虚实概括杂病，并将其作为立方用药的原则。宋代儿科名医钱乙，以五脏辨证来论述小儿的生理、病理特点及其治疗。金元四大家的李杲、朱震亨分别对于脾胃及肝肾的生理病理理论有较深入的研究，分别著有《脾胃论》及《格致余论》。明代赵献可、张景岳等对脾胃及肾阴、肾阳的生理病理及治疗有进一步的发挥，分别著有《医贯》及《景岳全书》。明代著名的药物学家、医学家李时珍非常重视药物和脏腑的关系，《本草纲目》就附录了《脏腑标本寒热虚实用药式》。外科学家陈实功在其所著的《外科正宗》中指出"痈疽必出于脏腑乖变""盖疮全赖脾土，调理必须端详"，强调了外科疾病的发生和治疗都与脏腑有密切关系。清初傅山所著《傅青主女科》中论述了肝、脾、肾三脏与妇女经、带、胎、产的生理病理关系，颇为详尽。沈金鳌所著的《杂病源流犀烛》把脏腑论病列于首位，对脏腑疾病源流、生理病理的论述极为详细。清代著名温病学家叶天士、吴鞠通等创立的"卫气营血辨证"和"三焦辨证"方法，对温病（包括传染病）过程中脏腑病变的情况做了深入的探讨，进一步发展了脏腑学说。

诸如上述，从我国历代一些代表性的医学家的著作和学术观点，可以看出，2000多年来人们都一直重视人体脏腑的生理功能和病理变化，并在临床实践中从不同的角度发展了脏腑理论，对脏腑学说的完善做出了贡献。这说明脏腑学说确有其生理病理的理论基础。

## （三）长期临床实践基础

古代劳动人民在与疾病作斗争中积累了丰富的临床经验，并形成了中医学独特的理论体系，而脏腑学说居于核心的地位，指导着中医临床实践，受到了历代医学家的重视。如上所举的张景岳、李杲、李时珍、叶天士等，他们在其医疗实践过程中所创用的临床方剂，有些至今仍为广大医务工作者所应用。实践证明，中医学在长期的医疗实践中，将脏腑学说作为临床治疗的主导思想，从而遗留下丰富的临床经验，为今天研讨脏腑学说打下了良好的基础。可见，中医学的脏腑学说是有长期而丰富的临床实践基础，并经受了反复的临床实践检验的理论。

### 三、脏腑学说的应用

脏腑学说是中医学理论体系的核心。其应用主要有以下两方面。

第一，诊治上的应用。这一学说不仅应用于中医的生理学、病理学，而且广泛应用于疾病的诊断、治疗以及中药、方剂等方面。它是中医辨证论治的主要理论依据，对于内、外、妇、儿等中医各科的医疗实践和中西医结合工作的研究均起了重要作用。

中西医结合治疗常见病、多发病，在中医辨证分型和立法用药上大都运用了脏腑学说的观点，采用辨病与辨证相结合的方式，根据不同疾病、不同阶段的主要矛盾，充分发挥了中西医各种疗法的优点，从而提高了诊疗水平。

第二，预防上的应用。指出脏腑机能的旺盛状态和形态结构上的健全情况是抗御疾病发生的根本基础。正如《素问·四气调神大论》中说："春三月，夜卧早起，广步于庭，逆之则伤肝；夏三月，夜卧早起，无厌于日，逆之则伤心；秋三月，早卧早起，与鸡俱兴，逆之则伤肺；冬三月，早卧晚起，必待日光，逆之则伤肾。"对如何保持五脏生理机能不断延续，则是脏腑学说对预防疾病发生的一套独特理论。该理论根据五脏的不同生理功能提出节制饮食，少吃肥甘厚味，以保持脾胃对食物的消化吸收和代谢功能，使五脏经常处于健康状态，以利于供应各个脏腑和组织的营养。吐故纳新，吸清呼浊，以增强肺主气、司呼吸的功能，使其对各脏腑特别是心脏发挥应有的调节作用。避免不良的精神刺激和过度的情志变化，以保持肝的疏泄功能，使人的经常处于精神舒畅的状态。节欲藏精，以保持肾气的经常旺盛，使其起到延长人的寿命的主要作用。由于心"主神志"，其在人体内处于最高的领导地位，为人的意识思维活动的中心，又"主血脉"，司血液循环，因此又提出了安神定志、养血宁神的观点。

综上所述，人体内五脏的正常生理功能的保持和增强，对于预防疾病发生的重要意义正是体现了中医学整体观念的特征。此外，历代医学家都很重视脾、肾两脏在预防疾病上的重要作用，近年来的初步研究证明，脾和肾的功能均与

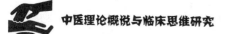

人体的免疫系统的功能密切相关，因此，脾、肾的生理功能理论是老年医学的主要理论基础。疾病发生后，如何使其不蔓延或侵犯未病的脏腑和组织，以防止其传变，也是脏腑学说在预防上的另一着眼点，临床上根据疾病的传变和防治规律，常在治肝病的同时配以健脾和胃的方药，以免脾胃受病，这就是一个例子。因此，继承和发扬脏腑学说在预防疾病上的重要作用对建立新的预防医学理论将起积极的作用。

## 四、脏腑学说的展望

脏腑学说是中医学理论体系的核心部分，它含有极丰富的内容。但是，从其基本特点及所处的历史条件来看，总以直接观察为手段，以经验材料的积累为基础，故其理论有待深入提高。

开展对脏腑学说的实验研究，是发展中医学的重要内容。近年来，国内对脏腑学说中某些理论开展了实验性研究。如在中西医结合治疗急腹症中，根据"六腑以通为用""通则不痛"的理论，采用"通里攻下"为主（常配合活血化瘀、清热解毒、理气开郁等法）的非手术疗法，取得了一定的疗效，开创了外科领域内中西医结合治疗急腹症的新局面。天津市南开医院在取得疗效的基础上运用现代科学方法进行实验研究，初步阐明了中医药治疗急腹症的原则。复旦大学上海医学院，采用现代科学方法，对中医的肾进行了实验研究，在探讨"异病同治"本质的同时，寻找肾的物质基础，特别是选用了能反映肾上腺皮质功能的17-羟皮质类固醇含量的测定，得到了肾阳虚证具有下丘脑—垂体—肾上腺皮质轴功能紊乱的结论，在此基础上，他们对肾阳虚证的下丘脑—垂体—甲状腺、性腺、肾上腺皮质轴功能又进行了对比观察，发现了肾阳虚证不仅有肾上腺轴系功能紊乱，而且在各个靶腺轴、各个环节有不同程度的功能紊乱，并推论肾阳虚证的发病之源可能在下丘脑（或更高部位）。上海市高血压研究所还成功地建立了肾阴虚、肾阳虚高血压动物模型，为中医进行高血压病治疗提供了实验依据。北京师范大学生物系消化生理科研组，根据大黄苦寒能损伤脾胃的理论，也成功建立了脾虚动物模型，还观察到模型动物的内脏有功能低下的改变，并用四君子汤使脾虚动物逐渐恢复了健康。北京中医药研究院同样观察到相似的结果。广州中医药大学对脾虚患者用酸刺激后，发现唾液淀粉酶活性降低。北京中医药研究院用木糖吸收试验，观察到脾虚患者木糖排泄率下降，均为脾虚证提供了临床客观指标。以上研究结果，为我们开展中医脏腑学说的实验研究开创了先例。实践说明，根据某些中医理论联系脏腑，从多方面开展实验研究，是非常必要的，也是行之有效的。

研究脏腑学说，只有从理论上突破，才会给我国医学科学的发展带来新局面。当前西方医学正在关注一个脏器多功能的研究，如脾的消化系统，近年来的研究证实，脾不仅是专司食物消化、吸收的器官，而且是体内最复杂最庞大的内分泌器官。而中医学中的脏腑学说本身就具有这种特点，如脾的生理功能，主运化、主统血、益气，为气血生化之源，四季脾旺不受邪等。据我国医务工作者初步研究，脾的本质除主要包括消化系统功能外，还涉及植物神经系统、机体代谢系统、内分泌系统、血液系统以及免疫系统的功能，脾是个多系统的综合功能单位。因此，这方面的研究也应引起我们的重视。

运用现代最新的科学方法（包括现代医学的方法），通过多种途径，采用多种指标，进行多学科综合研究脏腑学说，是目前极为重要的课题。但是，不可忽视的是要在中医整体观念的指导下对某个理论课题进行研究，正确处理好局部与整体的关系，充分发挥脏腑学说中相互联系的整体观。深入开展中医脏腑学说的临床研究和理论研究，对我国医学及世界医学做出更大的贡献。

# 第四节　经络学说

经络学说是研究人体经络的基本概念、循行分布、生理功能、病机变化及其与脏腑相互关系的学说，是中医学理论体系的重要组成部分。

经络学说贯穿于人体生理、病理及疾病的诊断、防治等方面，与藏象学说、精气血津液病因学说等基础理论结合起来可以深刻地说明人体的生理活动和病机变化，它不仅是针灸、推拿等学科的理论基础，而且对中医临床各科的诊断和治疗，均具有十分重要的指导作用。《灵枢·经脉》说："经脉者，所以能决死生、处百病、调虚实，不可不通。"谚云："学医不知经络开口动手便错。""盖经络不明，无以识病证之根源、究阴阳之传变。"

## 一、经络系统的组成

经络系统，由经脉、络脉及其连属组织组成。连属组织包括十二经脉、奇经八脉、十二经别、十二经筋和十二皮部。

### （一）经脉

经脉是经络系统的主干，主要包括正经和奇经两大类。另外，经别也常包括在经脉系统之中。

正经，有十二条，又称十二经脉或十二正经，包括手三阴经、足三阴经、手三阳经和足三阳经。十二经脉有一定的起止、一定的循行部位和交接顺序，在肢体的分布和走向上有一定的规律，与脏腑有直接的属络关系，相互之间也有表里关系。十二经脉是气血运行的主要通道。

奇经，有八条，包括督脉、任脉、冲脉、带脉、阴跷脉、阳跷脉、阴维脉、阳维脉，合称奇经八脉。奇经八脉穿插循行于正经之间，"别道奇行"，具有统率、联系和调节十二经脉中气血盛衰的作用。奇经八脉与十二经脉不同，不是气血运行的主要通道，与五脏六腑没有直接的属络关系，相互之间也无表里关系。

经别，亦有十二条，又称十二经别，是从十二经脉别出的重要分支，虽与十二经脉有别，但仍属于经脉的范畴。十二经别一般多从四肢肘膝上下的正经分出，循行于体腔脏腑深部，上出于颈项浅部，其间有"离、合、入、出"的分布特点。从十二经脉分出称"离"，进入体腔称"入"，与为表里的经别同行称"合"，在颈项部出来称"出"。出于颈项部后，阳经经别合于原经脉，阴经经别合于为表里的阳经经脉，如手阳明经别合于手阳明经脉，手太阴经别也合于手阳明经脉。手足三阴三阳经别，按阴阳表里关系组成六对，称为"六合"。经别通过"离、合、出、入"的分布，沟通了为表里的两经，加强了经脉与脏腑的联系，因此具有加强十二经脉中为表里的两经之间联系的作用，并能通达某些正经所没有达到的部位而补正经之不足。

## （二）络脉

络脉是经脉的细小分支，按其形状、大小、深浅等的不同又有别络、孙络和浮络之分。

别络，是较大的和主要的络脉。十二经脉在四肢部各分出一支别络，再加躯干前的任脉别络、躯干后的督脉别络及躯干侧的脾之大络，共十五条，故合称十五别络。但《素问·平人气象论》有"胃之大络，命曰虚里"之说，若加"胃之大络"，则有十六支别络。别络具有加强十二经脉中为表里的两条经脉之间在体表的联系和统领一身阴阳诸络的作用，并能通达某些正经所没有到达的部位而补正经之不足。经别和别络都是经脉的分支，均有加强为表里的两经联系的作用，但经别主内，无所属穴位，也无所主病证；别络主外，各有一络穴，并有所主病证。

孙络，是最细小的络脉，分布全身，难以计数。《素问·气穴论》称其有"溢奇邪""通荣卫"的作用。

浮络，是循行于人体浅表部位的络脉，即《灵枢·经脉》所谓的"诸脉之浮而常见者"。浮络分布广泛，没有定位，起着沟通经脉、输达肌表的作用。

### （三）连属组织

连属组织包括经筋和皮部，与经脉、络脉有着紧密的联系。

经筋，又称十二经筋，是十二经脉之气结、聚、散、络于筋肉、关节的体系，是十二经脉的附属组织，具有连缀百骸，主司关节运动，保持人体正常的运动的功能，起到维持人体正常的体位姿势的作用。

皮部，又称十二皮部，是与十二经脉相应的皮肤部分。它是以十二经脉在体表的分布范围作为分区依据，把全身皮肤划分为十二部分，分属于十二经脉。十二皮部是十二经脉功能活动在体表的反映部位，也是络脉之气散布之所在。由于十二皮部位于人体的最外层，是机体的卫外屏障，所以皮部具有抗御外邪、保卫机体和反映病候、协助诊断的作用。

经络系统结构如图 3-1 所示。

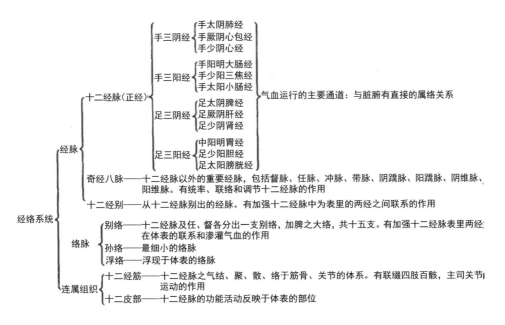

图 3-1　经络系统结构

## 二、经络的生理功能

经络是人体内的一个重要系统，其生理功能主要表现在沟通表里上下，联系脏腑器官；运行气血，濡养脏腑组织；感应传导；以及调节人体各部分平衡等方面。

## （一）沟通表里上下，联系脏腑器官

人体是由五脏六腑、四肢百骸、五官九窍、皮肉筋骨和经脉系统组成的，它们虽有各自不同的生理功能，但相互协作，有机配合，共同保持人体的协调和统一。这些脏器组织的协调统一，主要是依赖经络系统的沟通联系作用而实现的。十二经脉、十二经别纵横交错，入里出表，通上达下，属络脏腑，联系官窍；奇经八脉联系并调节正经；十五别络加强表里两条经脉之间的联系；十二经筋与十二皮部联系筋脉皮肉。因此，通过经络系统的联系作用，人体在组织上成为一个不可分离的整体，在生理上成为一个协调共济的整体。经络的沟通联系功能主要表现在四个方面。

1. 脏腑与外周肢节之间的联系

此联系主要是通过十二经脉实现的。十二经脉与五脏六腑相属络，其经脉之气在外散络结聚于经筋，并布散于皮部。四肢为筋肉会聚之所，这样，就使皮肤及四肢筋肉组织与内脏之间，通过经络系统联系起来。故《灵枢·海论》说："夫十二经脉者，内属于腑脏，外络于肢节，夫子乃合之于四海乎？"

2. 脏腑与官窍之间的联系

目、耳、鼻、口、舌、前阴、后阴等官窍，都是经脉循行所经过的部位，而经脉又多内属络于脏腑。这样，五官九窍同内脏之间，亦可通过经脉的沟通而联系起来。例如，手少阴心经属心、络小肠、上连"目系"，其别络上行于舌；足厥阴肝经属肝、络胆、上连"目系"；足阳明胃经属胃、络脾、环绕口唇等。

3. 脏腑与脏腑之间的联系

十二经脉中的每一经脉都分别属络于一脏一腑，从而加强了为表里的一脏一腑之间的联系。有的经脉还联系多个脏腑，如胃经的经别上通于心、脾经注心中，胆经的经别贯心，肾经出络心，心经却上肺，肾经入肺，肝经注肺中，小肠经抵胃，肝经挟胃，肺经循胃口，肾经贯肝，等等。这样，就构成了脏腑与脏腑之间的多种联系。

4. 经脉与经脉之间的联系

十二正经阴阳表里相接而具有一定的衔接和流注次序，十二正经与奇经八脉之间纵横交错，奇经八脉之间又彼此相互联系，从而构成了经脉与经脉之间的多种联系。如十二正经的手三阳经与足三阳经均会于督脉之大椎穴；阳维脉与督脉会于风府穴，故称督脉为"阳脉之海"；十二正经的足三阴经及奇经中的阴维脉、冲脉均会于任脉，而足三阴经又上接手三阴经，所以称任脉为"阴脉之海"；冲脉，前与任脉相并于胸中，后则通督脉，而督、任二脉又通会于十二经脉，且冲脉能容纳来自十二经脉的气血，故称冲脉为"十二经脉之海"；督、任、冲三脉都起于胞中。这些都说明了经脉与经脉之间的复杂联系。

### （二）运行气血，濡养脏腑组织

人体的各个组织器官，均需气血的濡润滋养，才能维持正常的生理活动。气血之所以能通达全身，发挥其营养脏腑组织器官、抗御外邪、保卫机体的作用，就是依赖经络的传注而实现的。故《灵枢·本藏》说："经脉者，所以行血气而营阴阳，濡筋骨，利关节者也。"《灵枢·脉度》说："气之不得无行也，如水之流，如日月之行不休，故阴脉荣其脏，阳脉荣其腑，如环之无端，莫知其纪，终而复始，其流溢之气，内溉脏腑，外濡腠理。"说明经络不断地将气血输送到全身各部，在内灌注脏腑组织，在外濡养腠理皮毛。

### （三）感应传导

感应传导，是指经络系统对于针刺或其他具刺激的感觉传递和通导作用，又称经络感传现象。当某种刺激作用于一定穴位时，人体会产生某些酸、麻、胀、重等感觉，并可沿经脉的循行路线而传导放散。中医将此称为"得气"或"气至"。《灵枢·邪气藏府病形》指出所谓的"中气穴则针游于巷"，可能就是对这种经络感传现象的最早记载。经络的这种感应传导作用，可以沟通人体各部间的联系，传递各种生命活动信息，引导"气至病所"，反映治疗效应。

### （四）调节人体各部分平衡

经络能运行气血和协调阴阳，可使机体的功能活动保持相对的平衡。当人体发生疾病时，出现气血不和或阴阳偏盛偏衰等证候，即可运用针灸等治疗方法以激发经络的调节作用，从而达到"泻其有余，补其不足，阴阳平复"的目的。实验研究结果表明，针刺有关经络的穴位，可以调节脏腑的功能活动，抑制病理性的亢奋状态，兴奋病理性的抑制状态，从而恢复其相对平衡。

## 三、经络学说的临床应用

经络学说是中医基础理论的重要组成部分，因此，经络学说除了用以阐释人体的生理功能外，还被广泛地用以阐释人体的病机变化，以及指导疾病的诊断和治疗。

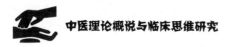

## （一）阐释病机变化

由于在正常生理情况下，经络有运行气血、沟通表里、联系脏腑及感应传导等作用，所以在病理情况下，经络就可能成为传递病邪和反映病变的途径，因此，经络学说也可以用来阐释人体的病机变化。《素问·皮部论》说："邪客于皮则腠理开，开则邪入客于络脉，络脉满则注于经脉，经脉满则入舍于腑脏也。"说明经络是外邪从皮毛腠理内传于脏腑的传变途径。由于脏腑之间有经脉沟通联系，所以经络还可以成为脏腑之间病变相互影响的途径。如足厥阴肝经挟胃、注肺中，所以肝病可以犯胃、犯肺；足少阴肾经入肺、络心，所以肾虚水泛可以凌心、射肺。为表里的两经，因属络于相同的脏腑，因此为表里的一脏一腑在病理上常相互影响，如心火可下移小肠；大肠实热，腑气不通，可使肺气不利而喘咳胸满等。

经络不仅是外邪由表入里和脏腑之间病变相互影响的途径，通过经络的传导，内脏的病变也可反映于外表，表现在某些特定的部位或与其相应的官窍。如肝气郁结常见两胁、少腹胀痛，因为足厥阴肝经抵小腹、布胸胁；真心痛，不仅表现为心前区疼痛，且常引及上肢内侧后缘，即因为手少阴心经行于上肢内侧后缘之故。其他如胃火可见牙龈肿痛，肝火上炎可见目赤，等等，都是经络传导的反映。

## （二）指导临床诊断

由于经络具有一定的循行路线和属络脏腑，因此它可以反映所属脏腑的病证。在临床上，可以根据疾病症状出现的部位，结合经络循行的部位及所联系的脏腑，做出相应疾病的诊断。例如，两胁疼痛，多为肝胆疾病；缺盆中痛，常是肺的病变。又如，头痛症，痛在前额者，多与阳明经有关；痛在两侧者，多与少阳经有关；痛在后头及颈部者，多与太阳经有关；痛在巅顶者，多与厥阴经有关。《伤寒论》的六经辨证，也是在经络学说的基础上发展起来的辨证体系。

临床实践发现，在经络循行部位，或在经气聚集的某些穴位，常见明显的压痛，或见结状、条索状反应物或局部皮肤出现某些形态变化等，这些现象都有助于疾病的诊断。如肺脏有病时可在肺俞穴出现结节或中府穴处表现出压痛；肠痈可在阑尾穴处表现出压痛；长期营养不良的患者可在脾俞穴处见到异常变化；等等。《灵枢·官能》说："察其所痛，左右上下，知其寒温，何经所在。"说明经络对临床诊断具有重要意义。

### （三）指导疾病治疗

经络学说被广泛地用以指导临床各科的治疗，是针灸、推拿和药物疗法的理论基础。

#### 1. 指导针灸和推拿治疗

针灸与推拿疗法，主要是根据某一经或某一脏腑的病变，在病变的邻近部位或经络循行的远隔部位上取穴，通过针灸或推拿，以调整经络气血的功能活动，达到治疗的目的。而穴位的选取，必须按经络学说进行辨证，判定疾病属于何经后，根据经络的循行分布路线和联系范围来取穴，这就是循经取穴。

#### 2. 指导药物治疗

药物治疗也要以经络为渠道，通过经络的传导转输，使药到病所，发挥其治疗作用。在长期的临床实践基础上，古代医家根据某些药物对某一脏腑经络有特殊的选择性作用，创立了"药物归经"理论。金元时期的张元素、李杲根据经络学说，提出了"引经报使"理论。如治疗头痛属太阳经的可用羌活，属阳明经的可用白芷，属少阳经的可用柴胡。羌活、白芷、柴胡，不仅分别归入手足太阳、阳明、少阳经，而且能引导其他药物归入各经而发挥治疗作用。

此外，用于临床的耳针、电针、穴位埋线及穴位结扎等治疗方法，都是以经络学说为理论基础的治疗方法。

# 第四章　中医的病理学说

中医学的病理观包括对病因、发病、病机的认识。其中发病即疾病的发生，是机体处于邪气的损害和正气抗损害之间的矛盾斗争过程中。病机是疾病发生、发展和变化的机理。

# 第一节　病　因

## 一、外感病因

### （一）六淫

**1. 六淫的概念及共同致病特点**

（1）六淫的基本概念及转化条件

1）六淫

六淫即风、寒、暑、湿、燥、火（热）六种外感病邪的统称。

2）六气

六气指风、寒、暑、湿、燥、火（热）六种不同的正常气候变化，是万物生长化收藏和人类赖以生存的必要条件。

3）六气转化为六淫的条件

即六淫相对性的表现。①与该地区常年同期气候变化相比，六气应时而至但太过和不及，或非其时而有其气。②与人体正气强弱和调节适应能力相比，一是气候变化异常，超过了人体的适应能力，如气候变化过于急骤，超越了人体的抵抗力，成为六淫致病；二是人体的正气不足，抵抗力下降，不能适应气候变化，成为六淫致病。

总之，疾病发生与否，是六气是否变成六淫的界限。

（2）六淫致病的共同特点

1）外感性

六淫致病，其侵犯途径多从肌表、口鼻而入，或二者同时受邪致病。由于六淫病邪均自外界侵犯人体，故称外感致病因素，所致疾病即称为外感病。

2）季节性

六淫致病常有明显的季节性，如春季多风病，夏季多暑病，长夏多湿病，秋季多燥病，冬季多寒病。六淫致病与时令气候变化密切相关，故又称为时令病，简称时病。

3）地域性

六淫致病与生活、工作的区域环境密切相关。如西北多燥病、东北多寒病、江南多湿热病；久居潮湿环境多湿病；长期高温环境作业者，多燥热或火邪病等。

4）相兼性

六淫邪气既可单独伤人致病，又可两种以上同时侵犯人体而为病。如风热感冒、暑湿感冒、湿热泄泻、风寒湿痹等。

**2. 六淫各自的性质和致病特点**

（1）风邪

1）风邪的概念及其与季节的关系

风邪，即致病具有善动不居、轻扬开泄等特性的外邪。风为春季的主气，但终岁常在。风邪为病，四季常有，以春季为多见。风邪伤人多从皮毛而入，引起外风病证。

2）风邪的性质和致病特点

①风为阳邪，轻扬开泄，易袭阳位。风是空气流动产生的自然现象，空气流动善动不居，具有轻清上扬、升发、向上、向外的特性，故风为阳邪，其性轻扬。风邪袭表易使人腠理疏泄开张而汗出，故风性开泄。风邪伤人常袭人体上部（头面）和肌表，如咽喉、皮肤、腰背等处，故易袭阳位。

②风性善行而数变。善行，指风性善动不居，游移不定。故其致病具有病位游移、行无定处的特点。数变，一是指风邪致病变幻无常，发病迅速；二是以风邪为先导的外感病，一般发病急，传变也较快。

③风性主动。主动指风邪致病具有动摇不定的特点。如感受外风而面部肌肉颤动，或口眼㖞斜，为风中经络；如金刃外伤，复受风毒之邪出现四肢抽搐、角弓反张等症状，为破伤风。

④风为百病之长。长者，始也，首也。风为百病之长，一是指风邪常兼他邪合而伤人，为外邪致病的先导。因风邪四季皆有，风性善动，凡寒湿暑燥热

诸邪，常依附于风而侵犯人体，从而形成外感风寒、风湿、风热、风燥等证。二是指风邪袭人致病最多。风邪终岁常在，故发病机会多；风邪侵入，无孔不入，表里内外均可遍及，侵害不同的脏腑组织，可发生多种病证。古人甚至将风邪作为外感致病因素的总称。

（2）寒邪

1）寒邪的概念及其与季节的关系

寒邪，即致病具有寒冷、凝结、收引等特性的外邪。寒邪常见于冬季，当水冰地坼之时，伤于寒者为多，故冬多寒病，但寒邪为病也可见于其他季节，如秋季气温骤降，夏季空调过凉、恣食生冷，也常为感受寒邪的重要条件。

寒邪伤人所致病证，称为外寒病证，分为：伤寒——寒客肌表，郁遏卫阳；中寒——寒邪直中于里，伤及脏腑阳气。

2）寒邪的性质和致病特点

①寒为阴邪，易伤阳气。寒为气温低的自然现象，是阴气盛的表现，故为阴邪，寒邪侵入后，机体的阳气奋起抵抗，阴阳对立制约，阳气本可制阴祛寒，但若寒邪亢盛，则阳气不仅不足以驱除寒邪，反为寒邪所侵害。所以，感受寒邪，最易损伤人体阳气。

②寒性凝滞主痛。凝滞，即凝结阻滞。寒性凝滞，指寒邪侵入，导致气血津液凝结、经脉阻滞。寒性凝滞的机理：人身气血津液之所以畅行不息，全赖一身阳和之气的温煦推动。一旦阴寒之邪侵犯，阳气受损，失其温煦，易使经脉气血运行不畅，甚或凝结阻滞不通，不通则痛。寒性主痛，即疼痛是寒邪致病的重要临床表现。因寒而痛，一是有明显的受寒原因；二是其痛得温则减，遇寒增剧。

③寒性收引。收引，有收缩牵引之意。寒性收引，指寒邪侵袭人体，可使气机收敛，腠理、经络、筋脉收缩而挛急。

（3）暑邪

1）暑邪的概念及其与季节的关系

暑邪，即发病于夏至之后，立秋之前，致病具有炎热、升散、兼湿特性的外邪。暑乃夏季的主气，暑为火热之气所化。暑邪致病，有明显的季节性，主要发生于夏至以后，立秋之前。

2）暑邪的性质和致病特点

①暑为阳邪，其性炎热。暑为盛夏火热之气所化，火热属阳，故暑邪为阳邪。暑邪伤人多表现为一系列阳热症状，如高热、心烦、面赤、脉洪大等。

②暑性升散，易扰心神，易伤津耗气。升，即升发、向上。暑为阳邪，性

升发，故易上扰心神，或侵犯头目，从而出现心胸烦闷不宁、头昏、目眩、面赤等。散，指暑邪侵犯人体，可致腠理开泄而多汗。汗出过多，不仅伤津，而且耗气，故临床除见口渴喜饮、尿赤短少等津伤之症外，往往可见气短、乏力，甚则气津耗伤太过，清窍失养而突然昏倒、不省人事等。

③暑多挟湿。暑季气候炎热，且常多雨而潮湿，热蒸湿动，水气弥漫，故暑邪致病，多挟湿邪为患。其临床表现除见发热、烦渴等暑热症状外，常兼见身热不扬、汗出不畅、四肢困倦、胸闷呕恶等湿滞症状。

（4）湿邪

1）湿邪的概念及其与季节的关系

湿邪，即致病具有重浊、黏滞、趋下等特性的外邪。湿为长夏的主气。长夏，即夏至到处暑的5个节气，又称"季夏"。时值夏秋之交，阳热尚盛，雨水且多，热蒸水腾，潮湿充斥，为一年中湿气最盛的季节。湿邪侵入所致的病证，称为外湿病证。

2）湿邪的性质和致病特点

①湿为阴邪，易伤阳气，易阻气机。湿与水同类，故属阴邪。阴邪侵入，机体阳气与之抗争，故湿邪亢盛侵入，易伤阳气。脾主运化水液，性喜燥而恶湿，故外感湿邪，常易困脾，致脾阳不振，运化无权，从而使水湿内生、停聚，发为泄泻、水肿、尿少等症，故湿邪易损伤脾阳。

因湿邪为重浊有质之邪，故湿邪伤人常易留滞于脏腑经络，阻遏气机，使脏腑气机升降失常、经络阻滞不畅。

②湿性重浊。重，即沉重、附着。湿邪致病，常出现以沉重感及附着难移为特点的临床表现。如湿邪外袭肌表，困遏清阳，清阳不升，则头重如束布帛。湿邪阻滞经络关节，阳气不得布达，则可见肌肤不仁、关节疼痛重着或屈伸不利等。浊，即秽浊，指湿邪为患，易出现分泌物和排泄物秽浊不清的特征。

③湿性黏滞。黏，即黏腻不爽；滞，即停滞。湿邪致病，其黏腻停滞的特点主要表现在两个方面。一是症状的黏滞性：湿病致病，易出现分泌物和排泄物黏腻不爽的特征。二是病程的缠绵性：因湿性黏滞，易阻气机，气不行则湿不化，胶着难解，故起病隐缓，病程较长，反复发作，或缠绵难愈。

④湿性趋下，易袭阴位。湿邪类水属阴而有趋下之势，人体下部亦属阴，同类相求，故湿邪为病，多易伤及人体下部。

（5）燥邪

1）燥邪的概念及其与季节的关系

燥邪，即致病具有干燥、收敛等特性的外邪。燥为秋季的主气，秋季天气收敛，其气清肃，气候干燥，因失于水分滋润，自然界呈现一派肃杀之景象。燥邪伤人，多自口鼻而入，首犯肺卫，发为外燥病证。

2）燥邪的性质和致病特点

①燥性干涩，易伤津液。燥为干涩之病邪，水分不足，燥邪侵犯人体，最易损伤津液，出现各种干燥涩滞的症状。

②燥易伤肺。肺为娇脏，喜清润而恶燥。肺主气、司呼吸，直接与自然界大气相通，且外合皮毛，开窍于鼻，燥邪多从口鼻而入，最易损伤肺津，从而影响肺气之宣降，甚或燥伤肺络等。

（6）火（热）邪

1）火（热）邪的概念及其与季节的关系

火（热）邪，即致病具有炎热、升腾等特性的外邪。火（热）邪旺于夏季，但不像暑邪那样具有明显的季节性，其不受季节气候的限制，故火（热）之气太过侵入所致的病证，称为外感火热病证。

火与热的关系。一是区别：火邪致病，临床多表现为某些局部症状，如肌肤局部红、肿、热、痛，或口舌生疮，或目赤肿痛等；热邪致病，临床多表现为全身弥漫性发热征象。火、热皆属阳，热性弥散，火性结聚。二是联系：火与热，异名同类，本质皆为阳盛，都是外感六淫邪气，致病也基本相同。

2）火（热）邪的性质和致病特点

①火（热）为阳邪，其性炎上。火（热）之性燔灼、升腾，故为阳邪。阳邪侵入，人体之阴气与之相搏，邪气亢盛则致人体阳气病理性偏亢，阳胜则热，故发为实热性病证。火性炎上，火（热）之邪易侵害人体上部，故火热病证，多发生在人体上部，尤以头面部为见。

②火（热）易扰心神。火（热）与心相通应，故火（热）之邪入于营血，尤易影响心神，轻者心神不宁而心烦、失眠；重者可扰乱心神，出现狂躁不安，或神昏、谵语等。

③火（热）易伤津耗气。火（热）之邪侵入，热淫于内，一方面迫津外泄，因气随津泄而致津亏气耗；另一方面则直接消灼煎熬津液，耗伤人体的阴气，即所谓热盛伤阴。

④火（热）易生风动血。火（热）生风，是指火（热）之邪侵犯人体，燔灼津液，劫伤肝经，筋脉失养失润，易引起肝风内动的病证。由于此肝风为热甚引起，故又称"热极生风"。火（热）动血，是指火（热）入于血脉，易迫血妄行，火（热）之邪侵犯血脉，轻则加速血行，甚则可灼伤脉络，迫血妄行，引起各种出血证。

⑤火（热）之邪易致疮痈。火（邪）入于血分，可聚于局部，腐蚀血肉，发为痈肿疮疡。由火毒壅聚所致之阳性痈疡，其临床表现以疮疡局部红肿热痛为特点。

## （二）疠气

1. 疠气的概念和引发的常见病症

（1）疠气的基本概念和名称

疠气，又称"瘟疫病邪"，是一类具有强烈致病性和传染性的外感病邪的统称。在中医文献中，疠气又被称为"疫毒""疫气""异气""戾气""毒气""乖戾之气"等。

（2）疠气的传播途径

疠气可以通过空气传染，经口鼻侵入致病；也可随饮食、蚊虫叮咬、虫兽咬伤、皮肤接触、性接触、血液传播等途径传染而发病。

（3）疠气引发的常见病症

疠气种类繁多，其所引起的疾病，统称为疫疠病，又称疫病、瘟病，或瘟疫病。如流感、疫黄（急性传染性肝炎）、传染性急剧性呼吸道综合征、禽流感等，都属于感染疠气而引起的疫病，实际上包括了现代临床许多传染病和烈性传染病。

2. 疠气的性质和致病特点

（1）发病急骤，病情危笃

疠气多属热毒之邪，其性暴戾，其致病比六淫更显发病急骤，来势凶猛，变化多端，病情险恶。因而发病过程中常出现发热、扰神、动血、生风、剧烈吐泻等危重症状。

（2）传染性强，易于流行

疠气具有强烈的传染性和流行性，可通过空气、食物等多种途径在人群中传播。当处在疠气流行的地域时，无论男女老少，体质强弱者，凡触之，多可发病。疠气发病，既可大面积流行，也可散在发生。

（3）一气一病，症状相似

疠气有一定的特异选择性，从而在不同的脏腑产生相应的病症。同一种疠气对机体致病部位又具有定位性，即某种疠气可专门侵犯某脏腑、经络或某一部位而发病，而且其临床表现也基本相似。

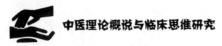

3. 疠气产生的影响因素

（1）气候因素

自然气候的反常变化，如久旱、酷热、洪涝、地震等，均可滋生疠气而导致疾病的发生。

（2）环境因素

环境卫生不良，如水源、空气污染等，均可滋生疠气。食物污染、饮食不当也可引起疫病发生。

（3）预防措施不当

由于疠气具有强烈的传染性，人触之皆可发病。若预防隔离工作不力，也往往会使疫病发生或流行。

（4）社会因素

社会因素对疠气的发生与疫病的流行也有一定的影响。

4. 疠气与六淫的区别

疠气有别于六淫，是一类具有强烈致病性和传染性的外感病邪，所以既可散在发生，又可造成大面积流行；疠气致病比六淫更为急骤，且来势凶猛，病情危笃；一种疠气致病，可造成众人为病，且一气一病，症状相似；疠气致病与气候反常、环境污染和饮食不洁，预防工作不好、社会因素等的关系，比六淫致病更为密切。

# 二、内伤病因

## （一）七情内伤

1. 七情和七情内伤的概念及关系

（1）基本概念

七情是指喜、怒、忧、思、悲、恐、惊七种正常的情志活动，一般情况下不会导致疾病。七情内伤是指喜、怒、忧、思、悲、恐、惊七种引发和诱发疾病的内伤致病因素。

（2）七情引起内伤的条件

一方面是指突然、强烈或持久的情志刺激，超过了人体生理和心理的调节能力，从而引起脏腑气血的功能紊乱而导致疾病的发生。另一方面人体正气虚弱，脏腑精气虚衰，对情志刺激的适应调节能力低下。不太强烈的情志刺激也能导致脏腑功能失常而引起疾病的发生。上述两种情况下，七情则成为病因，因病从内发，故称为七情内伤。

（3）七情与五脏精气的关系

情志活动以脏腑精气为物质基础，故情志活动与五脏精气的关系最为密切。①五脏精气决定五脏情志变化：心、肝、脾、肺、肾五脏藏精，精化为气，气化为神，五脏精气可产生相应的情志活动，肝在志为怒，心在志为喜，脾在志为思，肺在志为悲，肾在志为恐。②情志变化影响脏腑功能：情志过度会导致脏腑精气阴阳的功能失常，气血运行失调。如怒伤肝、喜伤心、思伤脾、悲伤肺、恐伤肾等。

2. 七情内伤的致病特点

（1）直接伤及内脏

七情是五脏精气功能活动的外在表现，其以内脏精气为物质基础，与五脏分别相关。因此，七情过激致病，可损伤相应之脏。如心在志为喜，过喜则伤心等。

①影响心神：心藏神，为五脏六腑之主，心神是生命的主宰，故七情过激伤人发病，首先作用于心神，产生异常的情志反应和精神状态。七情发于心而应于五脏，无论何种情志致病，均可首先损伤心神，然后影响相应的脏腑。

②易伤心肝脾：由于心肝脾三脏在人体生理活动和情志活动中发挥着重要的作用，故情志内伤，最易损伤心肝脾三脏。

③易损潜病之脏腑：潜病，是指病变已经存在但尚无明显临床表现的病证。潜病之脏腑是指潜病所在的脏腑，因潜病之脏正气已虚，故七情内伤易于损伤潜病之脏腑，如遇情志刺激，胸痹患者易首先出现胸闷、胸痛等症状。

（2）影响脏腑气机

脏腑之气的运动变化，在情志活动产生和生命活动中发挥着重要作用。故情志致病首伤心神，随之影响脏腑气机，导致脏腑气机升降失常而出现相应临床表现。

（3）多发为情志病

情志病是指发病与情志刺激有关，具有异常情志表现的病证。常见情志病：①因情志刺激而发的病证，如郁证、癫、狂等；②因情志刺激而诱发的病证，如胸痹、真心痛、眩晕等；③其他原因而致但具有情志异常表现的病证，如消渴、瘿瘤、慢性肝胆疾病等。

（4）影响病情变化

七情变化对病情的影响主要有两个方面：①有利于疾病康复，良性的或者

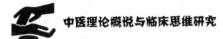

积极乐观的情绪，有利于病情的好转乃至痊愈；②加重病情，消极悲观的情绪，或七情剧烈波动，可诱发疾病发作或使病情加重、恶化。

## （二）饮食失宜

### 1. 饮食不节

饮食不节是指饮食不能节制，明显低于或超过本人适度的饮食量，以致内伤脾胃而致病。饮食不节主要包括过饥和过饱。

（1）过饥

过饥指摄食不足，如饥而不得食，或节食过度，或因脾胃功能虚弱而纳少，或因七情内伤而不思饮食，或不能按时饮食等。

长期摄食不足，营养缺乏，气血生化减少，易影响人体疾病：一方面因气血亏虚而脏腑组织失养，功能活动衰退，全身虚弱而发病；另一方面又因正气不足，抗病力弱，易招致外邪入侵，继发其他疾病。

（2）过饱

过饱指饮食超量。如暴饮暴食，或中气虚弱而强食，超过脾胃的纳运能力，以致脾胃难于消化转输而引起疾病。

### 2. 饮食不洁

饮食不洁指食用不洁净，或陈腐变质，甚至有毒的食物而导致疾病的发生。饮食不洁导致的病变以胃肠病为主。

### 3. 饮食偏嗜

（1）寒热偏嗜

阴阳协调平衡是人体的健康态，因此，寒温适中是健康的饮食习惯。过分偏嗜寒热饮食，可导致人体阴阳失调而发生某些病变。

（2）五味偏嗜

五味有不同的作用，并且五味与五脏有一定的亲和性。长期嗜好酸苦甘辛咸等饮食物，就会导致该脏的脏气偏盛，功能活动失调而发病。

（3）食类偏嗜

专食某种或某类食品，或厌恶某类食物而不食，或膳食中缺乏某些食物等，久之也会导致疾病的发生。如瘿瘤（碘缺乏）、夜盲（维生素 A 缺乏）等。

（4）嗜酒成癖

酒性辛辣，少用可活血通脉。若嗜酒成性，则伤及肝脾，久易聚湿、生痰、化热而致病。

## （三）劳逸失度

### 1.过劳

过劳的内容及含义、病理变化及常见病举例，如表4-1所示。

表4-1　过劳分析

| 内容 | 含义 | 病理变化 | 常见病举例 |
|------|------|----------|------------|
| 劳力过度<br>（形劳） | 指较长时间的过度用力，劳伤形体、积劳成疾，或病后体虚，勉强劳作而致病 | 一是过度劳力而耗气，损伤内脏的精气，导致脾肺等脏气虚少，功能减退，即"劳则气耗"。二是过度劳力而形体损伤，即劳伤筋骨 | 少气懒言，体倦神疲，喘息汗出；筋骨等形质损伤 |
| 劳神过度<br>（心劳） | 指长期用脑过度，思虑劳神而积劳成疾 | 用神过度，长思久虑，则易耗伤心血，损伤脾气，以致心神失养，神志不宁 | 心悸，健忘，失眠，多梦；纳少，腹胀，便溏，消瘦等 |
| 房劳过度<br>（肾劳） | 指房事太过，或有手淫恶习，或妇女早孕多育等，耗伤肾精、肾气而致病 | 肾藏精，为封藏之本，肾精不宜过度耗泄。若房事不节则肾精、肾气耗伤，根本动摇 | 腰膝酸软，眩晕耳鸣，精神萎靡，性机能减退，月经失调等 |

### 2.过逸

（1）过逸的概念

过逸，即过度安逸。长时间少动安闲，或者卧床过久，或者长期用脑过少等，可使人体脏腑经络及精、气、血、津液、神失调而致病。过逸包括体力过逸和脑力过逸。

（2）过逸致病的特点

安逸少动，气机不畅；阳气不振，正气虚弱；长期用脑过少，加之阳气不振，可致神气衰弱。

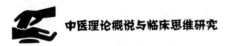

# 三、其他病因

## （一）外伤

外伤是指跌扑、利器等外力击撞损伤，以及虫兽、烧、烫、冻等而致皮肤、肌肉、筋骨和内脏损伤。①外力损伤：指因机械暴力引起的创伤，包括跌扑、坠落、压轧等。②虫兽所伤：指猛兽、毒蛇、疯狗及其他家禽、动物咬伤。③烧烫伤：指火毒为患，包括火焰、沸水、热油、蒸汽、雷电等灼伤形体。④冻伤：指低温所造成的全身或局部的损伤。

## （二）诸虫

### 1. 蛔虫

又称蚘虫、长虫。多由饮食不洁，摄入被蛔虫卵污染的食品而感染，寄生于肠道。常见腹部疼痛，尤以脐周疼痛为多。

### 2. 蛲虫

其主要通过手指、食物污染而感染，寄生于肠道。常见肛门奇痒，夜间尤甚，以致睡眠不安等。

### 3. 绦虫

又称白虫、寸白虫，多由食用生的或未熟的猪、牛肉而得，寄生于肠道。常见腹部隐痛、腹胀或腹泻、食欲亢进、面黄体瘦等。

### 4. 钩虫

又称伏虫。常由手足皮肤黏膜接触被钩蚴污染的粪土后而感染。初起见局部皮肤痒痛、红肿等。成虫寄生于小肠，常见腹部隐痛、食欲不振、面黄肌瘦、神疲乏力、心悸气短，甚或肢体浮肿等。

### 5. 血吸虫

又称蛊或水蛊。多因皮肤接触了有血吸虫幼虫的疫水而感染。初起可见发热恶寒、咳嗽、胸痛等；日久则胁下症块、鼓胀腹水等。

## （三）毒邪

### 1. 毒邪的概念

毒邪简称"毒"，泛指一切强烈、严重损害机体结构和功能的致病因素。

2. 毒邪的形成

（1）外来之毒

外来之毒来源于自然界，多为天下不正之气所感，或起居接触，或外伤感染等侵入人体所致。其形成与时令、气候、环境相关，具有外感性特点。

（2）内生之毒

内生之毒来源于饮食失宜、七情内伤、痰饮瘀血、治疗不当等；或脏腑功能失调，邪毒郁积所致。其具有内生病邪和病理产物性病因的特点。

3. 毒邪的致病特点

毒性暴戾，损脏伤形；致病广泛，复杂多变；顽固难愈，症状秽浊；传染流行，病状特异。

## （四）药邪

1. 药邪的概念

药邪，是指因药物炮制，或使用不当而引起发病的一类致病因素。

2. 药邪的形成

①用药过量：药物，特别是有毒药物的用量过大，则易于中毒。②炮制不当：如乌头等有毒性成分的药物炮制加工不规范。③配伍不当：中药有"十八反""十九畏"等配伍不当。④用法不当：某些药物有先煎及妇女妊娠期的用药禁忌等，使用不当或违反有关禁忌。

3. 药邪的致病特点

（1）中毒

误服或过量服用有毒药物则易致中毒，且其中毒症状与药物的成分、用量有关。轻者常表现为头晕心悸、恶心呕吐、腹痛腹泻、舌麻等。重者可出现全身肌肉震颤、烦躁、黄疸、出血、昏迷乃至死亡。

（2）加重病情，变生他疾

药物使用不当，非助邪即伤正，一方面可使原有的病情加重，另一方面可引起新的病变发生，如妇女妊娠期间可因用药不当而引起流产、畸胎、死胎等。

## （五）医过

1. 医过的概念

医过也称医源性致病因素，是指由于医护人员的过失而病情加重或变生他疾的一类致病因素。

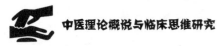

2. 医过的形成

①言行不当：说话不注意场合，或语言粗鲁，态度生硬。②处方草率：诊治时漫不经心，处方字迹潦草等。③诊治失误：医生诊察有失，辨证失准，以致用药失误，或手法操作不当。

3. 医过的致病特点

①易致情志异常波动。医生言行不当或诊治草率，极易引起患者的不信任，甚至是情志异常波动，或是患者拒绝治疗，或是导致气血紊乱而使病情更为复杂。②加重病情，变生他疾。医生言行不当，处方草率，或是诊治失误，均可贻误治疗时机，加重病情，甚至变生他疾。

## （六）先天病因

1. 先天病因的概念

先天病因，是指个体出生时受之于父母的病因，包括父母的遗传性病因和母体在胎儿孕育及分娩时的异常所形成的病因。

2. 先天病因的内容

先天病因主要包括胎弱和胎毒两方面。

（1）胎弱

胎弱也称胎怯，指胎儿禀受父母的精血不足或异常，以致畸形或发育障碍。其产生原因包括遗传性疾病：多因于父母之精本有异常，如先天性畸形等；先天禀赋虚弱：多因于受孕妊娠之时，父母身体虚弱，或七情内伤等致精血不充、胎元失养等所致，如小儿五迟。

（2）胎毒

狭义胎毒，是指某些传染病，在胎儿期由亲代传给子代，如梅毒等。广义胎毒，是指妊娠早期，其母感受邪气或误用药物，误食不利于胎儿之物，导致遗毒于胎儿，出生后渐见某些疾病，如小儿出生后肠胃冷、疮疖、痘疹等。

# 第二节　发　病

## 一、概述

### （一）发病的概念

发病，是研究疾病发生基本机制的理论。

### （二）发病的机理

有学者以"正邪相搏"来概括疾病发生的机理，即机体处于病邪的损害与正气抗损害的相搏交争过程中。正邪相搏是疾病发生、发展、变化和转归过程中最基本的、具有普遍意义的规律。

### （三）发病的主要因素

疾病的发生主要有两方面的因素：一是正气虚，即机体自身的功能紊乱和代谢失调，使机体适应力、调节力、防御力下降；二是邪气，即各种致病因素对机体的损害。

这两方面的因素在发病过程中又是相互影响的，机体自身的失调最易致邪自内生或外邪侵袭，而邪气滋生或入侵后，又会加重机体的功能紊乱和代谢失调。

## 二、发病的基本原理

正气不足是疾病发生的内在根据；邪气是发病的重要条件；正邪相搏胜负决定发病与否，并影响病证的性质和疾病的发展与转归。

### （一）正气不足是疾病发生的内在因素

1. 正气的基本概念

（1）正气的含义

正气，与邪气相对而言，即人体正常功能活动的统称，包括人体正常生理功能及所产生的各种维护健康的能力，包括自我调节能力、适应环境能力、抗邪防病能力和康复自愈能力等。

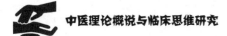 

（2）正气与脏腑经络、精气血津液的关系

正气的充盛，取决于精气血津液等物质的充足、脏腑形质的完整及其功能活动的正常和相互协调。

（3）正气概念源流

正气概念源于《黄帝内经》。《素问·离合真邪论》说："夺人正气。"以精气代正气，《素问·玉机真藏论》说："故邪气胜者，精气衰也。"以真气代正气，《素问·上古天真论》说："恬惔虚无，真气从之，精神内守，病安从来。"

2. 正气的作用

抵御外邪；祛除病邪；修复调节；维持脏腑经络功能的协调。

（1）抵御外邪

邪气侵入机体，正气与之抗争。正气盛，则病邪难以入侵，故不发病；或邪气已入，正气尚充盛，亦能抑制、消除邪气的致病力，不发病。

（2）祛除病邪

邪气侵入后，正气盛，则祛除病邪，或阻邪气难入深，病较轻浅，预后良好。

（3）修复调节

邪气侵入导致机体阴阳失调、脏腑形质损伤、精血津液亏耗、生理功能失常，正气有自我修复、调节、补充的作用，使病愈。

（4）维持脏腑经络功能的协调

正气充足，可促进脏腑经络之气的运动正常、运动不息，推动、调节脏腑经络的功能，使之正常发挥，并推动、调节精血津液的运行输布，防止产生痰饮、瘀血和内生五邪。

3. 正气与发病

正气的强弱是决定发病与否的关键因素和内在根据。正气在发病中的作用主要有以下几方面。

（1）正虚感邪而发病

正气不足，则抗邪无力，外邪乘虚而入，导致发病；正气不足，适应和调节功能低下，对情志刺激反应强烈，引发情志病。

（2）正虚生邪而发病

正气不足，调节能力下降，致脏腑经络功能失常、精血津液代谢运行失常而发病。

（3）正气的强弱可决定发病的证候性质

①正气充盛，奋起抗邪，正邪相搏剧烈，多见实证；②正气不足，脏腑功

能减退及气血津液亏虚，多发虚证、虚实夹杂证；③正气虚衰，不能敌邪，邪气易深入内脏，多见病危重症。

## （二）邪气是发病的重要条件

1. 邪气的基本概念

（1）邪气的含义

邪气，与正气相对，是各种致病因素的总称，简称"邪"，包括存在于外界或由人体内产生的各种致病因素。

（2）与邪气相关的概念

①阳邪与阴邪：根据病邪来源不同有阳邪与阴邪。阳邪，指外感的邪气；阴邪，指内生的邪气。《素问·调经论》说："夫邪之生也，或生于阴，或生于阳。其生于阳者，得之风雨寒暑；其生于阴者，得之饮食居处，阴阳喜怒。"

②虚邪、虚风与正邪、正风：根据正邪关系不同划分。虚邪、虚风：四时不正之气（如六淫、疠气）乘虚侵入，致病较重。正邪、正风：四时之正气（六气）因人体一时之虚而侵入，致病轻浅。

2. 邪气的影响

（1）导致生理功能失常

邪气侵入发病，会导致机体阴阳失调、脏腑经络的功能紊乱、精气血津液的代谢失常。

（2）造成脏腑形质损害

邪气作用于人体，可对机体的皮肉筋骨、脏腑形质等造成不同程度的损伤，或致精气血津液等物质的亏耗而为病。

（3）改变体质类型

邪气侵入，还能改变个体的体质特征，进而影响其对疾病的易罹倾向。

3. 邪气与发病

（1）邪气是疾病发生的原因

疾病是邪气作用于人体而引起正邪交争的结果，没有邪气的侵袭，机体一般不会发病。当感邪较重，或邪气致病性强时，正气虽不虚，亦可使人致病。

（2）影响发病的性质、特点和类型

不同的邪气作用于人体，表现出不同的发病特点、证候类型。①六淫致病，发病急，病程较短，初起多有卫表证；②七情内伤，发病多缓慢，病程较长，多直接伤内脏（气机紊乱、气血失调）；③饮食所伤，损伤脾胃，或致气血不足，

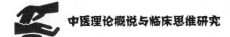 

或致食物中毒；④外伤，从皮肤侵入，损伤皮肤、筋肉、筋骨，甚至脏腑。

（3）影响病情和病位

①影响病情：邪气的性质与感邪的轻重有关，虚邪伤人，病情较重；正邪伤人，病情轻浅。②影响病位：邪气的性质与病位有关，如风邪轻扬，易袭阳位，多在肺卫等。

（4）某些情况下邪气主导疾病发生

在邪气的毒力和致病力特别强，超越了人体正气的抗御能力和范围时，邪气对疾病的发生起着决定性的作用。

### （三）正邪相搏的胜负与发病

正邪相搏，即正邪斗争，指正气抗邪与邪气伤正之间的相互斗争。

1. 决定发病与否

（1）正胜邪退不发病

正气充足，能抵御外邪入侵，或祛邪外出，或防止内生病邪，机体不受邪气侵害，故不发病。

（2）邪胜正负则发病

邪气亢盛，致病力强，超越正气的抗邪能力，外邪侵入人体，或内生病邪损伤机体，进一步损害机体，造成机体阴阳失调，或脏腑功能异常，或心理活动障碍，或脏腑组织形质损害，故发病。

2. 决定证候类型

疾病发生后，其证候类型、病变性质、病情轻重、进展与转归，都与正邪胜负有关。正盛邪实，多形成实证；正虚邪衰，多形成虚证。邪盛正虚多见虚实夹杂症或危重症。感邪轻、正气强者病位表浅，病情轻，预后好；感邪重、正气弱者病位深，病情重，预后差。

## 三、影响发病的主要因素

影响发病的因素很多，除正气与邪气对发病的直接影响外，环境因素、体质因素、精神状态均与发病关系密切。

### （一）环境与发病

环境因素主要包括气候因素、地域因素、生活工作环境、社会环境。

1. 气候因素

四时气候的异常变化，是滋生和传播邪气，导致疾病发生的条件，故易形成季节性的多发病。另外，随四季变化不同，人体阴阳之气的盛衰也有所偏颇，对病邪的抗御作用不同。因此，不同的季节，可出现不同的易感之邪和易患之病。

### 2. 地域因素

不同地域，其气候特点、水土性质、生活习俗各有不同，均可影响人群的体质特点，易致地域性的多发病和常见病。

### 3. 生活工作环境

生活工作环境不良，亦可成为疾病发生的因素。

### 4. 社会环境

人在社会中的政治地位、经济状况、文化程度、家庭情况、境遇和人际关系等，均能影响人的情志活动，导致阴阳气血的失常而发病。社会环境的变化，可促进疾病的发生或成为某些疾病的诱发因素。

## （二）体质与发病

正气的强弱在发病过程中具有主导作用，而作为反映正气盛衰特点的体质，往往会影响疾病的发生、发展和变化。体质对发病的影响主要表现在以下几方面。

### 1. 影响发病倾向

体质强弱是正气盛衰的体现，因而决定着发病的倾向性。体质盛正气强，则抗御病邪的能力强，不易感邪发病，或虽为内外邪气所扰，发病后易趋向患实证；体质衰正气弱，则易受邪或易生邪发病，发病后易趋向虚实夹杂证。

### 2. 影响对某种病邪的易感性

不同的体质，精气血阴阳盛衰有别，对某种病邪具有不同的易感性，对某些疾病具有不同的易罹性。

①阳虚之体，易感受寒邪；阴虚之质，易感受热邪。

②小儿脏腑娇嫩，形气未充，又生机蓬勃，发育迅速，易感外邪，受邪后易化热生风；或伤饮食，或易患生长发育障碍之疾病。年高之人，脏气已亏，精血不足，抗病、调节、修复力均已下降，易感外邪或内生五邪而发病，且患病后多迁延难愈。

③女性以血为本，具有经带胎产的生理变化，易病肝郁、血虚、血瘀。男子以精气为本，易患肾精肾气亏虚之疾。

④肥胖或痰湿内盛之体，易感寒湿之邪，易患眩晕、中风之疾；瘦削或阴虚之质，易感燥热之邪，易患肺痨咳嗽之疾。

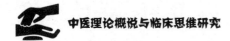

3.影响某些疾病发生的证候类型

感受相同的病邪,因个体体质不同,可表现出不同的证候类型。如同感湿邪,阳盛体质,易热化形成湿热证;阳虚体质,易寒化形成寒湿证。同感风寒之邪,卫气盛者,易形成表实证;卫气虚者,易形成表虚证或虚实夹杂证。体质相同,虽感受不同的病邪,也可表现出相同的证候类型。如阳热体质无论感受热邪、寒邪,都易形成热证;阴寒体质无论感受热邪、寒邪,都易形成寒证。

### (三)精神状态与发病

精神状态能影响体内环境的协调平衡而引发病。精神状态好,气血调和,脏腑功能旺盛,正气强盛,邪气难以侵入,或虽受邪也易祛除;情志不舒,气血不调,气机逆乱,脏腑功能失常,可导致疾病发生。

## 四、发病类型

发病类型,是正邪交争结果的反映,由于正气强弱的差异,病邪的种类、性质、入侵途径、所中部位、毒力轻重不一,故发病形式有所不同。

发病类型主要包括感邪即发、徐发、伏而后发、继发、复发等。

### (一)感邪即发

感邪即发,又称猝发、顿发,是指感受病邪后,随即发病的一种发病类型。其常见发病情况包括:情志遽变、感受疠气、毒物所伤、急性外伤而发病。

### (二)徐发

徐发,即徐缓而病的发病类型。其常见发病情况包括:内伤邪气致病、外感湿邪发病、年老体虚发病等。

### (三)伏而后发

伏而后发,是指感邪之后,邪藏体内,逾时而发的发病类型。其常见发病情况包括:外感性疾病,多见于感受温热邪气所形成的"伏气温病""伏暑"等;某些外伤,如破伤风、狂犬病等。伏而后发的常见机理:感邪较轻、邪中部位浅,正气处于内敛时期,正邪难以交争,邪气得以伏藏。

### (四)继发

继发,是指在原发疾病未愈的基础上继而发生新的疾病的发病类型。继发病与原发病的关系:继发病必以原发疾病为前提,并且所产生的新的疾病与原发疾病在病理上有密切联系,如小儿食积而导致的疳疾等。

## （五）复发

复发，是指疾病已愈，在病因或诱因的作用下，再次发病的发病类型。复病，是指由复发引起的疾病。复发的机理是余邪未尽，正虚未复，同时有诱因的作用。

### 1. 复发的基本特点

临床表现类似于初病，比初病的病变损害更复杂、更广泛，病情更重。复发的次数越多，其"宿根"越难除，大多反复发作，静止期的恢复也就越不完全，预后越差。这大多与诱因有关。

### 2. 复发的主要类型

①疾病少愈即复发：指疾病恢复期，在复感外邪、饮食不慎、劳累过度等诱因下，可致余邪复燃，正气更虚，引起复发的类型。②休止与复发交替：指初次患病时，经治疗虽症状和体征消除，但疾病仍有"宿根"留体内，在诱因作用下导致复发的类型。③急性发作与慢性缓解交替：指疾病慢性缓解时症状较轻，由于诱因的刺激急性发作而致症状较重的类型。

### 3. 复发的诱因

①重感致复发：疾病初愈，因重感外邪致疾病复发。②食致复发：疾病初愈，因饮食不节、饮食不洁等因素而致疾病复发。③劳致复发：疾病初愈，因过劳使正气受损而致疾病复发。④药致复发：病后滥施补剂，或药物调理失当，而致疾病复发。⑤情志致复发：疾病初愈，因情志因素而引起疾病复发。⑥环境变化致复发：因自然环境变化而致疾病复发。

# 第三节 病 机

病机，即疾病发生、发展与变化的机理，是疾病的临床表现、发展转归和诊断治疗的内在根据。

## 一、基本病机

### （一）邪正盛衰

1. 邪正盛衰与虚实变化

（1）虚实病机

所谓实，主要指邪气亢盛，是以邪气盛为矛盾主要方面的一种病理反应。

主要表现为致病邪气比较亢盛，而机体的正气未衰，尚能积极与病邪抗争，故正邪相搏，斗争剧烈，反应明显。

所谓虚，主要指正气不足，是以正气虚损为矛盾主要方面的一种病理反应。主要表现为机体的精、气、血、津液亏少和功能衰弱，脏腑经络的生理功能减退，抗病能力低下，因而机体正气对于致病邪气的斗争，难以出现较剧烈的病理反应。

（2）虚实变化

①虚实错杂，是指在疾病过程中，由于病邪与正气相互斗争，邪盛和正衰同时并存的病理状态。

虚中夹实指病理变化以正虚为主，又兼夹实邪结滞于内的病理状态。实中夹虚指病理变化以邪实为主，又兼有正气虚损不足的病理状态。

②虚实转化，是指在疾病过程中，由于实邪久留而损伤正气，或正气不足而致实邪积聚等所致的虚实病理转化。

③虚实真假，是指在疾病的某些特殊情况下，如疾病的现象与本质不完全一致的时候，则可出现某些与疾病本质不符的假象的病理状态。

真虚假实指虚为病机的本质，而实象则是表现的假象。多由于正气虚弱，脏腑气血不足，功能减退，气化无力所致。真实假虚指实为病机的本质，而虚象则是表现的假象。多由于热结肠胃，或痰食壅滞，或湿热内蕴，以及大积大聚等实邪结聚于内，阻滞经络，使气血不能畅达于外所致。

2.邪正盛衰与病势的趋向和转归

（1）正胜邪退

正胜邪退是指在疾病过程中，正气奋起积极抗御邪气，正气日趋强盛或战胜邪气，邪气日益衰减或被驱除，疾病向好转或痊愈方向发展的一种转归。

（2）邪去正虚

邪气被驱除，病邪对机体的作用已经消失，但疾病过程中正气被耗伤而虚弱，有待恢复。

（3）邪盛正虚

邪盛正虚是指邪气亢盛，正气虚弱，机体抗邪无力，病势迅猛发展的病理过程。

所谓"两感"，是指表里两经同时感邪而为病。

所谓"直中"，多指寒邪侵犯阳虚寒盛体质，发病不经外感表卫阶段，直接损伤三阴经及所属内脏的病理过程。

所谓"内陷"，一般指在温热病发展过程中，病邪未能在卫分或气分的轻浅阶段得以透解，从而迅速深入营分或血分的病理过程。

（4）邪正相持

邪正相持是指在疾病发展过程中，机体正气不甚虚弱，而邪气亦不过强，则邪正双方势均力敌，相持不下，致使病势处于迁延状态的一种病理过程。由于正气不能完全驱邪外出，因而邪气可以稽留于一定的部位，病邪既不能消散，亦不能深入传化，故又称为"邪留"或"邪结"。

## （二）阴阳失调

1. 阴阳偏胜

（1）阴偏胜

阴偏胜是指机体在疾病过程中所出现的一种阴气偏盛，机能障碍或减退，产热不足，以及病理性代谢产物积聚的病理状态。

阴偏胜的形成，多是由感受寒湿阴邪，或过食生冷，寒滞中阳，遏抑阳气温煦作用的发挥，从而导致的阳不制阴、阴寒内盛。

（2）阳偏胜

阳偏胜是指机体在疾病过程中所出现的一种阳气偏盛，机能亢奋，代谢活动亢进，机体反应性增强，阳热过剩的病理状态。病机特点多表现为阳盛而阴未虚的实热证。

阳偏胜的形成，多是由于感受温热阳邪；或感受阴寒之邪，但入里从阳而化热；或情志内伤，五志过极而化火；或因气滞、血瘀、食积等郁而化热所致。

引起阳偏胜的主要机理，一是阳邪入侵，合人身之阳，两阳相加而亢盛；二是气郁化火，而使全身之阳亢盛，亦成阳盛病变。

2. 阴阳偏衰

（1）阴偏衰

阴偏衰指人体之阴气不足，滋润、宁静、潜降、成形和制约阳热的功能减退，阴不制阳，因而出现燥、热、升、动等阳偏亢的病理状态。病机特点多表现为被制约阳热，滋养、内守、宁静功能减退，以及阳相对亢盛的虚热证。

阴偏衰的形成，多由于阳邪伤阴，或因五志过极，化火伤阴，或因久病伤阴所致。

（2）阳偏衰

阳偏衰是指机体阳气虚损，机能减退或衰弱，代谢活动减退，机体反应性

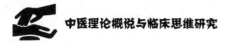

低下，阳热不足的病理状态。其病机特点多表现为机体阳气不足，阳不制阴，阴相对亢盛的虚寒证。

阳偏衰的形成，多由于先天禀赋不足，或后天饮食失养，或劳倦内伤，或久病损伤阳气所致。

3. 阴阳互损

（1）阴损及阳

阴损及阳是阴虚到相当程度，病变发展影响至阳的一方，继而形成以阴虚为主的阴阳两虚的病理状态。

（2）阳损及阴

阳损及阴是阳虚较重，无阳则阴无以生，从而导致阴虚，形成以阳虚为主的阴阳两虚证。

4. 阴阳格拒

（1）阴盛格阳

阴盛格阳是指阳气极端虚弱，阳不制阴，偏盛之阴盘踞于内，逼迫衰极之阳浮越于外，使阴阳不相维系，相互格拒的一种病理状态。

（2）阳盛格阴

阳盛格阴是指邪热极盛，阳气被郁，深伏于里，不得外达四肢，而格阴于外的一种病理状态。

5. 阴阳转化

（1）由阳转阴

由阳转阴是指原来的病理性质属阳，在一定的条件下，病变性质由阳向阴转化的病理过程。

（2）由阴转阳

由阴转阳是指原来的病理性质属阴，在一定的条件下，病变性质由阴向阳转化的病理过程。

6. 阴阳亡失

（1）亡阳

亡阳是指机体的阳气大量亡失，使属于阳的功能突然严重衰竭，因而导致生命垂危的一种病理状态。

（2）亡阴

亡阴是指机体的阴气大量亡失，使属于阴的功能突然严重衰竭，因而导致生命垂危的一种病理状态。

## （三）气血失常

气血失常是指气与血的亏损不足，各自的代谢或运动失常和生理功能异常，以及气血互根互用功能失调等的病理变化。

1. 气的失常

（1）气虚

气虚是指气不足，导致脏腑组织功能低下或衰退，抗病能力下降的病理状态。引起气虚的原因，一是气之化生不足；二是消耗太多。

（2）气机失调

气机失调即气的升降出入运动失调，是指在疾病发展过程中，致病因素的影响，导致气机运行不畅或升降出入功能失去平衡协调的病理变化。

①气机郁滞：气的流通不畅，甚至阻滞，或气郁而不散，导致某些脏腑、经络功能障碍的病理状态。引起气机郁滞的原因，多由于情志抑郁不舒，或因痰、湿、食积、瘀血等有形之邪阻碍，或因外邪侵犯抑遏，或因脏腑功能障碍。

②气逆：指气机升多降少而上逆的病理状态。气逆病变多由于情志内伤，或因饮食冷热不适，或因外邪侵犯，或因痰浊壅滞所致。

③气陷：是在气虚病变基础上发生的以气的升清功能不足和气的无力升举为主要特征的病理状态。其病理表现主要为"上气不足"与"中气下陷"两方面。

"上气不足"，是指由于脾气虚损，升清之力不足，因而无力将水谷精微充分地上输于头目，而头目失养则可见头晕、眼花、耳鸣、疲倦乏力等症。

"中气下陷"，是指脾气虚损，升举无力，气机趋下，降多升少，则脏腑器官维系无力，可致内脏器官位置相对下移，形成胃下垂、肾下垂、子宫脱垂、脱肛等。

④气闭：主要指气郁太过，上壅心胸，闭塞清窍，以致突然昏厥，或浊邪闭塞气道，气之出入受碍，肺气郁闭，呼吸困难的病理状态。

气闭病变的产生，多由情志抑郁，或外邪、痰浊等阻滞气机出入所致。

⑤气脱：指气不内守，大量向外脱逸，从而导致全身性气虚严重不足，出现功能突然衰竭的病理状态。

气脱病变形成之因，多由正不敌邪，正气骤伤，或慢性病长期消耗，正气衰竭，以致气不内守而外散脱失；或因大出血、大汗出等，致使气随血脱或气随津泄等。

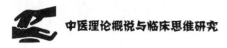

2. 血的失常

血的失常，主要表现在两方面，一是血的生化不足或耗伤太过；二是血的循环运行失常。

（1）血虚

血虚是指血液不足，血的营养和滋润功能减退，以致脏腑百脉、形体器官失养的病理状态。由于肝能藏血，心能主血，故血虚病变，在此两脏表现最为明显。其病变的形成，多由失血过多、新生之血来不及补充而致。

（2）血瘀

血瘀是指血液运行迟缓，流行不畅，甚则血液瘀结停滞成积的病理变化。血瘀主要表现为血液运行的郁滞不畅，或血液凝结而成瘀积，故血瘀可发生于全身，亦可发生于局部。

（3）血热

血热是指血内有热，使血液运行加速，脉道扩张，或使血液妄行而出血的病理状态。

3. 气血关系失调

（1）气滞血瘀

气滞血瘀是指由于气的运行郁滞不畅，以致血液运行障碍，继而出现血瘀的病理状态。

血瘀多由情志内伤、抑郁不遂、气机阻滞而致，或因闪挫外伤等因素，伤及气血，促使气滞和血瘀同时形成。

（2）气虚血瘀

气能行血，气虚则推动无力而致血瘀。此种病证，多先见气虚，而后瘀血渐生。

（3）气不摄血

气不摄血主要是指由于气虚不足，统摄血行功能减退，血不循经，逸出于脉外，从而导致各种失血的病理状态。

多由于久病伤脾，脾气虚损，中气不足，脾不统血；亦可因肝气不足，收摄无力，肝不藏血。二者同虚，则统藏失司，皆可导致各种出血证候。

（4）气随血脱

气随血脱是指在大量出血的同时，气随血液的突然流失而脱散，从而形成气血两虚或气血并脱的病理状态。气随血脱多由外伤失血，呕血或妇女崩漏，或产后大出血等因素所致。

（5）气血两虚

气血两虚是指气虚和血虚同时存在，组织器官失养而致人体机能衰退的病理状态。气血两虚多因久病耗伤、气血两亏所致。

## （四）津液代谢失常

### 1. 津液亏损不足

津液亏损不足是指机体津液的数量亏少，使脏腑、形体、九窍等得不到充分的濡润、滋养和充盈，因而产生一系列的干燥枯涩的病理状态。原因主要有三：一是热盛伤津；二是津液丢失过多：三是慢性疾病耗伤。

伤津与脱液之间，有区别亦有联系。一般来说，脱液的病人，既丢失水分，又丢失体内许多精微物质。正是由于水分损失，所以脱液者或轻或重地存在着伤津。而伤津主要是丧失水分，其他物质损失不多，所以伤津者一般没有脱液，即使是严重的伤津，到了气随津脱的地步，也未必会出现脱液证候。

### 2. 津液的输布、排泄

津液的输布，是指津液在体内运输、布散与环流，以进行体内代谢的过程；津液的排泄，是指将代谢后的津液，通过尿、汗、水气等途径，排出体外的过程。

津液的输布与排泄，主要可产生湿浊困阻、痰饮凝聚及水液储留等病理改变。

### 3. 津液与气血的关系失调

这主要表现为水停气阻、气随津脱、津枯血燥、津亏血瘀及血瘀水停等方面。

（1）水停气阻

水停气阻是指津液代谢障碍、水湿痰饮储留，导致气机阻滞的病理状态。多由痰饮水湿病变发展，影响气机通利所致。

（2）气随津脱

气随津脱是指津液大量丢失，气失其依附而随津液外泄，以致暴脱亡失的病理状态。其多由高热伤津脱液，或大汗伤津脱液，或严重吐泻耗伤津液所致。

（3）津枯血燥

津枯血燥是指津液亏乏枯竭，导致血燥而虚热内生或血燥生风的病理状态。其多因高热伤津，或烧伤而致津液损耗；或阴虚劳热、津液暗耗等所致。

（4）津亏血瘀

津亏血瘀是指津液耗损，导致血行滞涩不畅的病理状态。其多由高热、烧伤，或大汗出，或吐泻等，大量耗伤津液，致使血容量减少，血液循行阻滞不畅，从而导致血瘀等所致。

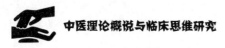

（5）血瘀水停

血瘀水停是指血脉瘀滞导致津液输布障碍，而致水液停聚的病理状态。其多因血瘀而津液环流不利，或血瘀而致气滞，气滞则津停为水等所致。

## 二、内生五邪

### （一）内生五邪的概念

内生五邪又称内生五气，指在疾病过程中，由于脏腑阴阳失调和气血津液等生理功能异常，而产生的内风、内寒、内湿、内燥、内火的病机变化。因病起于内，又与风、寒、湿、燥、火外邪所致病证的临床征象类似，故分别称为内风、内寒、内湿、内燥和内火，统称内生五邪。

### （二）内生五邪与外感六淫的区别

1. 范畴不同

内生五邪是由脏腑及精气血津液功能失常而产生的病机变化，属内伤病的病机范畴；外感六淫由自然界的气候变化失常而产生，属外感病的病因范畴。

2. 病证有异

内生五邪病机所反映的病证，多为里证、虚证或虚实夹杂证，病证归类具有脏腑病机规律，如内风与肝关系密切，内寒与脾肾关系密切，内湿与脾关系密切，内燥与肺胃大肠关系密切，内火则五脏皆可见。外感六淫邪气所致的病证，多为表证、实证。

### （三）内生五邪的常见病机

常见病机包括风气内动（内风）、寒从中生（内寒）、湿浊内生（内湿）、津伤化燥（内燥）、火热内生（内火）。

1. 风气内动

风气内动，即内风，与外风相对而言，指脏腑阴阳气血失调，体内阳气亢逆而致风动之征的病机变化。与肝的关系密切，又称肝风内动或肝风。常见病机包括肝阳化风、热极生风、阴虚风动、血虚生风、血燥生风。

（1）内风与外风的区别

内风是脏腑阴阳气血失调，体内阳气亢逆而致风动之征的病机变化，与肝的关系密切，为里证，临床以眩晕、头或肢体动摇、抽搐、震颤为特征表现；外风是感受风邪而导致的外感表证，常见发热、恶风、汗出、脉浮等。

（2）内风与外风的联系

外风感受风邪，风邪侵犯人体，可引发内风；内风之体，易感风邪而致病。

2. 寒从中生

（1）概念

寒从中生，又称内寒，与外寒相对而言，是指机体阳气虚衰，温煦气化功能减退，虚寒内生，或阴寒之气弥漫的病机变化。

（2）形成原因

先天禀赋不足，阳气素虚；久病伤阳；外感寒邪；过食生冷，损伤阳气。

（3）常见脏病机

内寒病机主要包括阳虚温煦失常、气化失司两个方面。病机主要与脾肾阳虚有关，其中肾阳虚最关键。

1）阳虚温煦失常

面色白，畏寒喜热，形寒肢冷，手足不温，舌淡胖、苔白滑润，脉沉迟；阳气虚，血脉失温煦，血脉收引，血流迟缓，形成瘀血，可见疼痛剧烈、痛处固定、遇寒加重等症。

2）气化失司

尿频清长，涕唾痰涎稀薄清冷，或泄泻，或水肿等。

（4）内寒与外寒的关系

1）区别

内寒是虚而有寒，以虚为主，而兼寒象；外寒是以寒为主，亦可因寒邪伤阳而兼虚象。

2）联系

寒邪侵犯人体，必然会损伤机体阳气，而致阳虚；阳气素虚之体，易感寒邪而致病。

3. 湿浊内生

（1）概念

湿浊内生，又称内湿，与外湿相对而言，是由于脾气的运化水液功能障碍而引起湿浊蓄积停滞的病机变化。内生之湿多因脾虚，故又称脾虚生湿。

（2）形成原因

过食肥甘，恣食生冷，内伤脾胃，致使脾失健运，湿浊停滞；或喜静少动，素体肥胖，致气机不利，津液输布障碍，聚而成湿。

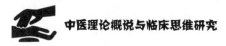

（3）常见脏病机

脾的运化失职是湿浊内生的关键；肾阳虚衰也可影响脾的运化导致湿浊内生。

（4）临床表现

湿邪留滞经脉多见头重如裹，肢体屈伸不利等；湿犯上焦多见胸闷咳嗽等；湿阻中焦多见脘腹胀满、食欲不振、口腻或口甜、舌苔厚腻等；湿滞下焦多见腹胀便溏、小便不利等；水湿泛溢于皮肤肌腠多见水肿等。

（5）内湿与外湿的关系

1）区别

内湿以虚为主，亦可因阳虚失于温化而兼实象；外湿以实为主，亦可因湿邪伤气阳而兼虚象。

2）联系

湿邪外袭每易伤脾，脾失健运又滋生内湿；脾虚湿盛之体，易外感湿邪而发病。

4. 津伤化燥

（1）概念

津伤化燥，又称内燥，与外燥相对而言，指体内津液耗伤而干燥少津的病机变化。

（2）形成原因

久病伤津耗液，或大汗、大吐、大下；或亡血失精导致津液亏少；或热病过程中的热盛伤津等。

（3）常见脏病机

以肺、胃及大肠为多见。

（4）临床表现

津液枯涸，阴虚内燥之证，如肌肤干燥不泽、起皮脱屑，甚则皲裂，口燥咽干唇焦、舌上无津，鼻干，目涩少泪，大便燥结、小便短少等，以肺燥为主，还兼见干咳无痰，甚则咯血等；以胃燥为主，还兼见食少、舌光红无苔等；以肠燥为主，还兼见便秘等。

（5）内燥与外燥的关系

1）区别

内燥由于脏腑组织功能失常，津液亏少所致，以肺、胃、大肠多见，以虚为主；外燥伤人多在秋季，多易伤肺，以实为主。

2）联系

内燥、外燥都以津液不足、脏腑组织失于滋润为特征。

5.火热内生

（1）概念

火热内生，又称内火或内热，与外火相对而言，指脏腑阴阳失调，而致火热内扰的病机变化。

（2）形成原因

阳盛有余，或阴虚阳亢，或由于五志化火，或由于气血壅滞、病邪郁结，郁而化火所致。

（3）火与热的关系

火与热同类，均属于阳，病机与临床表现基本一致，唯在程度上有所差别，故有"火为热之极，热为火之渐"之说。

（4）常见病机

常见病机有虚实之分：阳盛化火、邪郁化火、五志化火多属实火；阴虚火旺属虚火。

1）阳盛化火

病理性的阳气亢盛称为"壮火"，又称"气有余便是火"。阳邪亢盛，功能亢奋，可见烦躁、大汗、舌红、脉数等热象；阳胜则阴病，物质消耗增加，致伤阴耗津，兼见口渴、尿少、便秘等症。

2）邪郁化火

邪郁化火包括两方面：一是外感六淫病邪郁滞而从阳化热化火；二是病理产物郁积（痰浊、瘀血）和食积、虫积等，郁而化火。

3）五志化火

五志化火又称为五志之火，多指由于情志刺激，影响脏腑精气阴阳的协调平衡，导致气机郁结或亢逆，气郁日久则可化热，气逆自可化火。

4）阴虚火旺

阴虚火旺又称阴虚之火，属虚火。其多由阴液大伤、阴虚阳亢、阳亢化热化火、虚热虚火内生所致。

（5）内火与外火的关系

1）区别

内火的病机特点是脏腑功能失常，阳气郁滞，致实火与虚火，病位在里在脏腑；外火的病机特点是外感火热病邪袭表，病位在表在肺卫，伴有表证。

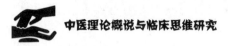

2）联系

外火可入里引发内火，内火日久损伤肺卫，易致外感火热之邪。

# 三、疾病传变

传变，是指疾病在机体脏腑经络等组织中的传移和变化。伤寒的六经传变，即由太阳，而阳明，而少阳，而太阴，而少阴，而厥阴地进行传变；温病的传变，则由卫分，而气分，而营分，而血分；或由上焦，而中焦，而下焦地进行传变。

疾病的传变，可概括为病位传变、寒热传变与虚实传变三个方面。

## （一）病位传变

病位传变指在病变的发展变化中，病变部位发生相对转移的病理过程。

### 1. 经脉传变

经脉传变指疾病的病位在经脉或经脉之间的相对转移。

①阴阳经脉传变：病变由阳经传入阴经，或由阴经传出阳经，即阴阳经脉传变。

②表里经脉传变：人体的脏腑经脉表里相合，在生理上彼此相互联系，在病理上相互影响。这种发生在表里相合经脉之间的病位转移，即表里经脉传变。

③手足经脉传变：病位在手经与足经之间发生转移。

### 2. 三焦与卫气营血传变

①三焦传变：指病变部位遵循上、中、下三焦通路而发生的传移变化。

三焦是人体上下部位联合的通路，亦是病邪传注、病位转移的途径。三焦传变的方式有向上传、向下传，它们主要与感受邪气的性质密切相关。顺传、逆传主要是因病邪性质有别和受病机体抵抗力强弱不同所致的。

②卫气营血传变：指在急性温热病程中，病变部位的变化出入发生于卫、气、营、血四个阶段之中的病理过程。

### 3. 脏腑传变

脏腑传变主要有形体脏腑表里相传和脏腑之间互传两类形式。

①脏与脏传变：指病位传变发生于五脏之间，是最常见的病位传变形式。

②脏与腑传变：指病位传变发生于脏与腑之间，或脏病及腑，或腑病及脏。具体形式按脏腑之间表里关系而传。

③腑与腑传变：指病变部位在六腑之间发生传移变化。

## （二）寒热传变

### 1. 由寒化热

由寒化热是指疾病或病证的性质本来属寒，继而又转变成热的病理过程。

### 2. 由热化寒

由热化寒是指疾病或病证的性质本来属热，继而又转变成寒的病理过程。

所谓"从化"，又称从类化，是指病邪侵入机体，能随人的体质差异、邪气侵犯部位，以及时间变化和治疗情况等而发生性质的改变，形成与原来病邪性质相反而与机体素质一致的病理变化。

## （三）虚实传变

### 1. 由实转虚

由实转虚指疾病或病证以邪气盛为矛盾主要方面的实性病理变化，继而转化为以正气虚损为矛盾主要方面的虚性病变的过程。

### 2. 因虚致实

因虚致实指疾病或病证本来是以正气亏损为矛盾主要方面的虚性病理变化，但由于脏腑机能减退或衰弱，以致全身气血津液不足或功能障碍，气化无力，从而使水饮、痰浊、瘀血等实邪留滞于体内的病理过程。

# 第五章　中医临床思维的发展

临床思维是指医生在临床诊疗时的思维活动。在内容和形式上，临床思维都触及医学理论深处，但它又不属于医学理论范畴。因此，在现代医学教育中，无论是西医还是中医，临床思维类的课程都未被纳入主体课程体系，而归于选修课之列。准确地说，临床思维在本质上是医学临床认知方法，而其逻辑基础是医学理论，所涉内容是医疗问题。也就是说，临床思维介于理论与实践之间，对医学理论与临床实践中的基本问题、主要矛盾和认识思路进行归纳与抽象，进而提炼出思维规则与认知技巧。在这个意义上，我们可以把临床思维看作连接理论与实践的纽带，这对医学理论的临床应用具有指导作用。对临床医生来说，如果说医学理论负载的是专业知识，那么临床思维则是知识应用的杠杆，是把死的知识变活的渠道。

## 第一节　中医临床思维概说

### 一、中医临床思维的本质与定义

随着科学技术日新月异的发展，如今人们对外部世界比以往任何时候都有更为深刻和全面的认识，同时对人类自身的进步和发展起决定作用的人类思维活动的认识也越来越深入和全面，对思维活动及其本质的探索与研究已成为当今科学研究的一大热点。人类思维活动是指大脑对事物进行分析、推理、判断等的认识活动，其本质是人类大脑借助符号系统对客观世界的反应，只有达到了一定的认知水平，才能具有相应的操作符号系统的能力，才能具有解决相应水平问题的能力。换句话说，具体的思维活动的表现形式反映了一定的认知水平，相应认知水平下的操作能力是思维的不可或缺的组成部分。在特定的认知水平下，操作能力的强弱决定了对具体事物认知的过程与结果。这样一来，从认知水平这一思维的根本标准出发，我们就可以对思维进行比较明确的分类，即分为形象思维、抽象思维和辩证思维等。

　　传统的逻辑思维其实只作为抽象思维的一个重要组成部分。只有达到了一定的认知水平，才能提出相应的治疗方法，才能具有解决相应水平问题的能力。但需要指出的是，对中医学基本原理的掌握是中医临床思维的前提，诊断和治疗都需要借助中医学基本原理才能进行。从内容和过程的角度来看，中医临床思维的过程涉及一系列临床资料的采集、分析、加工和处理。这样，我们认为中医临床思维概念的基本内涵是中医认知疾病水平的反映，是认知疾病水平与治病能力的统一。在此基础上我们可以初步得出中医临床思维的基本定义：中医临床实践者借助中医学基本原理，在系统掌握理论技能的基础上，在医疗实践过程中形成的特有的思维过程，是不同认知疾病水平的反映，是诊断水平与治疗能力的统一体现。

　　中医认识和治疗疾病最根本的方法是辨证论治，又称辨证施治，包括辨证（诊断）和论治（治疗）两个方面。以辨证论治为核心的中医临床实践强调"因人制宜""因时制宜""因地制宜"等诊疗原则。从人类大脑活动的过程来看，中医临床思维主要就是一个不断获取和分析临床信息，做出相应诊断和治疗的过程。具体来说，中医临床思维是一个通过望、闻、问、切的"四诊"手段，采集患者症状、体征等临床资料，运用中医学知识进行分析、归纳和综合，归纳为某种性质的"证"，即辨证的思维过程；然后再根据辨证的结果，确定相应的治疗方法，即论治的思维过程。说得简单一点，中医临床思维其实就是中医师分析病证并做出诊断和治疗的思维过程。

　　辨证论治是中医学认识疾病和治疗疾病的基本原则，也是中医开展临床医疗实践的最基本的思维要求。中医也注重对病的认识，中医辨证的过程中也包含了辨病的内容，但中医在辨病方面与西医不同，西医辨病到一小类，往往可有针对性比较强的治法；中医所谓的病，属于类概念，不同于西医的病，不能据以施治，中医还必须进一步深入了解、细化，辨出具体的"证"。因为中医诊断的最终目的是辨出"证"，所以应该指出，中医必须辨出"证"，才能施治。中医诊断主要以脉证为依据。通过对脉证的分析、辨别，最后得出"证"的诊断。"证"是中医制法立方的依据。反之，中医在明确了病后，若辨不出"证"来，还是无法施治的。所以，中医在治疗疾病的时候，经常会提到同病异治和异病同治的方法。所谓的同病异治，就是指虽然不同的病人患有同一疾病，但是由于"证"的不同，在治疗上要采取不同的方法。同样的道理，虽然许多病人患有不同的疾病，但由于辨证的结果是同一"证"，在治疗上就要采取相同的方法，这就叫异病同治。

　　总而言之，中医的辨证论治与西医的辨病论治的区别，不在"辨"上，也

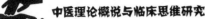

不在"论"上。中西医诊断的根本不同在于最后辨出的对象不同，施治的主要目标不同。由于历史原因，中医不能从生物学的角度去区分众多的感染性疾病，但是，通过对症状、体征和脉象等的分析，中医总能很快做出"证"的诊断，并以此为依据，立即可以采取治疗，而且中医辨证论治的过程是一个逻辑性很强的过程，所以辨证论治是按照中医理论，依靠望、闻、问、切所得的信息，做出诊断并定出治则、方药的思维过程。所以中医临床思维的核心或目的就是辨出"证"，"证"才是中医具体施治的对象。

## 二、中医临床思维的个性化特征

随着生物科学技术的迅猛发展，科学家对基因的研究不断深入，以基因为基础的临床治疗学科，即药物基因组学应运而生，它能精确地分析个体基因的差异，在预测个体的药物反应中能起到重要作用。通过基因差异的检测手段能预测患者将对某一特定的药物产生怎样的反应。利用这些基因检测方法的目的在于能够优选出治疗疾病的最佳方法，确定个体化的治疗方案，选择最有效的药物。客观公正地讲，只有遵循基因检测手段，同时将自己丰富的临床经验与具体的基因检测以及患者的选择意愿相融合，根据病人的文化信仰、经济条件及所患疾病的发展演变趋势，预后病人的身体机能状态，以及患者的体质特点，提出个性化的量身定做的诊治方案的专家才是最值得信赖的专家。

古老的中医学在诊治疾病时要根据不同个体的综合表现而采取合适的治疗方案，这种以个体化特征为诊治原则的思路与近年来现代医学所强调的个体化治疗的思想不谋而合，有着十分丰富的科学内涵和实践意义。每一个人都在宇宙中占有自己的时间和空间的位置，每一个人的生、长、壮、老、病、死的生命过程，除了受自身的先天、后天的各种因素影响以外，无不受时空因素的制约。因此，每一个人的性别、年龄、性格、气质、情感、心理活动等都不同于其他人。由于这种不同的特点在机体发生疾病的情况下，会影响疾病的发生、发展、变化以及预后，因此在中医学看来，没有任何两种病证是完全相同的，没有任何一个病证不是因人而异或因时、因地而变的。这就是中医辨证论治的立论根据。所以，在中医临床中对每一个病人的诊断与治疗，都不是简单的重复过程，而是对一个个崭新对象的初次辨识和探索。因此，正确的辨证论治，是一个创造性的思维过程。然而，创造性的思维过程，要求见微知著，即从一个看似不相关的症状、脉象、舌象及体征迹象，以思维跳跃的方式，在瞬间依据某些临床表现直接从整体上把握病证的本质。在这个过程中，医生的创造性思维表现为理性的和非理性的，亦即逻辑性的和非逻辑性的。而非逻辑性的直觉思维和形象思维，在特定情况下尤其具有重要的意义。

## （一）学术背景和临床经验的个体化

《黄帝内经》《伤寒论》《神农本草经》等著作是中医学中重要的学术典籍。然而，由于古典医籍语言古奥、版本不一，且词句易产生歧义，再加上中医界授业、继承和传播的主要途径是父业子承、师徒传授，虽然一些优秀的医生名噪一时，影响很大，甚至成为一代名医，但真正随师学业并得其学术精华者却寥寥无几，结果是大多数古代名医后继乏人。从实践的角度来看，中医临证推理需要很高的悟性，讲究顿悟、感性，许多东西只可意会不可言传，即所谓"书不尽言，言不尽意"。这样，虽在很大程度上反映了医家学术特色的个体化特点，但也反映出中医学标准化与规范化面临的困难。中医治病，重在处方用药，每位医生所开的方剂主要取决于其学术背景、学术思想、专业特点、个人经验等因素。所以，面对同一病人，中医会诊时，不同的医生往往会有不同的处方，几位中医师同时开出相同的方剂的可能性很小。特别是面对不同的患者，即便是针对同一疾病，也是处方各样，不同的医生有不同的选方用药方法。单从理论上来讲，其中应当有一种最佳的客观方法，但临床多难以确定最佳选择，医生只能根据自己的经验做出自己的判断，给予患者最佳的治疗。

## （二）行医行为方式的个体化

古时候中医师大多是个体行医者，他们或走街串巷，或设堂行医，所以中医师又有"郎中"和"走方医"的称呼。这种行医的行为方式在一定程度上阻碍了中医的传播、交流和进步。一些医生虽然对所治疗的疾病有所长，但往往不分内、外、妇、儿各科，遇到什么疾病就治什么疾病；古代医疗机构虽有分科，但各科之间也只是粗略分工，并无明显界限，彼此之间亦缺乏有机协作。如《史记·扁鹊仓公列传》载："扁鹊名闻天下。过邯郸，闻贵妇人，即为带下医；过雒阳，闻周人爱老人，即为耳目痹医；来入咸阳，闻秦人爱小儿，即为小儿医：随俗为变。"直到现代仍有许多名老中医可称为全科高手。这种现象一方面体现了中医学辨证论治和整体观念的学术特点，另一方面也反映出中医学科分化程度较低、学术发展缓慢的现象。中医在临床实践中呈现出强烈的个体化特征，也是由中医的学术特点和思维方式决定的。医者的学术特点、临床经验的个体化和就诊方案的个体化等，就是中医的特点与优势。

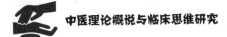

### （三）诊治患者的个体化

诊治患者的个体化就是在开展个性化的诊疗时要以患者为中心，做到"因人制宜"，这是中医诊治疾病的重要原则之一。中医在治疗疾病时，要求根据病人的年龄、性别、体质、生活习惯等来考虑治疗用药，这种方法被称为"因人制宜"。其核心是根据患者的体质状况开展治疗。

关于体质的研究，西方医学最早可追溯到希波克拉底时代。希波克拉底在古希腊医生和哲学家恩培多克勒"四根说"的基础上，提出了"四体液说"，还提到了年龄、性别等因素对体质形成的影响，指出不同体质的人，应采用不同的摄生方法。西方体质研究者多注重于从人的某一方面特征入手来研究个体的差异性，且多从个体的行为表现、心理活动特征入手，缺乏从整体生命活动中去把握个体的差异性，基本上局限于心理学的范畴，也没有形成一个完整的理论体系，尚不能直接用于指导临床实践。

从我国古代文献记载来看，中医对体质现象的论述，最早可追溯到《黄帝内经》。《素问·五常政大论》中指出："能毒者以厚药，不胜毒者以薄药。"意思是体质不同，治疗用药当有所不同，强调"因人制宜"，并总结出同病异治、异病同治等治疗方法。东汉张仲景所著《伤寒杂病论》的问世，标志着中医体质理论临床应用的初步开端。此后，历代医家丰富和发展了中医体质理论，并在临床实践中积累了大量的经验。

个体化现象是中医临床实践的重要特征，个体化治疗是中医诊治疾病的重要优势，中医体质学说的合理运用，对养生保健和疾病的诊疗预防等提供了良好的指导，丰富了中医"治未病"思维的实践。从中医体质学说出发指导疾病的诊疗和预防已是大势所趋。

## 三、中医临床思维的整体观念

在两千多年的临床实践中，传统中医逐渐形成了自己独具特色的思维方式。中医临床思维过程是极为复杂的，既有主体有意识的活动，也有主体潜意识活动的参与。特别是中医临床中常常成功地运用形象思维和灵感思维，它往往超出了逻辑推理所获得的认识。整体观念根植于我国的传统哲学思想，是中医学的重要特点之一。中医实践的个体化特征是由中医整体观念和辨证论治的学术思想所决定的，对中医实践的个体化特征进行研究，有利于进一步明确中医的比较优势，发现束缚中医发展的各种因素，从而促进中医学术的发展、提高医学水平。

### （一）"天人合一"的整体观

中医学整体观深深地根植于我国传统文化的土壤，而"天人合一"是我国传统文化的主要特征之一。所谓的"天人合一"就是自然界这个"天"和人的生命视作浑然一体的，"天道"与"人道"、"自然"与"人为"相通贯一。在医学研究中要以人为中心、以宇宙为背景，研究人与自然、人与社会、精神与肉体不可分离的关系。中医学在悠久的历史实践中，用包含着唯物论、辩证法思想的阴阳五行学说，把人体生命现象和疾病发生过程及与自然万物之间的关系均视为一个统一的整体。也就是指人与自然是一个有机的整体，其表现主要有两方面：一是人类生活在自然界，自然界中存在着人类赖以生存的阳光、空气、水源等必要的条件；二是自然界的各种变化也可直接或间接地影响人体的生理与病理的变化。

中医学认为这种统一的整体观还表现在人体本身是一个有机的整体，人体以五脏为中心，通过经络系统把六腑、五官、九窍等全身组织器官联系在一起，形成一个有机的整体，并通过精气血津液的运行化生变化，完成机体统一的生命过程。《灵枢·五癃津液别》中指出："五脏六腑，心为之主，耳为之听，目为之候，肺为之相，肝为之将，脾为之卫，肾为之主外。"这说明了人体各器官都是整体生命活动中不可分割的一部分，彼此之间相互协调、相互合作，共同完成生命的全过程。组成人体的各部分在生理上相互联系、相互协调，在病理上相互影响；局部的病变可以产生全身的病理反应，全身的病理变化又可反映于局部。在中医临床实践和临床研究过程中，整体观始终贯穿其中。脏腑互为表里，五官、九窍与脏腑相通，见肝之病、知肝传脾、当先实脾等思想，都是整体观的具体运用。

### （二）本原性的宏观论

受到古代人文环境的影响和科学技术发展水平的限制，古代中医学家注重从宏观整体而不是微观局部上去探讨和把握人体的生理病理变化规律。《易经》中有："形而上者，谓之道；形而下者，谓之器。"这里所谓的"形"是指具体的事物的生命的机体；所谓的"道"是指"形"所代表的具体事物的发生、发展、变化的运动规律；而所谓的"器"指的是具体的事物的组成结构，反映"形"存在的空间特征。所以"形而上者，谓之道"，就是采用综合、系统的研究方法，研究事物的发生、发展、变化的运动规律，这就是整体的宏观思维方式，这与用还原、分割的研究方法，以研究事物的组成结构为目的的微观思维方式是截然不同的。正是这种以形而上的宏观思维方式为主导的文化背景，促进了中医学的形成并使其走向成熟。中医学把人的生命活动过程看作一个整体，而这个整体是由生命基本物质来实现的。中医学认为，人的生命活动是元气运动变化的结果，元气是机体生命活动的基本物质。如《黄帝内经》中指出："人始生，先成精，精成而脑髓生，骨为干，脉为营，筋为刚，肉为墙，皮肤坚而毛发长……"把人的生命的产生理解为精气，也即元气分化生成的过程，认为先天的精气的嬗变是产生人的基本条件，随着精气的不断化生，才有人体的脑髓、骨骼、血管、经脉肌肉和肌腱等，最终化生出有生命的机体。这说明了对生命的把握要从原始宏观整体元气的发生与展开上开始，这就为生命整体的本原性提供了物质依据。

这种宏观性还体现在对机体生理功能与病理变化的认识过程上，如在诊断上提出了"司外揣内"的原则。这种宏观的研究方法使得中医学中包含了一些"黑箱"理论的研究原理。长期以来，人们在做中西医的对比时，常常把中医的宏观与西医的微观对立起来，造成很多人认为中医落后、不科学。当今，中医与西医都可利用一切先进科技所带来的技术手段，来获得所需的知识与信息，但因为人们对所获得的知识的认识、分析的思维方式不同，也就决定了中西医各自的发展方向不同。

### （三）动态的生命恒动观

所谓的恒动，就是指事物不停地运动、变化和发展的过程。中医学认为天地间一切物质，包括整个自然界，都处于永恒的运动变化之中。这是物质的存在形式及固有属性，也是自然界的根本规律。自然界的各种现象，包括生命活动、健康、疾病等都是物质运动的表现形式。因此，运动是绝对的、永恒的，要摒弃一成不变、静止、僵化的观点，这就是恒动观念。

生命在于运动，人体的生命现象在一刻不停地运动变化着，中医学把生命活动作为一个整体运动变化的过程来认识。在内外环境的相互影响下，人体的生理病理状况是不断地变化着的。例如，生命活动的生、长、壮、老、死过程，就是一个充分体现不断变化、发展的过程。又如，人体对饮食物的吸收、津液的输布代谢、气血的循环灌注、物质与功能的相互转化等，都是在机体内部以及机体与外界环境之间阴阳运动之中实现的，这就是生理上的恒动观。同样，机体的患病过程也是一个不断运动变化的过程。一切病理变化，都是阴阳失去平衡协调，出现偏盛偏衰的结果。所以在病因的作用下，机体疾病的发生、发展、转归，也处于不断发展变化之中。同时，疾病的发展多表现为一定的阶段性，如发病初期、中期和末期等，都有一定的变化规律和特点。这些病理变化，都是机体脏腑气化运动失常不断变化的结果，这就是病理上的恒动观。如温病发展过程中所表现出的卫气营血的传变规律以及证候的转化则是中医病理学对疾病不同阶段本质特征变化的规律的把握。

人体的健康在机体的动态平衡中得以维持。如果这种动态平衡遭到破坏，就会产生疾病。因此，医者只有不断地把握患者出现的新情况、新变化，细心分析、随时调整治法及方药，才不致贻误病情。

## 四、中医临床思维的基本原则

同其他事物的活动过程一样，中医临床思维也有自己应遵守的基本原则。虽然激发和影响中医临床思维的复杂因素增加了推理过程的动态变化，但是中医临床的实践者在开展中医医疗活动的过程中还必须使自己的思维符合中医临床推理过程的原则。

### （一）独立性原则

独立性原则是由中医临床实践的内在特点决定的。由于中医临床实践具有灵活性、新颖性、艺术性等特点，中医临床思维必然带有独立思维的特色，尤其是思维的主体不能因某种压力而违背事实或思维活动的规律，从而做出错误的诊断与治疗。这种压力通常来自金钱的诱惑、权威的批评、传统势力和常规思维的羁绊等。中医临床思维的独立性不仅表现在排除诸多外界因素干扰方面，还表现在思维主体自身的思维创新方面，包括如何解放思想、打破常规。也就是说，每个中医师在进行医疗活动时，一方面必须尊重事实，从临床客观情况出发，对所获得的临床资料进行客观的分析、推理和判断；另一方面在整个推理过程中，中医师还会受到自己头脑中已有的思想、观念的影响，这种影响往往会直接或间接地影响到推理的过程。

独立性原则是中医临床思维须遵循的重要原则，也是中医师发挥自身特色的一个重要保证。但是，独立不是脱离社会、人群的孤立，不是不吸取前人的经验、不开展学术交流、不了解外面世界的发展变化、不了解人们对健康的需求的故步自封的独立，更不是违背疾病的发展规律和治疗的基本原则的任意发挥、标新立异。

### （二）求异性原则

求异性原则是中医临床思维过程遵循的又一重要原则。它要求中医师或是实践者不能满足于常规和现状，不跟在他人后面亦步亦趋，必须具有求异、求

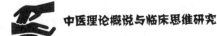

新的内在心理要求，并在追求的过程中发现创造性思维的火花，发现改变现有不合理或是错误的诊治方法或手段，寻找防治疾病的契机。这是一种在异中求新、在新中求变的原则。

作为一名中医师，在诊疗过程中要清醒地认识到疾病的发展是多样性的统一，离开了多样性，统一就成为一种毫无价值的重复；反之，离开了统一，多样性就会变得散乱，没有了中心。众多病人的每个人的临床表现变化多端，这就是病变的多样性；但在这种多样性中又有统一的一面，即它们都具有病变的共同特性。求异性原则就是对这种客观事实的反映。事物不仅是多样性的统一，也是在多样性中发展的。差别性和多样性推动事物的发展，这是求异性原则的又一客观根据。正因为这些原因，在中医临床实践活动中就不能只满足于现状，或满足于某一方面的长足发展，要在现状和单方面发展基础上寻求新的发展，寻求不同于现状的新的关系。这种新的关系对于现状来说，既是新又是异，而且变得更加多样，由此在医疗实践过程中获得创新机会。所以，求异原则在一定意义上，就是求新原则或求多样性原则。

### （三）跳跃性原则

跳跃性原则是中医临床思维遵循的第三个原则。它是指中医师在进行中医临床推理的活动过程中，要善于省略疾病发展过程中的次要步骤，抓住疾病的本质，或是善于超越思维的时间跨度，抓住不同时期疾病的相同之处，从而以最快的思维速度去揭示病情的发展规律。

中医临床思维跳跃性原则的客观依据是疾病发展的连续性和跳跃性。任何疾病都有产生、发展的过程，疾病与疾病之间又是因转化而生成的。另外，疾病的发展并非都是循序渐进的，有时以跳跃的方式进行，跳跃的两端尽管时间跨度大，但都会有一定的联系。疾病发展的连续性和跳跃性，要求中医临床思维遵循跳跃性原则。

正确运用跳跃性原则，不仅能提高中医临床思维功效和思维速度，更能够攻克思维堡垒，指导医疗实践取得创造性的成就。然而，如果对跳跃性原则运用不当，就会给实际工作带来负面效应。为避免此种情况的发生，要注意以下两点。

第一，要客观地应用加大思维跨度的方法。在考虑问题时，中医师既不要局限于疾病产生、发展的过程，也不要局限于就事论事。因为这种做法，表面上看是非常认真、细致的，而实际上却是接触的对象有限、联想区域狭窄，从而限制了思路，降低了思维的成功率。但是，中医师也不能主观、随意地加大思维跨度、拓宽接触面和联想区域，否则只会破坏中医临床思维的跳跃性原则。

第二，要以坚实的中医学知识为基础。在进行思维的跳跃时，应有一个条件，即中医师对有关的知识已经掌握得比较全面、透彻，对疾病发展趋势也有了较正确的预测。否则，只能是胡思乱想、东扯西拉。

### （四）实践性原则

中医临床思维的实践性原则就是指人们在进行中医临床推理的过程中必须参与实践。实践性原则是中医临床思维遵循的根本原则，它的贯彻、实行与否，直接关系到其他原则的贯彻与否，并且它统摄着其他原则。

实践是中医临床思维产生的基本条件，只有在实践中才能促进思维能力的进一步发展。如果没有实践的基础，中医临床推理就成了无本之木、无源之水，失去了产生和发展的动力；如果没有实践的基础，中医临床思维其他原则就会变形或是被误用，如独立性原则，就会变成"孤僻性"原则，求异性就会变成主观中的多样性，跳跃性就会变成臆想中的胡乱联系。所以，中医临床的每一项思维成果都是在实践的需要下产生的。医疗实践的不断发展给中医临床思维提供了越来越广阔的空间，也提出了越来越多的需要解决的思维难题。可以说，中医临床思维总是在实践给予它的机遇与挑战中发展的。

中医临床思维的成果要在实践中接受检验。中医临床思维是在已有知识和经验的基础上，运用逻辑抽象能力、想象能力及直觉顿悟能力而发生的。但由于认识的主客观条件的复杂性，人的认识难免发生偏差，而认识成果是否正确，思维活动本身并无法验证，只有实践才能检验。

## 五、影响中医临床思维的因素

中医临床思维能力不是虚无缥缈、让人无从把握的，而是真实地存在于中医临床医疗实践的每一个环节中，并以各种不同的形式表现出来。在中医的医疗实践中，临床思维活动是在一系列的主客观因素的综合作用下产生和发展的。影响中医临床思维的因素是多方面的，从源头和表现形式入手分析与了解这些因素对学习和研究中医有很大的意义，也有助于中医临床实践者更深刻地理解整个思维过程，从而更好地运用创造性思维。影响中医临床思维的因素概括起来有精神因素、医德因素以及知识和经验因素。这些因素伴随着中医临床实践的过程，不时地激发着中医临床思维能力的发展。

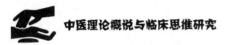

## （一）精神因素

精神因素主要包括中医临床实践者在行医过程中所表现出的意志、兴趣、热情、心境等精神状态及其变化。这些精神状态的变化都会直接影响中医临床思维活动的产生与发展过程。

### 1.意志

强大的意志不仅是患者战胜疾病、获得康复的一剂良药，而且是中医临床实践者在临床思维过程中的一个重要激发因素。它主要表现为一位医生在医疗实践中，为了达到治病救人的目标，自觉地调整自己的心态、节制自己的言行，充分运用自己的知识和智慧，同疾病作斗争。特别是在遭受重大打击或遇到严重困难和阻力时，人的精神处于高度紧张状态，中医临床实践者如果没有坚强的意志，则很难保证开展正常的中医医疗诊治，且中医临床思维活动将难以维持或者其活动进程会变得杂乱无序。因此，中医临床思维活动需要靠中医临床实践者的意志激发并维持。

### 2.兴趣

兴趣是做好中医临床医疗、激发中医临床思维的一个必不可少的因素。兴趣是一种无形的动力。医生一旦把救治病人作为一种强烈而高尚的兴趣，在开展医疗的过程中，面对大批病人和疑难杂症，就会为了研究疾病和探索治疗，而忘我地工作，甚至达到一种乐而忘返、如痴如醉乃至废寝忘食的状态。所有的工作的疲倦和劳苦、困难和阻力都会因兴趣而化解。兴趣为中医师开展中医临床实践提供了不断进取的主动性和持之以恒的顽强性。人的兴趣不是天生的，而是可以培养、可以改变的。中医师需要经常深入开展医疗活动，参加临床实践，在救死扶伤中形成强烈而高尚的兴趣。

兴趣同目标、意志之间具有相互促进的关系。目标培养造就人的兴趣，意志将兴趣保持在指向目标的方向上，并使兴趣持续稳定；兴趣又促成目标的选择与确立，高尚的兴趣还可以强化人的意志。三者相互结合，激发着创造性思维活动的进行。

### 3.热情

中国古代谚语云："三百六十行，行行出状元。"就是说不管做什么事，只要对自己的工作充满着热情，就会成就自己的事业。究其原因就在于热情是人的一种强而有力、稳定而深刻的情感。热情虽然没有兴趣这样广泛而持久，但比兴趣更加强烈而深刻；热情虽然没有激情那样强烈，但比激情更加稳定而持久。所以，一位有事业心、想做出一番成绩的人，首先要热爱自己的工作，对工作和与工作相关的人与事充满热情。中医临床医疗服务的好坏与医生是否热爱中医很有关系，只有对中医充满着热爱，用饱满的热情去面对医疗实践，面对病人患者的中医临床实践者，才能用饱满的热情开展中医临床思维。

4. 心境

人的心境是一种微弱而持久的，并能长期影响自己生活、学习和工作的情绪状态。人处在积极向上的良好心境下，会表现出心情舒畅、乐观豁达的状态，可以激励自己的进取精神，调动自己的积极性，从而提高学习和工作的效率。

对于一位从事医疗工作的中医师，其心境的好坏往往会直接影响中医临床思维的开展。处在良好的心境下，中医师的思维会变得更加活跃，更富有创新性，也会更加主动地与患者沟通，以获取更多的第一手临床资料，从而提供更好的治病处方和医疗方法。不良或是恶劣的心境，如闷闷不乐、郁郁寡欢、悲伤、愤怒等，往往会使人心灰意冷、意志消沉，压抑人的创造性，从而降低学习和工作的效率。这种恶劣的心境对一名中医师所起的负面作用也就可想而知了。

## （二）医德因素

医德是医疗行为中的道德规范。一位中医师是否遵守良好的道德规范，对中医临床思维的影响不可忽视。所以，自古以来中医教育都非常重视医德教育。唐代医学家孙思邈在《大医精诚》中全面地阐述了医生的职业规范，要求医生做到"精"求医术、"诚"待患者；要从"心""体""法"三方面严格要求自己。

所谓"心"是指作为中医师一要做到心静无欲，二要做到心仁博爱。孙思邈指出："凡大医治病，必当安神定志，无欲无求，先发大慈恻隐之心，誓愿普救含灵之苦。"

所谓"体"是指作为中医师一要保持良好的职业形象，二要遵守医生的职业行为。他说："夫大医之体，欲得澄神内视，望之俨然。宽裕汪汪，不皎不昧。省病诊疾，至意深心。详察形候，纤毫勿失。处判针药，无得参差……"

所谓"法"是指作为中医师要遵循职业行为规则，诊察疾病时要全身心地与病人融合为一个整体，从而获得正确的感知。同时特别强调了医生需有正确的自我评判能力，不可"偶然治差一病，则昂头戴面，而有自许之貌，谓天下无双"。

## （三）知识和经验因素

一位中医师的知识和经验是他开展中医临床思维活动的基础和根本保障，

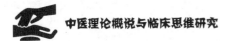

但是，这些知识和经验在一定的情况下也可以限制创造性思维的产生。

渊博的知识和丰富的临床经验能够促进中医临床思维活动的开展。中医师要进行中医临床思维活动，必须具备一定的相关中医学知识和临床经验。随着知识和经验的不断丰富，中医临床思维活动能力也会不断提高。知识和经验越丰富，就越能敏锐地观察问题、发现问题。中医临床思维活动就是为了提升与超越以往的经验和知识。

知识的获得既可以借助书本，又可以通过实践。而经验的获得必须通过实践。中医学是一门实践性很强的学科，只有置身于实践并保持思维的开放，才能够捕捉到众多的临床信息和资料，发现常常被人忽略的一些问题，并把握稍纵即逝的临床诊断和治疗机遇。例如，在采集初诊病人的病史的时候，中医师需要具有良好的沟通能力和口头表达能力，同时还要结合所学知识，依赖自己的视觉、听觉、嗅觉、触觉等本体感觉，对患者各种正常与异常表现体征进行分析，并将之转化成可以进行辨别的信息，从而获得临床资料。例如，仅具备望诊的书面知识是不可能获取临床资料的，还需要有实际望诊的能力，即能鉴别神、色、形、态的不同表现，才可用作临床诊断，也才能算作临床资料。长期积累的经验告诉我们，要把中医"四诊"的知识转换成实际的诊察能力，只有通过反复临床、不断实践才能实现。所以，学习中医诊断只能在临床实践中细心体会、琢磨，只有通过持之以恒的大量实践，锻炼出洞察细微差别的能力，才会获得独到的观察能力，从而获得准确的临床资料。

一个没有知识和经验的人，在他眼中一切事物都是新奇的，也是毫无区别的。同样的道理，如果缺乏相关的中医学知识和临床经验，中医临床思维活动就会变成幻想或臆想，没有一点实际价值。

知识和经验能开阔人们的视野，拓宽人们的思路，帮助人们找到解决问题的办法。我们知道辨证包含辨清病因、病位、病势等方面的内容。辨病因，医生要知道哪些临床表现与哪一种病因相关。辨病位，医生要通过临床表现推测脏、腑、经络哪一处发生疾病。辨病势，医生必须具有各科临床病学知识。只有具备了各种疾病临床表现的知识，才可在临证时考虑它可能是什么疾病，需要排除哪些疾病，从而做出最后诊断。著名中医师秦伯未对辨证过程的表述，生动地说明了这一问题。他说："在听取病人的主述，了解了一般病情之后，首先要抓住主症进行询问。问的时候心中要有打算，就是为什么要这样问？这样问的目的是什么？然后把得到的材料进行全面研究，得出初步印象，当然这不是肯定的。其次将病人所述和要了解的兼证包括脉、舌、气、色等进行辨别，兼症应与主症同样细致地询问，得出一个初步印象。然后再把两方面的初步印象结合起来，做出总的诊断。这两方面的初步印象可能有些是统一的，有些是不统一的，但哪些是主、哪些是次，可以清楚地看到。"

从以上论述可以看出，知识和经验在中医临床思维中起着重要的作用，而要成为一位名医必须做到"读经典、跟名师、做临床"。为此，我们必须尊重知识、尊重经验，不断地学习知识、积累经验，从而为开展中医临床思维打下坚实的基础。

# 第二节　中医临床思维发展历程

中医临床思维活动作为人类思维发展的一个组成部分，是中华民族在长期的医疗实践过程中萌芽、形成和发展的，它经历了从简单到复杂，从不成熟到比较成熟的发展过程，并在维系中华民族的健康、繁衍过程中，表现出特有的发展。

中医临床思维的发展，是伴随着中国传统医学的发展而发展的。依据思维的产物——中医理论与临床辨证论治体系的形成和发展，中医临床思维的发展大致可划分为以下几个阶段。

## 一、萌芽阶段

从原始医疗活动到巫医阶段，是中医临床思维的萌芽阶段。这一时期是中华民族同疾病作斗争的最原始时期。考古发现，我国最早的原始人类——元谋人就已经学会了制作简陋粗糙的石制工具。到了公元前60多万年，北京猿人已发现并学会了使用火，这为人类同自然界、疾病作斗争增添了有力的武器，引起了人类生活的极大变革。

在经历漫长的原始群生活过程中，人们逐渐发现，有的食物香甜可口，有的却苦涩难咽，有的甚至会引起呕吐、腹泻、昏迷或死亡。通过无数次的反复尝试，人们逐渐认识并掌握了一些植物的性能，并开始有意识地用它们来解除某些疾病，如服用能引起腹泻的药物来治疗便秘，服用能引起便秘的药物来治疗腹泻，等等。在实践过程中，人们初步积累了一些有关植物与动物的药用知识，逐渐丰富和发展了用药的知识。而火的发现，使得人们发现局部取暖可以消除某些疾病，如寒湿引起的腹痛、关节痛等，于是便有了原始的热熨以及其后的灸法。在制作工具的过程中，人们发现，某些工具可供医疗之用，并积累了运用工具治病的经验，从此医疗工具便有了砭石、骨针、竹针的发展历程。历史

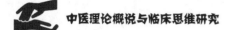

上"伏羲制九针""神农尝百草""黄帝教民治百病"的传说，大致都属于这个时期。这些就是中医临床思维的萌芽，充分反映了古代人们的智慧，反映了古代临床思维在治疗疾病和治疗手段研制方面的应用。其特点在于临床思维活动不能脱离治疗疾病本身，但能感知与疾病和治病有关的个别现象。

## 二、形成阶段

从西周到秦汉之际，是中医理论体系形成的阶段，也是中医临床思维模式形成的阶段。在这一时期，中医思维吸收了当时中国古代哲学思维中合理的成分，并从混沌的自然哲学思维中分离出来，形成在中医临床实践中的独立思维体系。这为中医学从一个经验医学发展到一个具有一定理论体系的医学奠定了扎实的基础。这一时期的临床思维，较之原始的医疗思维更为成熟。首先，临床实践的感知活动，比较复杂化和立体化，能够感知与疾病和治病有关的多维信息，并能利用不同感官所获得的不同信息，组合成比较完整的表象，为中医临床思维提供丰富的感性材料。其次，中医临床思维形成了独立的思维模式，能够独立地完成对医研对象的认识和对问题的解决。再次，萌发了许多与总体思维模式相适应的思维方法，如在形象思维的主导下，有形象比较、倒果求因、类推、分析与综合等思维方法。最后，与同时代其他学科的思维模式，建立了同构系统的联系。

## 三、全盛时期

从《伤寒论》成书到清代温病理论的形成，是中医临床思维发展的全盛时期。在这一时期，中医临床思维模式的发展更加完善。一方面把解决威胁人们健康的疾病作为临床思维的中心任务，形成了具有实践体系的中医临床学，实现了从理论到实践的飞跃，另一方面在丰富的临床经验基础上，历代医家对医研对象的认识不断深化，促进了中医理论的发展和完善，实现了从实践到理论的升华。该时期，中医临床思维的特点为：能够解决不同历史时期社会给医学提出的各种问题，为中华民族的健康、繁衍，为当时社会生产力的发展，提供医学保障；同时，在临床实践中，表现出极大的思维活力，促进了中医理论的完善和发展。

## 四、完善阶段

从温病理论确立到目前，是中医临床思维发展的充实、完善阶段。这一时期，由于西洋医学的传入，人们面对着两种不同思维模式的医学体系，这也给中医临床思维体系带来了极大的挑战与机遇。一方面，中医临床继续传承前哲的思维模式，来解决新时期所面临的疾病；另一方面，积极吸收兼具现代科学（包括西医学）的思维模式，丰富和充实中医临床思维的不足。中华人民共和国成立以来，党与政府对中医学的重视，以及现代科学技术的迅猛发展，使得中医临床思维的发展正面临着突破。完善阶段中医临床思维的特点是：在传承前哲的临床思维模式的基础上，吸收现代科学思维的特长，用于解决新时期所面临的健康问题，并在解决现代临床疾病的实践中，建立新的中医临床思维模式。

# 第三节 中医临床思维的发展趋势

跨入 21 世纪，一个高科技、快节奏变化的时代展现在人类面前。随着基础医学已从微观与宏观双向深入发展，生物学研究从分子水平到了量子水平，并用分子水平的确定成果阐明了人体结构与功能；预防医学将在分子生物学和生物技术的引导下，研制出多种高效安全的疫苗和新的预防药物，从而进行主体化和多方位的社会预防；临床医学将充分应用高科技成果，发展和更新各种检测、诊断手段和治疗设备。这些科技进步给当今医学的发展不断注入新的生机，使得医学向整体化、综合化、多元化方向发展。

整个医学呈现出如下特点。①医学模式转变。医学模式已从单纯医学模式到生物－医学模式转变到今天的社会－心理－生物－医学模式。因此，医学科研及医疗卫生服务必须从生物学单方位研究及治疗转变到心理、社会、生物学全方位的研究及治疗，重视社会、心理、生物因素对健康和疾病的综合作用与影响。20 世纪 80 年代以来，现代医学临床医疗模式也发生了改变，由以经验为基础转变为以证据为基础。以经验为基础的医疗模式，是以医生的临床经验为主要依据的，观察的终点指标为"不满意终点"，而不是"满意终点"。证据医学的临床医疗模式是现代临床医学史上的新的里程碑。②疾病谱、死亡谱的转变。从以单纯生物病原因素明显的急性传染病过渡到社会、心理等多因素作用或影响明显的慢性疾病。癌症、心血管疾病等多因素多阶段发病的慢性病已成为当前最主要的疾病和死亡原因，且由于人口老龄化，退行性疾病如糖尿病、老年痴呆、骨质疏松、帕金森病等已成为未来重点研究及防治的疾病。③健康概念的扩展。1948 年，世界卫生组织（WHO）成立伊始，就对健康下了一个比较全面的定义："健康不仅是没有疾病或虚弱，而且是身体、心理和社会上的完满状态。"这是医学模式转变为现代的社会心理－生物医学模式的重要标志。④卫生需求的转变。人们的生活水平有个衡量指标,称为恩格尔系数,即食品消费支出占生活费总支出的比重。60%以上为贫困,50%～60%为温饱,40%～50%为小康,40%以上为富裕。随着经济的发展,物质、文化生活的改善,人们从温饱时期向小康时期、中富时期过渡,对卫生需求不断增长、拓展,不但有医有药,还有经常性的保健要求,也有这种经常性保健的条件。此时更重视的是生活行为方式的保健。⑤人口结构的变化。这主要反映在两大方面:人口数量与老龄化。一方面人口数量过快增长给社会经济发展造成一定的困难;另一方面老龄化使得衰老机制的研究及老年医疗服务成为21世纪医学科学的重点。⑥环境意识的加强。人类已经充分认识到环境恶化,不仅会破坏我们的生活质量,而且将直接威胁我们的生命。⑦综合化趋势。现代医学正不断地吸收数、理、化、天、地、生的科技成就作为发展自身的原动力。由于现代学科的交叉渗透,医学领域中各门类学科层出不穷。例如,两相邻学科的交叉渗透所产生的边缘学科,如生物学与化学综合为"生物化学";利用多学科的方法研究某一学科所产生的综合学科,如环境医学、药物流行病学、分子免疫学、分子药理学等;自然科学与社会科学交叉渗透成的横断综合学科,如医学信息学等。在医疗卫生服务中,十分强调综合性。⑧国际化趋势。许多全球性或地区性卫生与健康问题,诸如全球流行的艾滋病等传染病,全人类共同的癌症和心脑血管疾病等慢性病,危害全人类健康及安全的温室效应、臭氧空洞等,以及许多国家面临的生态破坏、环境污染等问题,只有靠全人类共同努力才能解决。

面对21世纪现代医学的发展趋势,中医学作为医疗体系的一个重要组成部分,也将随着整个医学的发展而发展,中医临床思维方式也将在发展中变革与创新。为此,中医临床思维在新的历史时期,也将面临发展与创新的问题,那么,这种发展与创新的趋势是什么呢?

## 一、树立网络型思维方式

社会的不断发展要求人们必须充分发挥自己所拥有的直觉、想象和评价能力,进行知识的综合和创新。社会的发展、科学的进步使得现代医疗和医疗研究呈现出网络型,网络好像蜘蛛网遍布于医疗领域的每一个角落。在这种综合性、网络型的医疗和医学研究形态中,医研人员必须破除单向式的医疗思维方式,树立网络型的临床思维方式。即从整体出发,全方位、多视角、多层次地去看待每一个医研对象。这种临床思维方式有如下特点。第一，整体性。我们在分析某一医疗对象或研究对象时，要从整体出发去考察每个局部，从而及时协调或正确处理局部与局部、局部与整体的关系，以达到系统整体的最优化状态。出发点是整体性，落脚点也是整体性。第二，时效性。网络的产生及在医学领域中的运用，使得信息由传统的机械化传递转入不受时空限制的信息高速公路，语言文字、图像、数据等各种医疗和研究信息，在网络上快速传递，这就要求医研人员的临床思维方式要适应计算机网络的需要，快速、完整地整理、分析、判断、选择各种信息，快速做出决策，提高医研效率。第三，交错性。医研人员要发挥思维的潜能，既要横向思考，又要纵向思考；既要从空间上思考，又要从时间上思考，只有全方位、多节点、纵横交错地分析有关情况和材料，才能做出正确的判断，取得良好的效果。

## 二、树立开放型思维方式

经济全球化、一体化的世界经济发展趋势，必然使卫生领域发生深刻的变革，临床思维方式也将与之相适应，即应从封闭型的临床思维方式向开放型的临床思维方式转变。这要求人们突破传统的医疗思维方式和狭隘眼界，打开思维视野，展开思维的翅膀，使医疗面向世界。

## 三、树立前导型思维方式

新时代对生命和人体本身的研究，将通过交叉学科的发展而取得突破性进展，类似的现实成果告诉我们，中医临床思维不能只关注现实，而要有长期的规划，在观察、分析医疗现象时，要立足现在、面对未来，注意医研对象的发展及其动态变化。这种前导型思维方式要求医研人员对医研对象未来的认识有思维前导性；对未来的医疗资源有思维前导性；对人才培养的目标有思维前导性，立足现在，为培养新世纪的中医医疗人才做准备。

# 第六章　中医临床思维的分类

中医临床思维研究是运用思维学、心理学、认知科学、系统科学、信息科学等多学科知识来研究中医群体临床思维活动过程，并通过理论思维来揭示中医临床思维过程一般规律及有关知识的一种认识活动。

## 第一节　中医临床认知思维

临床认知思维是中医临床思维的起点，是医生借助感觉器官从患者身上获取疾病事实材料，并在思维与感觉的交叉作用下逐步形成对疾病症状的深刻认识的过程。能否正确地进行临床认知，对临床诊治思维的发展有着极其重要的影响。

### 一、中医临床认知的思维程序与方法

中医临床认知不只是单纯地获得事实，寻找疾病信息，还包括对有关事实或信息的映象、识别、理解和加工取舍，从认到知经历了疾病征象的捕获、符号映象的思维加工以及临床症状概念的形成等过程，运用了各种认知思维方法。

#### （一）疾病征象的捕获

1. 疾病征象的内涵

患者的疾病征象是中医临床认知思维的原料，它包括直接征象与间接征象两个方面。直接征象即医者可以通过感官直接观察到的机体损伤现象，如肿块、瘀斑、疮痈、疖肿等；间接征象是机体内脏病变或损伤表现于外的各种征象，如神色、排泄物、舌、脉以及患者感受体验。在临床诊察过程中，大多数的间接征象可以为医生的感官所觉察，但也有部分为医生的感官所不可及，必须通过医患双方的语言交流才能知晓，如患者的痛苦体验、心理状态以及病史经过等。疾病征象即患病机体表现出来的直接征象与间接征象的总和。

在中医临床认知活动中，具有特色且为临床中医普遍关注的疾病征象主要

有以下十个方面。①神色：是机体全部机能的外在表现，在中医看来它是反映健康与疾病的一种重要信息。神有得神、失神、假神之分，色有色荣、色败、失色之别，神通过目光、表情、动作、语言、呼吸、肌肉、毛发等显露出来，色可以通过面部、肌腹、毛发的颜色和光泽为医生所把握。鉴于所有的疾病都可影响神色，而神色又能透露疾病的信息，"有诸内者，必形诸外"，因而，根据患者的神色变化，临床医生可以"视其外应，以知其内脏，则知所病矣"。②形态：包括形体的强弱胖瘦、人体的动静姿态，以及皮肤络脉、五官九窍的变化。人体的形态与脏腑气血、阴阳邪正和病势顺逆是统一的，人体的一些内部变化，往往呈现不同的形态，因此形态也成为捕获的疾病征象内容之一。③排泄物：包括排出体外的代谢物质（如二便），五官皮肤分泌的物质（如汗、泪）以及某些病理情况下的体内排出物质（如呕吐物、痰涎）。排泄物直接由体内而出，通过观察其形、色、质、量的变化，可以了解相关脏腑的病变和邪气性质。④舌齿：察验舌象和齿象，是中医认知过程中一项重要而又独特的捕获内容。舌象包括舌质、舌苔的系列变化，齿象指齿和龈的润枯、色态，其为"肾之标，胃之本"。舌齿二象于中医认知中常具指向性作用。⑤声音：人体发出的声音，有语言、语音、气息、咳喘、呃呃、太息、喷嚏、睡鼾、肠鸣等。声音的大小、高低、清浊等变化，涉及脏腑的寒热虚实，因此，根据声音情况，可进一步诊察体内各脏腑的盛衰。⑥气味：气味分为病体的气味和病室的气味，它与疾病有特殊的关系。病体的气味有汗气、口气、鼻臭、身气及其他排泄物之气；病室的气味则是由病体气味散发于病人所居空间所致的，多说明病情严重。气味作为捕获征象的内容之一，很容易为医生所疏忽，当引起注意。⑦感受和体验：感受和体验是患者对疾病的病痛变化的主观感受，同时也是医生临床认识疾病的重要依据，它虽不能为医生的感官所直接感知，但通过医患双方第二信号系统的交流，借助"提问对答"方式可以捕获，病人的主观感觉十分复杂，涉及病史、症状、体征、治疗经历等多方面内容。⑧局部体征：局部体征指体表部位发生的病理损害，或机体病变显露于外的异常征象，其大多可以望而所得，也有的须通过医生的手指触摸或按压才可知晓，大凡肌肤的寒热、润燥、肿胀，胸腹的肿块、疼痛性质、痞满，虚里搏动，腧穴的压痛与否等，都属于体征的范围。⑨脉象："虚实之要，莫逃乎脉。"脉象也是临床中医疾病征象捕获的一项重要内容。探索脉象，主要是以脉的率、律、形、位、力度及相兼情况等内容来综合考虑的。脉率为脉的跳动次数，脉律为脉动的整齐程度，脉形是脉动的形象，脉位是脉动于寸、关、尺三部分的区别，力度是脉动的强弱，相兼是多种单一脉的合成。这一切，构成了脉象的大概内容。⑩其他：诸如年龄、

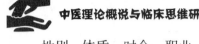

性别、体质、时令、职业、嗜好、地理环境等内容，虽不属于疾病征象范畴，但也是临床中医必须熟悉的相关内容，与疾病保持着有机的联系，因此，我们也将其归于临床资料捕获之列。

2. 疾病征象捕获的本质

中医临床诊察是一种复杂的认知思维活动，它虽然在疾病征象的感知觉基础上进行，但从接触病人到形成疾病征象认识，医生的认知思维包含了感觉、知觉等刺激作为信息载体与语言符号作为信息载体这两个不同层次的信息加工过程，前者以患者疾病原始征象作为接受和处理对象，处理的结果是形成疾病征象（原型信息）的映象，后者以映象作为加工处理的对象，处理的结果是形成概念、判断。疾病征象的映象是医生心理的形成物，它来自原型信息，却借助一些既不同于征象又不同于概念的形象性符号作为信息载体，抛弃了原型在空间上的广延性和确定性，区别于疾病征象（原型信息），而又与疾病原型具有确定性关系。

把疾病征象（原型信息）固定在相应的形象性符号中，或者采用符号映象置换疾病征象，是中医临床疾病征象捕获的本质内涵，也是中医临床认知思维的首要任务。它抽象概括了中医临床诊察过程中感知疾病信息到产生感性形象这一阶段的认知思维活动本质，展现了临床中医的外部感觉活动。通过形象性符号这一中介内化为观念活动的内在机制，突出了中医临床"四诊"所得的形象性以及"四诊"活动的目的性、主动性和选择性特点。疾病征象的捕获是中医临床认知思维活动的起点。

3. 疾病征象捕获的基本方式和方法

捕获疾病征象，在形式上似乎是一种诊察实践或感觉行为，而实际却是脑外动作与脑内动作的协调配合，表现为医生运用以往的知识、经验，在思维的引导下从患者身上搜集病情资料并约定俗成地把疾病资料形象（信息）转化为形象性符号，从而形成有特定意义的符号映象。

临床疾病征象捕获是搜集疾病形象与形成符号映象两者的有机统一，运用了不同的方式和方法。

（1）搜集疾病形象的方式和方法

中医临床主要依靠望、闻、问、切"四诊"活动，通过眼、耳、鼻、舌、身五种感觉器官直接搜集疾病信息，临床观察是基本方法。中医临床观察是一种有意识、有目的的认识活动，它虽然不像科学观察那样事先制订计划，但由于临床观察的对象多半是医生经历过的，诊察活动常常受到医生思维框架中理论知识、经验知识以及逻辑知识的支配，因而，临床诊察活动多半都是医生先通过问诊了解病史，提炼主诉，然后围绕主诉展开全面的病情资料搜集，或者说在感觉的基础上形成感性形象，提出诊察"疑问"，然后又在"疑问"的引导下有选择地捕捉"解疑"的相应事实，通过感官与大脑的协调配合，事实与疑问的相互作用，思维的收敛与发散，促使诊察活动由点到面、由浅入深全面发展。临床观察的思维参与，还表现在对比观察的运用以及感知觉的协调配合、"四诊"合参等方面。人的感官一般容易分辨差异，尤其是对一些差别较大的事物具有一定的敏感性，而对于一些外观、性质相似或不典型的病情变化则往往难以做出准确的识别，为了提升感官的感知效果，临床医生常用对比的方法，将需要观察的表象与过去熟悉的种种表象相比较，或将患侧与健侧、疾病表象与健康的表象相比较，通过对比观察来发现差异。人的感官具有多种感知觉能力，并且功能分工十分明确：耳主听、眼主视、鼻主嗅、舌主味（尝）、身主触。但是，在临床观察中，医生的感官又是协同配合着的，耳听不到的事物，通过眼睛能看到，眼、耳够不着的事物，通过鼻能嗅到，视、听、触、嗅难以获全的事实材料，通过问诊也可以弥补，利用各种感知觉的协调活动来采集疾病信息，不仅能有效地克服单一感官的片面，而且能够产生互补作用，形成综合整体效应，保证观察资料的系统全面、真实可靠。感官协调、"四诊"合参是提升中医临床诊察效果的一项重要技巧。

（2）形成符号映象的方式与方法

对于临床医生来说，头脑中建立符号映象近乎于本能的活动，大凡患者一进诊室就可产生，有时候未接触病人，只是和患者家属交流，也可以形成粗略的映象。然而，作为认知的一种结果，医生头脑中形成的各种符号映象，并不是胡编乱造的，而是和一定的形象性符号相互关联着的，这种形象性符号也和它所指称的对象——疾病形象具有确定性关系。从感觉到大脑符号映象的形成经历了符号的选择、征象信息向符号信息转化两个阶段，其中符号是外部感觉活动内化为脑内活动的中介，是疾病征象内化为符号映象的基本条件。符号是心智的产物，属人们意识的一部分，它具有物质形式和信息含义这一特征。在认知过程中，符号的物质方面可以现实地作用于人的感官，使感知活动得到"诱发"，从而表现为目的性和选择性，而它的信息含义又可将人对符号的感性认识引向它所指称的对象，并通过符号的物质方面作为载体携带信息输入人脑。在中医临床认知活动中，符号的参与是客观、普遍存在着的，尽管我们无法对此做出准确的描绘和翻译，但是从医生头脑中的背景知识、心理状态以及形象思维过程却能够得到理解。临床中医之所以能够约定俗成地将各种疾病征象固定在相应的符号当中，使符号成为征象信息的载体，根本原因在于中医学对各种符号与疾病征象之间的确定性关系具有深刻的认识和把握。临床中医之所以能够迅速地理解各种疾病征象，同时准确地赋予其特定意义的符号，原因就在于医生过去掌握的知识、经验同大量的符号信息相关联。可见，中医的理论知识、经验是一个能够被人理解、解释、联结、组织的符号世界，是临床中医的思维工具。中医学术思想的发展，临床实践的发展以及医学教育的内容、个体才智的形成都与符号的掌握、使用密不可分。在感觉的基础上形成符号映象是外部疾病征象通过符号这一中介向医生头脑的内化，同时也是认知活动从作用于患者的外部活动转变为脑内活动，从搜集疾病征象转变为符号思维加工的开始。从表面上看，符号映象与疾病征象的形式两者的关系是置换，中间发生作用的是符号，但符号的运用常常又包含了医生对疾病原始征象的识别、理解和取舍，以及对现存符号的深刻理解和选择，参合着各种背景知识和临床经验，尤其是要使符号的运用摆脱疾病征象的束缚，突破直观的界限，而又不至于逸失疾病征象的原有意义。符号映象之所以能够成为后来逻辑预演的因子，一定程度上和这种思维活动是分不开的。因此，就医生获得的符号映象而言，它既是疾病征象的"指称者"或"代替物"，又是概念的感性表现，具有双重属性。符号映象是中医临床思维的真正对象，临床中医对疾病症状以及病因、病位、病性、病机等疾病本质的认识就是借助符号映象的思维加工来实现的。

## （二）符号映象的思维加工

符号映象的本质是医生赋予的或用于表征疾病征象认识的一种特殊观念形式，而不是患者本身的客观存在，以神色的映象为例，它就是患者目光、表情、动作、语言、呼吸、毛发、肤色、面色等征象的一种综合反映。在符号映象置换疾病征象的过程中，思维的参与主要表现在形象的识别和符号的选择方面，而符号映象与疾病征象之间的分化程度以及映象的本质属性、具体细节，医生并没有在思维中做出具体的把握，因此，进入符号映象的思维加工阶段，临床医生首先必须对符号映象做出模糊识别和选择性解释；为了使认知思维超出具体征象与符号映象的范围，朝着构建症状概念的抽象思维方向发展，还必须进行特征提取、条理归队以及症状概念的整合。模糊识别、选择性解释、特征提取、条理归队、症状概念整合是符号映象思维加工过程的几个基本环节。

### 1.模糊识别

模糊识别是医者运用有关的知识、经验以及头脑中储存的各种信息，对获得的符号映象进行翻译、辨析和确认。不同的疾病征象含有不同的内容，也相应地具有不同的形象特征，可形成不同的符号映象，以脉搏为例，滑脉"如盘滚珠"，洪脉"如洪水奔涌"，浮脉如"鱼之游在波"，弦脉"如弦弹指"。处在符号映象阶段，医生的认识总体还是直观的整体性的，符号映象也多是一些难以用精确的语言、数字、图形来描摹的经验符号或意象性符号，然而由于符号映象与疾病征象具有经验上的确定性关系，因此，通过对符号映象的翻译和辨析，医生可以借助经验思维或形象思维，以形象的方式对疾病征象的内容做出理解，进而对各种征象的本质做出判断。

模糊识别根据符号映象的性质不同可分为两种情形，一种是直感识别，另一种是形象识别。直感识别是医者运用想象、敏锐的洞察力对符号映象本质内容做出的直感判断和迅速确认，如同经验丰富的文物鉴定专家对文物的真伪鉴别一样，往往与过去的经验、背景知识相关联。形象识别是医生通过形象思维，以形象的方式对疾病现象的本质内容做出识别和判断，它以医者经历过的事物之间的规律性联系为基础。前者多见于问诊、闻诊过程中，后者多见于望诊、切诊过程中。模糊识别的根本目的是发现符号映象的本质内容和内在联系，以促进符号信息的相对清晰化。

2. 选择性解释

选择性解释是医生运用有关的知识、经验、观念，对已确认的符号映象本质内容进行科学解释。它的直接目的有三点：第一，否定解释不了的符号信息，使符号映象得到纯化；第二，在解释的前提下，对各种符号映象的本质和内容做出界定；第三，形成新的认知指向目标，并通过补充、搜索、不断识别和反复解释，促使认识从不理解向着理解的方向发展。以发热为例，患者的体验感受和医者的体察结果都可以符号形式在医生的大脑中形成映象，但究竟谁能准确地反映疾病的本质内容呢？在符号映象相对清晰化之后，医者联系有关的知识、经验，很快就可以做出取舍。鉴于发热的性质有壮热、烦热、潮热、往来寒热之别，通过解释医生还得进一步对患者的发热性质做出界定。如果解释当中存在着"疑虑"，医生还容许根据脑内反馈信息对患者进行补充性搜索，并通过有关信息的补充解释和验证深化认识结果。选择性解释是形象思维与抽象思维的有机结合，解释中的各种思维集合可以借助逻辑规则联系起来，也可以借助形象之间的客观关系来联系，解释的思维过程由对符号映象本质属性的陈述、说明和证明三个部分所组成。

3. 特征提取

特征提取是中医临床认知思维的符号映象深入概念性思维的一个重要环

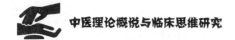

节，它在选择性解释的基础上产生，以抽象为思维方法。但值得注意的是，这一阶段的抽象不再是对符号映象本身的抽象，而是对符号映象所反映的内容的抽象，抽象的目的是提取各符号映象所包含的本质属性，或排除其中缺乏根据的非本质属性。从此，中医临床认知思维活动开始离开符号映象这一思维对象，在符号映象本质特征的基础上，朝着抽象综合和构建症状概念的思维方向发展。

4. 条理归队

经过选择性解释和特征提取，各种符号映象的本质内容基本上达到了相对清晰化的程度，认识上升到了"抽象的规定"阶段，然而，医生对各种符号映象本质之间的内在联系，还不能做出整体的反映，故而还需在思维中进行条理归队，即按照矛盾的主次、客观上的发生部位、时间上的先后次序、病情上的轻重缓急等，对所有符号映象的本质属性进行分类处理，以揭示符号映象本质之间的内在联系、构成方式。思维中的条理归队常常是在不自觉的潜意识状态下进行的，它虽然不能达到思维中的具体，但是通过条理化为思维的总体概括开辟了道路，对科学抽象从"抽象的规定"上升到思维中的具体，具有一定的指向性作用，条理归队是症状概念集合的前提条件。

5. 症状概念整合

症状是疾病的外化，而症状概念却是外化的疾病征象经过一系列的思维加工，在医生头脑中的内化，这种内化不是对外化症状的摹写，也不是机械的、直接的、照镜子似的刻板动作，而是人脑对外化症状的整合反映，是思维以集合的形式对内化的疾病符号映象的本质属性、内在联系所做出的高度综合概括。从符号映象的形成到症状概念的建立，标志着临床认知过程从感性的具体上升到了思维中的具体，预示着临床认知思维的结束和辨证论治思维的开始，也预示着临床思维从携带疾病征象信息的符号形象思维转向以症状概念为单元的辨证思维。

## （三）临床症状概念的形成

有关中医临床症状概念的形成，前文从符号映象的思维加工程序做过一些探讨，初步揭示了症状概念与疾病征象、符号映象之间的逻辑关系，以及运用形象思维从符号映象的加工、抽象、概括中整合症状概念的动态过程，这些知识对人们认识中医临床诊察的思维特点很有益处。但是，仅局限于此还远远不够，因为症状概念的本质不是对疾病形象的简单摹写，也不像其他科学概念那样纯属人脑的创造，而是思维对经历过的事物的一种"再认"，中间的符号映象加工虽以形象思维为主，但由于思维对形象的加工往往渗透着医者对原始征象与符号、符号映象与症状概念隶属关系的逻辑了解，无法摆脱运用传统的逻辑格式辨析、解释、证明符号映象的习惯思路，故此临床症状概念的形成常常是形象思维与经验思维、抽象思维的有机结合，它必须由医生将有关形象纳入思维中，并利用早已建立的疾病表象、意向、类概念等确定性认识加以分析、判断、处理后产生。

确定性的认识在符号映象加工中的重要性是显而易见的，然而，在整合症状概念的过程中，单靠确定性认识也难免遇到困难，因为诸多中医的症状概念并无想象中的符号映象能够与之对立，许多符号映象也并非一定要通过现成的逻辑途径才能形成症状概念，如心中懊侬、痞满不舒等感觉体验，有经验的医师借助联想和类比等非逻辑方式把各种符号映象与头脑中的观念有机地联系起来，从而做出大胆的猜测和症状概念的概括。

在中医临床认知过程中，症状概念的形成是逻辑途径与非逻辑途径的辩证统一。逻辑途径表现为医者以确定性认识（理论）为指导，通过对符号映象的形象加工和抽象，逐步向症状概念逼近；非逻辑途径表现为医者以符号映象与有关观念之间的相似性为基础，运用联想、类比或直觉等非逻辑形式，把符号映象与头脑中的症状观念联系起来做出判断。症状概念形成的非逻辑性是临床认知思维创造性的一个显著特征。

从思维科学的角度来分析，症状概念是多种思维形式和心理因素综合作用的结果，是认知思维的突发性飞跃。由于症状概念具有一定的抽象性，所以它一旦形成，既可以抽象的形式存在于医生的头脑之中，成为辨证论治思维的基本单元，也可借助语言这一思维物质外壳"外化"于病历、医案中，成为中医知识"沧海"中的一滴水。

## 二、语言在认知思维中的作用

语言是人类表达情感、交流思维的重要工具，也是医患双方信息交往的主要手段，在中医临床认知过程中，语言具有十分重要的作用。

### （一）中医临床认知的语言形式

由于缺乏对人体形态结构和疾病内在机制的深入了解，加之临床诊察主要依靠望、闻、问、切"四诊"活动，因而许多疾病损害的直接征象医生无法直接感知，只能通过间接征象的分析和医患双方的语言交流来捕获。医患双方的语言交流是言语、表情、动作的相互作用、相互影响过程，涉及声音、语词等

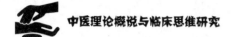

自然语言与表情、动作等动作语言（又称非词语性语言或仪表性语言）的运用，包括各种语言在内的疾病征象在医生头脑中的映象不是简单的摄影式印象，而是借助符号语言作为信息载体，通过符号的传递、存储、加工形成的。自然语言、动作语言、符号语言是中医临床认知的主要语言形式。

### 1. 自然语言

自然语言是人类在生产劳动、社会生活中交流思想的工具，是高度分化发展的中枢神经系统与人类特有的第二信号系统共同协调作用的结果。在现代科学看来，自然语言不属于科学思维的主要语言成分，然而，在中医临床诊察过程中，它却是医患双方交流思维、互通信息的主要形式，患者诉说病史、病痛、感受、体验常常使用的是自然语言，医生引导患者诉说病情或说服、安慰、劝解、开导患者也得使用自然语言。不仅如此，在问诊过程中为了准确地概括患者的主诉和病痛，临床医生还得借助自然语言来对患者的主诉进行理解。可以这样认为，自然语言是沟通医患双方思想、情感的理想形式，在中医临床认知思维活动中占有主导地位。

### 2. 动作语言

在中医临床认知活动中，除了使用有声的语言外，医患双方还要使用非语言的方式进行思想和情感的交流，如动作、表情、眼神、姿势等。这些非语言的方式既是医患双方内心感情的流露，同有声的语言一样有着固定的含义，表达着健康与疾病的内容，同时也是医者窥视患者疾病表现和心理反应的一个窗口。以腹痛为例，患者手指的具体位置，可以使医生明确是脘腹痛还是脐周痛、少腹痛，而医生以手势传递的无声信息也可以使患者领会是张口、伸舌，还是伸手，通过患者的表情、动作、姿势等，医生可以估测到患者的病变部位或病情轻重。同样，医生的表情、眼神，也可以向患者透露病重或病轻等信息。动作语言作为一种无声的信息，有着易被对方理解、接受的确定内容，所以人们又把它叫作"非词语性信息"或"仪表性语言"。

### 3. 符号语言

符号语言是人类的心智产物，人类所进行的各种思想文化交流以及认识自然、改造自然的活动都和创造、使用符号语言分不开。中医学创造和使用符号语言的历史非常悠久，据对甲骨文字的研究：至少在公元前20世纪，我国历代人民在同疾病作斗争中，通过观察就认识了不少疾病，并且用文字符号形象地描绘了这些疾病的主要特征，目前使用的许多文字，如"蛊""疥"等，就是在符号语言的基础上发展过来的。最初使用的符号语言有别于今天临床中医使用的符号语言，它只是古人用来指称对象的一种人为标志物，符号语言与被指称对象之间并没有形成内在的必然联系，而今天使用的符号语言却是临床中医用来表征疾病征象的思维工具，它经过了历代医家的加工改造，已成为中医知识体系的内在构成部分，临床医生在头脑中构建符号映象以及在符号语言作为信息载体层次上所进行的各种认识活动都与符号语言密切相关。

在中医临床认知思维发展中，历代医家创造、使用的符号语言特别多，几乎每一种疾病征象都已约定俗成地与相应的符号语言保持着确定性联系。不仅如此，各种符号语言作为历代医家认知思维活动的结果也大多融汇在中医学的知识体系中。因此，通过学习和理解前人留下的知识经验，符号语言这种知识形态又可以转化为个体的知识体系，成为中医师认知疾病的思维工具。遗憾的是，迄今为止，像符号语言这样一种知识成果，并没有引起中医师的普遍重视，临床中医天天在操作它、使用它，但却没有真正地认识它。中医符号语言系统的研究是中医临床认知思维规律研究的一项重要课题，有关这一课题的深入研究，将有助于中医学术思想的繁荣。

## （二）语言在临床认知中的作用

### 1. 语言是医患双方意识内容借以表达的基本形式

临床认知过程中，认知主体（医生）与客体（患者）都具有意识能力，就患者而言，他虽然无法看到自身病变的性质和损害程度，但可以对疾病的侵袭产生种种主观感受和体验；医生并不能看到患者内部损害的直接形象，但通过外部观察也能形成种种映象、产生认知指向。那么，医患双方的意识内容，究竟是通过什么途径、什么方式进行交流或为双方所接受的呢？思维学的大量研究表明，是借助语言这一思维的物质外壳来表达和交流的。在临床认知过程中，语言不仅是医患双方概括各种感性材料的用词标准，还是医患双方表达情感、思想、内容的基本方式。离开了语言，不仅患者的感受、体验和医生的主体意识，无法为对方所知道，而且认知主体也将失去区分疾病征象与符号映象这一根本手段。语言是沟通医患双方意识、思想、情感的重要桥梁。

### 2. 语言是医患双方信息交往的重要手段

中医临床认知思维活动看起来是医生利用感官从患者身上获取疾病资料，实际上是医患双方的信息交往，这种交往是双向性的，一方面医者通过有声的语言和无声的表情、动作、眼神、姿态向患者传递信息或施以影响，另一方面患者通过有声的语言（对答）和无声的表情、动作、眼神、特有的姿态向医者

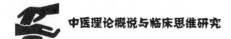

提供疾病信息。在临床认知过程中，有声的语言和无声的动作语言，之所以能够成为医患双方信息交流的重要手段，主要是因为"语言"具有信息的含义和物质的属性，它既可以表达意识或表现出知识内容，又可以成为信息载体携带一定的信息（输入信息）作用于人脑，激发人脑的思维活动。语言是临床认知活动中医患双方信息交往的基本手段。

3. 符号语言是中医临床认知的思维工具

从临床医学的角度来看，症状与体征等疾病征象是中医临床认知乃至整个辨证论治思维活动的基本原料。然而，仔细分析又不难发现，临床医生认知操作的思维对象并不是疾病的直观征象本身，而是指称或与具体疾病原始征象具有确定性联系的符号语言，指导医生加工处理疾病资料的信息库也是以头脑物质为载体的符号语言的组合。在临床认知思维活动中，符号语言具有十分重要的作用，一方面由于它本身是外部疾病征象以及中医专门知识的内化产物，所以可以充当记忆工具促使外部的信息进入大脑并强化存储，另一方面由于符号语言是理性的产物，所以又可以充当概括工具，将疾病征象的属性、联系抽象出来并固定在语言形式中，从而创造出认知思维的观念对象，如概念、意象、表象、判断等，使思维活动突破感官的局限、超越眼前的现实，朝着运用概念进行判断、推理的抽象思维方向发展。明确符号语言在临床认知思维中的重要作用，对临床中医认知思维的训练和发展具有积极作用。

综上，语言是临床认知思维最重要、最有效的工具，但客观地讲，语言对临床认知思维过程也有消极作用，如"肚子不舒服"这样一句话，在不同的病人身上就可有胃脘、脘腹、上腹、下腹、少腹等部位不同以及痞闷、胀痛、胀满等感觉差异。再如眉头紧锁这样一个表情动作，对医生来讲可以产生痛苦、思索、烦恼等不同理解，特别是符号语言同疾病客观之间并不存在必然的联系，而是一种人为的约定，所以将符号语言这一观念中的对象代替疾病客观进行抽象、概括、判断、推理，难免带有主观性；一旦符号语言置换疾病客观这一过程出现差错，认知思维的结果也可能出错。正确认识自然语言、动作语言的泛义性以及符号语言的主观性，有助于临床医生提高认知思维的准确率，减少临床误诊。

## 三、临床认知思维的特点

中医临床诊察无论在思维内容、思维方法上都较西医有一定的差别，与辨证论治等思维过程相比较，临床认知思维也具有一定的特殊性。

## （一）经验性

经验性是对中医临床认知思维活动主要运用经验性知识来加工疾病信息，指导诊察行为这一思维特点的高度概括。人类现有的知识不外理论知识和经验知识两个方面，经验知识有别于理论知识，在反映事物本质方面也不如理论知识那样系统、深刻，但是作为主体过去实践经验的积累，它和主体思维结构中的其他观念性认识一样也可以参与思维过程，为思维活动提供有效指导。尤其是在中医临床认知活动中，由于医者接触的疾病多是经历过的，且"四诊"所得结果又多是知其然不知其所以然的直观经验事实，故经验知识比高深的理论知识有时还要显得更实用、更方便，以诊脉、察舌、望神为例，至今中医这方面的认识内容仍然是以直观描述为主，如果医者没有一定的临床经验，仅凭理论的描述作参照，很容易陷入困境。又如问诊，有一定阅历的中医无须面面俱到，但只要问上几句，就可以根据患者主诉，把握病情，追本溯源，很快得出正确诊断，而如果完全依靠理论知识则考虑的问题要复杂得多，有时甚至还要走弯路。

上面强调了中医临床认知思维经验性的合理一面。其实，经验性本身也包含着局限性，它是经验科学的象征，而并非中医学的优势，因此从科学的角度看，临床中医应当尽量减少认知思维的经验性，尽快将经验知识上升为理论知识。经验知识转化为理论知识是中医临床认知思维科学化的迫切要求，也是中医临床认知思维研究面临的一个重要课题。

## （二）模糊性

人们经常抱怨中医对人体疾病的认识缺乏客观定量，其实这一问题并不来自中医本身，而是来自客观对象本身的模糊性。例如，有神与无神，面色苍白与白，毛发的光泽与枯槁，舌质的红与绛，舌苔的厚与薄，以及脉搏的浮与沉等，它们之间根本就不存在截然分明的界限，与疾病相关的环境因素，如四时季节的变化、地势的高低、水土的宜忌等也很难用精确的尺度来衡量。中医的临床认知模糊现象只能借助模糊思维，通过对疾病表现模糊属性的相对稳定度的估计或把握，对其做出具有模糊确定性的概括、判断，而不可能进行精确的数量分析或对其性质、状态、程度做出精确判断，以发热为例，临床中医往往是根据头脑中已有的微热、低热、壮热、高热、寒热、潮热等模糊确定性认识，在一定范围内进行"非此即彼"和"亦此亦彼"的辩证思维分析，在比较的基础上做出发热属性的模糊判断。必须指出的是，中医临床认知思维的材料虽然具有一定的模糊性，认知思维过程和认知结果也具有模糊性特点，但是中医在

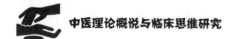

认知活动中所追求的还是精确性，用来表达认知判断的语言符号如数与迟、厚与薄、红与绛、有神与无神等也带有明显的定量倾向性。从模糊性到模糊的确定性是中医临床认知思维的运行目标和轨迹。

随着模糊数学的崛起和迅速发展，科学思维运用"隶属函数"解决模糊性问题的思想、方法已逐渐为人们所理解和接受，中医临床认知思维的科学性已在一定程度上得到了现代科学的证明。从临床医学的角度来看，只要疾病客观的模糊性还存在，中医临床认知就不可能摆脱模糊性。而从认知的本质而言，满足于模糊确定性又是远远不够的。要使中医认知更准确，一方面需对中医认知思维的模糊性有所认识、加以研究，另一方面必须运用现代科学技术以及现代科学思维研究的成果对中医认知思维加以改造。

### （三）形象性

中医临床作为一个完整的认知思维过程应当运用抽象思维、形象思维等思维活动形式。但就临床认知而言，占主导地位的思维活动形式还是形象思维，而不是抽象思维。因为中医临床认知思维的对象——患者和疾病常常是以形象的形式向医生透露信息，如失血患者就往往出现面色苍白、唇甲苍白、头晕眼花，以及脉如葱管、浮大中空等征象。另外，中医在体会和描摹疾病征象时，也常常是以形象性的观念内容作为参照物，借助形象性符号语言将疾病客观纳入大脑，在认知思维过程中，也不是纯粹抛弃疾病征象的具体性和形象性，而是把它保持在"内心视觉"中，一方面根据形象特征进行形象概括、形成意象，另一方面根据形象性联系进行联想和想象，以推出疾病形象的本质。临床中医由察色知面色、由诊脉知浮大中空到由色脉形象推出血虚失血这一过程，就是运用形象思维活动得到的。中医临床认知思维的形象性特点，对整个临床思维的发展具有十分重要的作用，特别是因形象思维本身没有脱离疾病客观的具体性和形象性，同时又把握住了形象之间的本质联系，所以不仅为抽象思维奠定了基础，还为思维的抽象、概括提供了可靠的材料。

### （四）习惯性

中医临床认知的对象大多是医生所熟悉或经历过的东西，所以临床认知活动不像科学认识活动那样，必须事先制订周围的计划，进行创造性思考，而是由医生沿着自己所习惯了的相对稳定的思路有目的地展开，运用自己经常使用的思考方式进行。在这一方面，个体的临床经验不同，临床认知思维的习惯性就会有一定的差异。一般来说，年轻中医喜欢先问诊，然后围绕主诉进行系统的、全面的"四诊"活动；而老中医则习惯于抓主症，凭临床经验建立"拟诊假说"，然后围绕"拟诊假说"进行诊察活动，通过事实与疑问的相互作用促进诊察活动由点到面、由浅入深。然而，无论是何种认知思维的习惯性，它形成之后，都可以形成定势效应，对中医临床认知思维活动过程产生明显的导向和加速作用，促使临床医生在短暂的时间内发现疾病线索，找到产生问题的症结。当然，认知思维的习惯性对认知活动也有一定的限制作用，特别是思路简单、思维方式呆板的不良习惯性，或在新的疾病现象面前，习惯性也可以对临床认知活动产生消极影响。因此，在临床认知活动中，临床医生应当养成从多途径、多角度展开认知活动的良好习惯，尽量避免单一思维习惯性的束缚。

# 第二节　中医临床判断思维

临床判断是中医临床思维的主体阶段，是中医师在识症（认知结果）的基础上，借助多元分析、系统综合和逻辑推理对患者所患病证以及病变状态、机能反应、演变趋势等做出断定的一种理性思维过程。临床判断准确率的高低是衡量一个医生医疗技术水平高低的重要标志，因此，研究中医临床判断的思维活动过程和规律，对中医师临床判断思维的提高能起到积极的作用，可谓是中医临床思维研究的一项重要内容。

## 一、中医临床判断思维的层次与结构

疾病是健康与死亡之间客观存在着的一种特定状态，是由正邪斗争引起机体阴阳消长偏离常态的一个动态过程。临床判断是对疾病动态过程的辩证分析，是对疾病状态的一种判断。鉴于疾病的发生、发展过程具有一定的阶段性特点，而中医临床判断又基本上是从现阶段的症状、体征出发的，借助"以象测藏""由表及里"等多元分析，抽象地辨识疾病过程和阶段的病因、病位、病性、病机等之间的本质联系，推测病证属性和病变状态，因此，中医临床判断思维不是单纯的逻辑判断思维形式，而是由一系列的概念、概括、判断、推理等组成的一个思维活动有机整体。

中医临床判断思维的整体性表现为判断思维活动的层次性、阶段性和相关性，它由中医病证结构理论所规定，又受着临床疾病发生、发展规律的支配，为了完整表述中医临床判断思维的层次、结构关系，下面进行具体阐述。

## （一）层次性

中医认为，大凡疾病，在其发生、发展的过程中都可以表现出几种证候（又称证型），而每个证型因病机不同又可各有不同的症候特点，故而从疾病发生、发展的空间点上来看，无论是何种疾病，都可以将其区分为疾病、证候与症候三个不同的层次。症候是疾病征象的外在表现，证候是疾病征象的内在本质。症候归属于一定的证候，证候又归属于一定的疾病，病—证—症三者是一个不可分割的有机整体。中医临床判断思维起始于症状概念这一认知结果，因其大多还是一些难以用精确语言表达的模糊概念，如有神、消瘦、体倦、痞满等，所以进入临床判断阶段，医生首先必须在思维中围绕症状进行比较和相关分析，然后在中医病因、病机理论指导下，将各种症状有机地联系起来进行模糊运算、排列组合以及病因、病位、病性、病机等症候群的归类，最后依据中医辨证纲领或疾病模式图，对疾病现阶段的病因、病位、病性、病机等本质特征做出综合概括，形成证候判断和病名判断，病—证—症是中医临床判断思维的三个基本层次。

## （二）阶段性

疾病的发生、发展不仅在空间点上具有一定的形态特征，而且受疾病客观规律的作用，在时间点上也可以显露出各自不同的特征和疾病矛盾的动态变化，如根据肺痈发病的特点可将其分为初期、成痈期、溃脓期、恢复期，哮病可分为发作期与缓解期等。任何疾病都具有微病、病甚与未病三个不同的发展阶段。

### 1. 微病

微病是指疾病早期，感邪轻微，正虚不甚，与健康相比当属病态，但又尚未构成典型疾病的一种特定状态。微病的特点是病位较浅，症状轻微若有若无，即所谓"病未成"。临床当中，因微病表现轻微，临床症状尚未充分显露，所以易被医者、患者忽视，特别是一种病证向另一种病证转化的初期，或一病证兼挟另一病证时，临床医生往往易被典型的病证迷惑，看不到微病之状、欲转之势。微病作为疾病的早期阶段，其临床意义显著并早已成为中医临床辨证论治的一个重要着眼点。后世提出的"未病先防，既病防变""治未病"，也是立足于微病辨析基础上的，微病的临床判断是中医临床判断思维的一项重要内容。

### 2. 病甚

病甚不完全是指病变的程度，还具有发展阶段之意，如果说微病是疾病的临床前期，那么病甚则是疾病的临床期，或"病已成"阶段。疾病发展进入病甚阶段，临床症候表现一般来说比较清晰、明朗，其典型程度足以达到做出明确诊断。目前中医理论所描述的和临床医生所习称的各种病证，就属于病甚阶段的证候特征概括。辨证论治，或临床判断，也大多是针对处于病甚阶段的疾病而言的。病甚阶段的临床判断思维有别于微病和未病阶段的判断思维。

3. 未病

未病指的是疾病的后期或末期。疾病之末期，症状表现不一，预后转归各异；有病情恶化出现变证、逆证，或坏病，乃至阴阳离决，脏气衰竭而告终者。对未病的转归、预后判断，是中医临床判断的一个重要组成部分，在整个临床思维活动中占有举足轻重的位置。临床论治中根据疾病的预后转归所采取的调养、康复方法，以及各种回逆、防变措施，本质上也就是在未病临床判断基础上的继续思考。

微病、病甚、未病是疾病临床发生、发展的必然规律所在，与此相适宜的微病、病甚、未病辨析也是中医临床判断思维的有机组成部分，这一概括不仅符合疾病发生、发展的客观规律，也完全符合中医临床疾病认识的整体观、恒动观。

## （三）相关性

相关性指的是中医临床判断思维活动过程内部的联系性，它是疾病整体表现在医者思维中的具体反映。

临床上，疾病的症候、证候表现可以千差万别，形形色色，但是在病因或病机上又每每保持着一定的相关性。例如，咳嗽、头痛、眩晕、失眠、昏仆等不同症候，既可以分属于不同的证候，也可以用不同的病名来概括，但是异病、异证之间往往可以同因——由痰所致，即相互之间保持着病因的相关性；又如，发生于不同个体身上的胃脘痛、腹泻、胁痛、头痛、耳鸣等病，尽管症状不一，但都可以产生于肝气不畅、疏达失司这一共同病机，相互之间保持着病机上的相关性。一因多果和多病证共有相同病机的属性，反映了临床疾病之间、证候之间、症状之间的相关性和复杂性。相关性提示我们，临床判断并不是来自症候层次的直接推理，而是从症候的病因、病机等相关性分析着手的，通过"审证求因""以象测藏""以表知里"等认识活动进行病因、病机的概括，然后又在病因、病机等分散认识的基础上进行综合以形成病证判断。复杂性也提示我们，在同一致病因素作用或在相同的病机影响下，机体可以出现各种不同的损害，表现为合病与并病，或合证与并证，如水肿与癃闭并见，黄疸与症积并见，

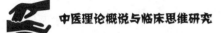

眩晕与胸痹并见的复合病；阳虚与寒湿并见的阳虚寒湿证，气虚与血瘀并见的气虚血瘀证等复合证。显然，中医临床判断是一种复合判断。

病因、病机的相关性是疾病客观规律性的集中体现，也是沟通病—证—症三个层次，贯穿于微病—病甚—未病三个不同阶段的一条纽带，它不仅使得中医的疾病结构纵横交错，呈立体网络，也为我们研究中医临床判断思维活动的层次性、阶段性规律提供了认识向导，熟悉和掌握中医疾病认识结构，有助于我们在临床判断时更迅速地开动脑筋、更全面地分析病情，从而提高临床判断的准确率。

## 二、中医临床判断思维的特点

### （一）辨证方法的整体性和特异性

如前所述，中医临床判断主要表现为医者运用抽象思维对患者的疾病表现进行加工，以寻找病因明确病位、认定病性、追溯病机、构思疾病整体形象，最后借助有关方法对疾病做出判断式归类，这其中运用的方法，既包括中医疾病分类方法，又包括中医特有的辨证方法。中医辨证方法是历代医家实践经验的总结，包括六经辨证、八纲辨证、病因辨证，气血津液辨证、脏腑辨证，经络辨证、卫气营血辨证，以及三焦辨证等。其中，每一种辨证方法都有特定的适用范围，都需根据临床疾病的性质、特点加以选择。如外感病当选择卫气营血或三焦辨证法；内伤杂病可选择脏腑、经络、气血津液辨证法。不仅如此，每一种辨证方法在具体应用时还有所侧重。如六经辨证主要是在"四诊"合参基础上抓住主症与脉象的变化规律来辨析伤寒的病位、传变等；卫气营血和三焦辨证侧重于通过察舌、验齿来辨别温病的发展与演变规律；脏腑辨证是以脏腑组织的机能变化结合主症的特点来辨别内伤杂病的病位与病性；经络辨证又是以十四经脉的病候分布特点来辨别病位与病性；而病因辨证则主要依靠"审证求因"，根据疾病症候的病因趋向性来进行病因概括。概言之，各种辨证方法所依据的症候、运用的标准、选择的角度、反映的内容等都有一定的针对性和特异性。

中医辨证方法的针对性和特异性，构成了临床辨证方法选择的差异性，提示我们中医辨证方法的选择不能生搬硬套、随意使用，必须因人、因病而异。但是，从另一个角度来看，每种辨证方法都是反映病机的，即所谓"百法一宗，以病机为要"，而病机又是临床症候以及病因、病位、病性等的综合概括，所以，各种辨证方法的运用，通常不拘其异，但求互补，异曲同工。历史上，每一种辨证方法都是为了适应临床实践发展的需要而产生的，都包含着对前人辨证方法的丰富、完善和发展。从临床来看，任何一种辨证方法都不具备统揽一切疾病的"万金油"功能，都不可能单枪匹马解决问题，相反，总是与其他辨证方法相互联系、相互渗透、相互补充，共同构成一个有机的辨证方法整体。如六经辨证就与脏腑、经络辨证有着密切的关系，每一经均分手足二经，十二经又归根于脏腑；六经辨证还和三焦、卫气营血辨证有许多异曲同工之处；脏腑辨证与经络辨证、气血津液辨证也是紧密相关、相互渗透、难分难舍的。总而言之，中医的辨证方法异中有同、有分有合，相互之间保持着一定的理论联系，而且临床运用也常常相互联系、相互补充，无论是何种疾病，通常都是以"八纲"辨证为总纲、以脏腑辨证为基础、以病因辨证为前提，其辨证方法体系都要涉及病因、病位、病性等内容。中医辨证方法是一个以病机为核心，以病因、病位、病性为骨架，能够相互联系、相互补充的有机整体。

### （二）思维过程的生动形象性

中医临床判断已摆脱了疾病征象的直观形象，站到了以症状概念为操作对象的理性思维起跑线上，这句话其实有着丰富的内涵。的确，从认知思维步入判断思维，临床思维的操作对象、运用的工具、活动的形式与方法等都发生了变化，思维的深度与广度也有很大不同。但是，由于中医临床认知获得的症状概念大多是一些模糊确定性的意象、表象等观念，而临床判断又是以构思疾病病机的整体形象为核心的，所以，中医临床判断思维过程常常是在不脱离疾病形象的基础上，借助比类取象或者联想来辨析病因、病位、病性、病机，借助分类方法或者疾病模式把分散的疾病本质构成一个总体形象，形成病证判断。病情、病势分析与判断也是以疾病的病机形象规律为指导，在病机等动态分析中进行概括，如外感病的病因分析通常就是将患者的症候表现与六淫动态变化的形象特征相比较，然后进行病因概括，病证鉴别也每每是将形成的初始判断与医者头脑储存的有关"疾病偶像"进行症候形象、病机形象特征的比较，以寻找并确认它们之间的异同。可见，中医临床判断不是纯粹的概念、判断推理等抽象思维形式，还运用着理性的形象思维，中医临床判断思维过程具有生动的形象性特点。

### （三）思维产物的生动形象性

判断即做结论，它作为一种理性的产物本身已深入事物的内部，具有严格的抽象规定性。然而，剖析中医临床判断的结果，可以发现这样一个事实，中医临床病证判断以及包括在病证中的病因、病位、病性、病机本质属性等思维

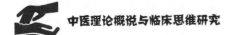

产物，虽已摆脱了疾病的感性形象，不能为人的感官所感知，但是，病证判断作为疾病病机的高度概括产物，其表述仍不失鲜明的生动性、形象性，有的甚至完全逸失了判断的抽象化、概念化色彩。如阳明腑实证、心肾不交证、金实不鸣证，又如结胸、脾疸、脾约、百合病等，临床判断的生动形象性特点是中医病机形象性的总体反映，也是中医临床思维的一大特色，有人用"按图索骥"来概括中医临床判断思维，指出中医的临床判断有"图"可依，也就是这个道理。

此外，中医临床判断在认识论、方法论上还有一些特殊性，如直觉、经验的参与，判断的逻辑验证与校正等。

## 三、中医临床判断思维的原则

临床判断是一个复杂的认识过程，不仅需要医者具备丰富的临床经验、较强的思维能力，遵循中医临床思维的一般规律，还要求医者掌握和运用以下思维原则。

### （一）整体观原则

整体观是中医学的一个鲜明特点，深刻地揭示了人体生理或疾病过程中各种矛盾运动的普遍性、联系性和整体性。中医的整体观贯穿在临床思维的全过程，尤其是在判断思维中更为突出。以咳嗽的临床判断为例，中医认为咳嗽一症来自肺，但引起咳嗽的原因或机理却与人体的整体机能的活动变化有关，另外，咳嗽还与外界环境紧密相关，可因四时季节、气候的变化而发生，随四时季节、气候等环境条件的变化而变化发展。因此，在临床判断中，医者不能将思维聚焦于某一症状上，而应当抓住主症发散思维：第一，主症与他症联系起来，将局部病变表现与机体的整体机能活动以及周围环境条件有机联系起来，从整体上审辨病因、病位、病性，了解邪正关系变化；第二，抓住人体各脏腑组织器官之间的生理、病理联系，重视从局部病变与人体整体机能的关系以及组织机能在病变中的变化规律等方面分析病机，构思疾病病机整体形象；第三，在病证判断的前提下，进一步结合患病的时间、地点、个体差异、治疗经过等因素，斟酌病证的轻重缓急程度，明确病变的动态发展趋势。显而易见，整体性原则是临床判断的基本指导思想，充分体现了中医临床判断思维内容的整体性与方法的整体性。

### （二）全面性原则

在临床认知过程中应当注意全面观察、正确运用"四诊"方法，尽可能地全面占有临床资料。其实在临床判断思维中也贯穿着全面性原则，要求医生重视全面分析，系统思考，防止思维的主观片面性，以确保判断的准确性与可靠性。

中医临床判断的全面性，主要体现在两个方面：一是要尽可能地将患者的既往病史、嗜好、治疗经过等病史资料纳入思维框架，并综合患者的症候表现、环境条件（包括气候、地理、家庭、职业等）、心理活动等情况展开系统思考；二是遵循中医临床判断思维的一般过程和规律，从症状分析开始，审病因、定病位、知病性、握病机、辨病证、晓病情、达病势，循序渐进，全面铺开。全面性原则是避免临床判断"挂一漏十"、主观片面的重要保证，也是衡量一个医生临床判断思维能力的重要标准。

### （三）个体化原则

从临床医学角度分析，任何一种疾病都有发生、发展规律，都具有与其他疾病相鉴别的临床表现。但是，由于疾病的复杂性、人体体质的差异性、病人对疾病的反应性等各种因素的影响，有时候即便同一种疾病，在不同病人身上也可有不同的表现。如同一感冒，有的发热轻、有的发热重，有的头痛明显、有的鼻塞恶寒为甚。可以这样认为，在临床上很难有两个临床表现完全相同的病人，犹如一棵树上很难有两片完全相同的树叶一样，所以中医临床判断既遵循群体思维的一般规律，受疾病发生、发展一般规律的指导，又遵循个体化原则，即从患者的具体情况出发，进行独立而又细致的临床思维活动，做出符合患者个体疾病本质的临床判断，把握患者所患疾病的特殊性。坚持个体化原则是提高中医临床判断思维水平的一项重要保障。

### （四）辨证与辨病相结合的原则

病与证是中医疾病结构中的两个重要层次，也是中医对疾病本质属性和矛盾运动的抽象概括。其中，病是对疾病发生、发展过程中基本矛盾和一般规律的概括反映，证是对疾病发展过程中某一阶段的主要矛盾和规律的概括反映。病和证的关系是过程与阶段、共性与个性的辩证统一。故临床判断应当辩证地看待病和证之间的关系，既要看到一种病可以包括几种不同的证，把判断的注意力放在现阶段的证的认识上，又要看到不同的病在其发展过程中可出现相同的证，从而在辨证的基础上认识疾病全过程的基本矛盾和一般规律。病证结合，求同存异，在辨证的基础上辨病，在辨病的范围内识证，这是中医千百年来临床实践经验的总结，也是中医临床判断思维的一项根本原则，对中医临床诊治思维的发展具有特殊的意义。

综上，中医临床判断有着非常丰富的思维内容。要提高中医临床诊断水平，

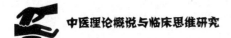

必须熟知中医临床判断的思维过程和方法，遵循其一般规律和基本原则。揭示中医临床判断思维的奥秘，是中医临床思维研究的一项根本任务，在整个中医临床思维研究中起着十分重要的作用。

# 第三节　中医临床决策思维

中医治疗是一种特殊的认识与实践活动，包括论治与治疗两大环节，即先论而后治。论治又叫处方思维，它是中医师在病证认识的前提下，权衡各种因素，统筹病、证、症三者关系，从整体与部分、过程与阶段等有机联系出发进行系统考察。中医论治的本质是决策。

## 一、中医临床决策思维程序

### （一）立法

立法是中医临床决策思维的首要环节，是医生根据病证特点、病机趋势等构思而制定扭转病机、消除病证的原则性措施的复杂认识过程。它包括确立治则和选择治法两个方面。治则，顾名思义，指的是治疗的原则或指导思想，确定治则亦即明确治疗的总体目标；治法为治疗疾病的方法，它是治疗手段、方剂系统功效或作用趋向的抽象概括，又是治则的深化，临床治法的选择实际是在治则指导下，寻找实现治则目标的原则性措施。

临床治则的确定，贯穿着普遍联系的辩证法思想，有着丰富的辩证思维。首先从治则的思维层次来看，临床治则的确定总是先着眼于"证"，抓住疾病发展阶段中病证的特点、邪正关系，从宏观整体上决定治疗的总体方向性原则，然后根据总体原则，从患病机体的反应状况以及邪正斗争在病机上所呈现出的阴阳、寒热、虚实等属性出发，结合患病的时间、季节、地域等条件因人、因时、因地制宜，以探求特定病证的具体治疗原则。从治则的思维层次关系来分析，总体治疗原则主要针对的是疾病发展阶段的共性证，为治疗的"一级目标"，故此，涉及的治则如治病求本、调整阴阳、调整脏腑、调和气血、扶正祛邪等有着很强的原则性和抽象性，对整个临床决策思维起着普遍指导意义。具体治疗原则是"一级目标"的分解，或者说是总体治则的深化发展和具体化，如正治与反治、治标与治本、实者泻之、虚者补之、脏腑补泻、表里互治、气血互治等，它们虽从属于总体原则，但抽象度低、针对性较弱，在整个立法思维活动中起着联系治则与治法的桥梁作用，指导和规定着治法以及其他论治的发展方向。

临床治法的选择受既定治则的指导和支配。但是，作为立法的另一层次，临床治法还有特定的思维内容，具体表现为：它主要以机体脏腑、经络、阴阳气血的盛衰情况和邪正消长的变化趋势以及疾病相关性分析为准绳，在把握机体内部整体联系和矛盾对立面相互制约、相互转化关系的基础上，决定控制病证的有效方法，把具体的治则转变为具体的治疗措施。如根据阴阳气血的互相依存、制约、转化关系决定寒病热治、热病寒治，益气、养血、滋阴、补阳以扶正，发汗、涌吐、攻下以祛邪，行气以活血等。治法从属于一定的治则，又是治则的具体应用和深化，离开了治则思维的指导，治法思维难免出现盲目性，而脱离了具体问题具体分析以及整体观的指导，治法也将缺乏针对性，临床治法选择也蕴藏着丰富的辩证思维。治则治法的密切关联，体现了临床立法思维的整体性与层次性。

### （二）选方与药

在中医临床决策思维发展中，立法明确了治疗的总体目标和原则性措施，但只是解决了治疗或用药的大致方向，因为中医控制疾病的手段是方药、针灸、推拿、正骨、导引、膏丹等物质或技术，而不是治则、治法本身。因此，临床医生还必须根据立法要求选择具体的治疗手段，进一步落实治则、治法的物质技术承担者。临床治疗手段的落实，以辨证为准绳，其中用得最多、最具代表性的是药物治疗方剂、药物的选择，凝聚着历代医家治疗实践的丰富经验，严格遵循着"以法统方""据方选药"等原则，一定程度上受演绎逻辑推理形式的支配，但是，鉴于疾病的错综复杂和动态变化，或患者个体差异显著，或兼挟他病、他证，临床医生每每还要遵循所选方剂的配伍原则，参合临床经验，在突出主药、解决主要矛盾的基础上根据病人病情、体质、年龄、生活习惯以及气候环境不同，灵活进行方剂药物的加减变更，倘若症状危急，或兼证兼病有发展之势，而"辅""佐""使"药又恐难对付时，临床医生还可另选一方，先治其标，待标缓后再守法用方。正如清代徐灵胎所说"欲用古方，必先审病者所患之症，悉与古方前所陈列之症皆合。更检方中所用之药，无一不与所现之症相合，然后施用，否则必须加减。无可加减，则另择一方"（《医学源流论·执方治病论》）。临床方剂药物量的加减变化，立足于对病证和方剂质、量规定性的辨证分析，以量变为依据、以药物的内在偏性为客观基础，贯穿着优选、有序、适度、最佳化思想。

### （三）组拟治方

组拟治方是在既定方药基础上形成指导治疗的"文件"，通俗地讲，即规定药物组成、产地、制法、剂量和方剂的剂型、煎法、服法、疗程以及忌口、护理等，以形成治疗处方。中医组拟治方的临床思维过程有着非常广泛的内容，它必须能够准确、全面地表达方药优选结果，临床上许多行之有效的治疗处方往往大多有着合理的组成与配伍，但是，仅此还远远不够，因为许多药物，因产地、炮制方法不同，主治功效也会有不同，同一种药物或同一方剂随剂量或剂型而改变，主药甚至整个方剂的功效也会改变。另外，忌口、护理以及疗程、煎法、服法得当与否也能影响方剂治疗功效。所以在组拟治方时，临床医生还必须注意掌握处方药物的各种矛盾特殊性，通盘考虑药物剂量、剂型、疗程等条件与方剂整体结构之间的内在联系，使药物的产地、炮制与处方的整体需要相适应，剂量、剂型、疗程适度，煎服方法合理，忌口、护理明确，以确保治疗处方整体结构的稳定和整体功效的最佳。组拟治方在整个临床决策中占着举足轻重的地位。

## 二、中医临床决策思维的原则

中医临床决策的直接目的是取得治方的最佳配伍，产生最佳的治疗效果，同时又要避免药物对机体的损害。为了做到这几点，中医临床决策思维始终坚持和贯穿着以下基本原则。

### （一）整体性原则

整体性是中医理论的特色，也是中医临床辨证论治的根本要求和基本出发点，它指导着中医临床决策思维，体现在中医临床决策的各个环节之中。

首先，中医临床立法不是单纯考虑病变的局部或脏腑组织，而是从整体出发，抓住反映疾病阶段的病因、病机等主要矛盾，以整体性的"证"为轴心来确定治则，然后，根据机体的整体反应，以及人体内部脏腑组织、经络气血、体表组织之间的有机联系，考虑具体的治法，进行全身调整，从而避免了见痰治痰、见血治血、头痛医头、脚痛医脚的简单思维局限性。例如，遗精、盗汗之肾阴虚证，中医一般不轻易固涩，多选扶正为治则，从证入手，或依据肾阴肾阳之间的互根转化关系，立滋补肾阴，阳中求阴。它如治血瘀证予行气以活血，血脱予补气摄血，脏病治腑，腑病治脏，目病治肝，上病下取，下病上取等治法，均为整体性表现。

其次，处方用药虽强调证、法、方、药高度一致，但还要自觉地联系地理因素、气候因素，以及患者的年龄、性别、体质、生活习惯、精神状态等条件，辩证地看待病—证—症三者的关系，在权衡各种因素、各种关系的基础上因人、因时、因地制宜，对病、对证、对症结合。

最后，从处方的药物配伍和剂量、剂型、疗程选择以及煎服法，对方剂整体结构与功能作用的影响来看，中医治病通常是以中药，特别是方剂的整体功效作为实现调节全身的主要手段，方剂本身是个具有整体功能的小系统，药物之间存在着"相须""相使""相畏""相恶""相杀"等关系，方剂的结构取决于药物之间的"君""臣""佐""使"配伍变化，整个方剂的功效也不等于各味药的功效机械相加，而是方剂的配伍结构与剂量、剂型等方面的有机统一。改变方剂的药物组成，整个方剂的功效将发生改变，组成不变而剂量、剂型、煎法、服法等条件不同，方剂的整体功效也将不同。方剂内部的系统性是决策思维整体性的又一体现。

### （二）动态性原则

疾病不是孤立、静止不变的，而是始终处在不断的运动发展变化之中的，表现为过程与阶段、量变与质变的有机统一。因此，临床决策除需抓住疾病阶段的主证确定治则、治法，选择主方、主药，保持理、法、方、药的基本协调，往往还要把握疾病的量变、质变规律，审度疾病特定阶段的邪正消长趋势变化，针对疾病阶段寒热、虚实的程度进行方剂药物种类的增减或剂量的调整。即使是基本相同的病证，如果邪正斗争的力量对比存在差异，或因人、因时、因地不同出现了症状差异，那么治疗也当不同，即所谓同病异治、证变法变、病变药也变。倘若目前的病证正处于转化的关节点上，或有传变之可能，则治疗决策还必须参合患者的病史和治疗经过，把握疾病的传变规律，针对疾病的病机发展趋势，果断地采取防变措施，"见肝之病，知肝传脾，当先实脾"就是治疗动态性的一个典范。

此外，决策的动态性还表现为重视标本分析，根据疾病阶段的主要矛盾变化，因势利导，灵活施治。以水肿肾阳虚衰证的治疗为例，常法温阳利水消肿，首选方剂为真武汤（含附子、茯苓、白术、生姜、芍药），但若患者水肿盛，治方还当加大腹皮、茯苓皮等增强利水之功，若水肿还将影响心肺、阻滞气机，则还要加用宣肺、健脾利水的杏仁、薏仁，或另择他方。兵法云："兵无常势、水无常形，能因敌变化而取胜者，谓之神。"用兵如此，用药也如此，可以这样认为，临床疾病的变化是绝对的，不变是相对的，辨证论治是谓其常，动态

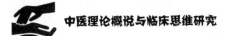

决策是谓其变，通过方剂的增减和剂量、剂型、疗程等变化来应付千变万化的临床病证，是中医临床决策思维动态性的基本表现形式，可谓知常达变。

### （三）平衡性原则

疾病的发生是人体正常的平衡协调失常，疾病的各种征象都是人体内部环境或人体内外环境稳定失调的具体表现。因此，从总体上讲，无论是辨证论治还是因病施药，对症治疗都必须以"以平为期"为治疗目标，一切治疗措施都必须有利于机体正常的内在自动调节机制的恢复，或机体不平衡状态的消除，中医临床决策过程贯穿着这一原则。如调整阴阳、调理脏腑、调和气血、扶正祛邪等临床治则立足的是机体内环境的平衡；寒者热治、热者寒治、纠偏救弊、脏腑补泻、表里互治等均属于调节平衡的具体治法。临床选方遣药，组拟治方不仅具体体现了治则、治法的原则性要求，治方本身就是一个药物内在偏性与疾病偏性的对立统一体。

方剂的功效发挥以中药本身的内在偏性为物质基础，药物的内在偏性包括性、味、升降沉浮等方面，性指寒、热、温、凉四气，味即辛、甘、酸、苦、咸五味，升降沉浮为药物的作用趋势。疾病也有阴阳、表里、寒热、虚实属性及病机动态趋势等病理偏性。中医古方、经方，乃至临床方剂的选择和药物量加减每每是以药物的内在偏性与疾病病理偏性的对立统一作为根据的。一般地，热性病只能用寒凉药，温热药往往与寒性病相对立；表证宜用辛味药发散，热证与湿证多用苦味药泻火燥湿；盗汗、遗精、久泻可用酸味药收涩；便秘、痰核宜用咸味药软坚散结。病势下陷者宜升陷，用上升药；病势上逆者宜降其逆，用沉降药；邪在表在上者，取其势，宜选药性上行向外的药物；疾病在下在里者，取其势，宜用药性下行向内的药物；病势凝滞取药势之动，病势之闭取药势之散；等等。这种运用药物的性味偏性来纠正疾病偏性，以药物的动态趋势来控制疾病的病理趋势，是中医临床用药的方向性原则。

另外，中医临床决策思维的平衡性原则，还表现为根据人体内部脏腑、阴阳、气血的对立统一和生克制化关系，从整体的动态平衡着手进行调节；从邪正斗争的力量对比着手，依据不平衡的矛盾双方的实际情况进行补偏救弊，利用药物之间的"七情"关系协调方剂的配伍结构，通过剂量、剂型、煎服方法、疗程等变化实现方剂整体功能与患者具体病情的统一。总之平衡性是人体各种矛盾关系的一种表现形式，是临床治疗决策的一项原则性要求。

### （四）有序性原则

有序性是系统和系统方法的根本特点，表现为过程有序和结构有序两个方面。中医临床决策思维遵循和体现了这一原则。

中医临床决策不是简单地见病施药、对症下药、方证对应，而是针对主要矛盾，兼顾次要矛盾，同时考虑患者的个体因素、自然因素和社会因素做系统决策。从纵向看，中医论治从审病、立法到选方、遣药、组方，各环节之间丝丝入扣、层次分明、次序井然，整个决策思维过程保持着证、法、方、药的高度协调一致。从横向看，中医论治又恰似网络经纬，每个环节都具有自身的联系，并保持着小整体的动态有序性，各环节之间的联系方式或结构也保持整体的有序，尤其是药物的选择和方剂配伍可谓结构与功能的有序完美结合。

如前所述，中医临床用药的原则是用药物的内在偏性来控制疾病的偏性，进而达到"以平为期"的目的。然而，这还不够全面，因为性、味、升降沉浮内在偏性相同或相似的药物很多，而这些偏性的相同并不意味着药物的功效完全相同，有时候即便是功效也相同，药物的药性也还会存在峻、缓、强、弱的差异，或作用部位的选择性。因此，选方、遣药时，临床医生还得进一步考虑同类药物的层次关系和每味药固有功效的主次关系，揣度效应部位（归经）以及药物在方剂群体中的主次顺序，尽可能地根据患者病证的轻重和需要选用最适合病情的药物，使药物的效应部位与病变部位相对应，药性的峻、缓、强、弱与病证相适应，并按照方剂"君""臣""佐""使"配伍规律协调每味中药在治方中的关系，突出主药，协调辅药，趋利避害，扬长避短。例如，风寒束肺治疗的原则是辛温发汗以解表，首选的药物当是辛温解表又入肺经的麻黄，而不是不入肺经的羌活等药。再以补气药为例，按其药性峻、缓、强、弱顺序可分为人参、党参、白术、甘草等数种，若遇大失血病人，血亏气脱，病势危笃，临床当首选药性强峻、大补元气的人参，而不应选力缓势薄、不胜药力的党参、白术、甘草。同理，倘若病证轻微，动辄使用人参等峻猛强效之品，则有"杀鸡动用牛刀"之嫌。临床药物选择和配伍的有序是方剂整体结构有序性的可靠保证，也是方剂系统结构与功效最佳化的具体体现，有助于方剂整体在协调完成主体效应的基础上，回避拮抗，提高疗效。

### （五）适度性原则

中药，特别是治疗方剂往往有一定的量变、质变规律。有的药物在其作用或范围内，随着剂量的变化，主治与功效会发生量变和质变。有的药物在一定的剂量范围内是治病的良药，而超过这个"度"反而会成为致病的有害"毒物"，如人参、鹿茸等补益药和马钱子、川乌、草乌等。尤其是在方剂配伍中，药物的剂量变化，不仅可以改变药物的功效、作用，还会影响整个方剂的配伍关系和整体功效。因此，临床遣药组方，既要重视方剂加减，因人、因病、因证施药，

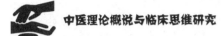

还要掌握中药功效、主治与剂量变化的一般规律，在方剂合理配伍的基础上，依病定量，做到药物的剂量与患者病证适度。

从大多数药物和方剂的疗效发挥时间来看，疗程也是影响疗效的一个重要因素。例如，有的药物和方剂，如果使用的疗程太短，其作用达不到有效控制疾病的强度，那么治疗往往也很难取得预期的临床效果，相反，有的药物和方剂，如果使用疗程太长，药物在体内的蓄积超过一定的限度，则容易引起副作用，甚至成为"药毒"而致病。所以临床医生还要了解和熟悉有关药物的药效周期，在组拟治方时，妥善安排好治疗周期，努力做到慢性病"有方有守"，但守而不过，急性病适度而止，恰到好处。

综上，中医临床决策思维应当坚持整体性、动态性、平衡性、有序性、适度性原则，正确处理好疾病病理变化的对立统一关系，疾病与治疗的关系，以及证与方、方与药之间的辩证统一关系，正确掌握方剂药物的共性与个性关系以及方药的量变、质变规律。

## 三、中医临床决策的基本思维模式

中医临床决策基本上形成了相对稳定的思维模式——辨证论治。但是，由于异病有同证，同病有异证，且疾病内部的矛盾运动存在着相互制约、相互转化的关系，临证当中，还得兼顾病与症状，统筹病—证—症三者关系，因此，按照临床决策思维各要素内在联系方式的不同，我们可以把中医临床决策思维分为辨证论治、分型论治、辨病论治、对症治疗四种模式。

### （一）辨证论治

辨证论治是中医治疗学的一大特色，也是中医临床决策思维的常规模式。概括地讲，它是在对疾病过程中某一特定阶段的各种临床表现进行多元分析和综合判断的基础上，抓住疾病阶段的主要矛盾、内在本质——证，拟定治则、治法，选择治方、药物。辨证论治有别于分型论治、见病施药、对症下药，遵循着法从证立、以法统方、据方选药等治疗原则，但又不是单纯的证方对应，区别之处在于辨证论治有证方对应之常，又有握标本、守病机、随证治之、灵活加减等动态之变。抓主要矛盾，但又随矛盾的特殊性变化做具体分析、具体处理是辨证论治的精髓所在。

1.把握主证，选择主方

疾病发生、发展、变化有着明显的阶段性特征，集中表现在反映病因、病机、病位、病性等属性的证方面。同一种疾病，发生于不同的个体身上，可因个体的体质、反应状态不同而表现为不同的证；发生于同一个体身上，因发展阶段不同或病变的特异性差异，同样可表现为不同的证。而不同的疾病发生于不同的个体身上，只要病机相同，机体的反应状态相同，也可出现相同的证。前者削弱了病对于证的制约作用，后者突出了辨证的重要性。因而，从主证着手，抓住疾病阶段的主要矛盾立法、选方，并依照病证的主要矛盾关系选择主药、安排辅药，无疑是中医治疗决策的主导思维，它具体体现在六经证治、卫气营血证治、气血证治、脏腑证治等方面，贯穿于内、外、妇、儿等各科临床治疗实践中，属于规范性决策范畴。

2. 辨识标本，知常达变

唯物辩证法告诉我们，在事物的发展过程中往往存在着许多矛盾，其中有一种是主要矛盾，其他是次要矛盾，主次矛盾在一定条件下可以互相转化。证作为疾病发展阶段的主要矛盾概括，并没有排斥其他矛盾的存在和运动变化。相反，中医学早就认识到疾病过程中正气与邪气、病因与症状、先病与后病、主证与兼证（合病、并病）等矛盾的多样性、运动性以及主次矛盾的相互转化关系，并且建立了标本概念，根据标本的辩证关系制定了"急则治其标，缓则治其本，标本同治"等治则，以及各种具体治法。如"先病而后生中满者治其标，先中满而后烦心者治其本""病发而有余，本而标之，先治其本，后治其标；病发而不足，标而本之，先治其标，后治其本"（《素问·标本病传论》）。总要是，病情缓和时，主要抓住扶正、对因或主证、先病等进行治疗；而病势急或邪气盛，或继发病、兼证发展较快，并将影响整个疾病甚至威胁生命安全时，当以祛邪、对症为主或先治继发病、兼证，待标缓后再治其本，即所谓"急则治其标，缓则治其本"之意。如果标本俱急，或单治本与单治标都不能解决问题时，也可标本同治。临床表现为两种形式。第一，反映疾病之标的邪气、症状、继发病、兼证等与正气、病因、先发病、主证呈线性关系时，可在规范性论治基础上知常达变，做出非规范性治疗。以伤寒病为例，由于兼证包含在主证之中，故治疗可分别在桂枝汤基础上加葛根或厚朴、杏仁以兼治，仍属桂枝汤范畴；少阳证兼太阳证时，两证虽为相继发生，但病势相等，故"举一隅而反之"，取小柴胡和桂枝汤各半合而治之（柴胡桂枝汤）。又如，失血证常兼气虚、气脱，气虚、气脱与失血是一种必然性关系，故治失血证必在收涩止血剂中伍以补气之品。不难看出，这种非规范性治疗尚属常法之变，其中大部分内容前人已进行过系统研究，并且在理论上做过界定，临床上形成了惯例。第二，当标与本之间不存在线性关系，或标本错综复杂，一时难辨主次、轻重、缓急，或限制性因素明显突出时，通常采用"观其脉证，知犯何逆，随证治之"

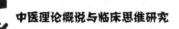

的随机性决策或试探性治疗以兼顾标本。这种治疗，无论是在外感病还是在内伤病治疗中都屡见不鲜，但始终没有形成一个相对稳定的模式。

可见，标本论治与把握主证、选择主方一样，均属抓主要矛盾的范畴。所不同的是，急则治其标、缓则治其本或标本同治是在动态中抓主要矛盾。临床掌握标本辩证关系，认识常规变通，是中医辨证论治的一项重要内容。

### 3. 谨守病机，灵活加减

从主要、次要矛盾的动态变化和辩证关系着手，根据主要矛盾来立法、选方、遣药，无疑是中医治疗决策的一大关键。但是，临床上，疾病的主要矛盾证还存在着动态的量变和个性差异，其他因素或矛盾如患者体质、环境条件等对主要矛盾的解决也存在着制约影响作用。如徐灵胎说："天下有同此一病，而治此则效，治彼则不效，且不惟无效而反有大害者，何也？则以病同而人异也。"（《医学源流论·病同人异论》）因而，为了更有效地控制疾病，在辨证论治的前提下，临床医生还得审察病机，根据病因、病位、病性、病势等病证变化和患者个体条件、时间、季节、气候特点、地域环境变化等，进行方剂药物的加减，以正确处理好共性与个性的关系，尤其是要因时制宜、因地加减。如《素问·异法方宜论》说："黄帝曰：医之治病也，一病而治各不同，皆愈，何也？岐伯对曰：地势使然也……故圣人杂合以治，各得其所宜。故治所以异而病皆愈者，得病之情，知治之大体也。"临床上，通过谨守病机，因人、因时、因地进行方剂加减，是中医克服方证对应不足、解决其他制约因素的基本方法，体现了同病异治、同证异治，具体问题具体分析、具体对待的辩证法思想。

基于以上三点分析，不难理解中医临床辨证论治立足于证，具有相对的决策规范性，但又联系到具体的人和时间、地理等其他矛盾方面，具有一定的灵活性。整个辨证论治过程贯穿着系统决策的全部思想，运用着系统决策的各种方法，遵循着系统方法的各项原则和要求；既能纵观全局，又能知常达变。

## （二）分型论治

从张仲景创立六经辨证论治临床模式开始，到后世脏腑、气血、卫气营血、三焦等辨证论治体系的建立，中医临床决策逐渐形成了一种思维定式，即先以证的表现形式来寻求其方，后以方药的化裁来适应证候的动态变化。其中，方、证对应的理解或效应值的高低，一定程度上反映着临床医生治疗水平的高低。这种思维方法的发展，一方面加深了中医对方、证二者客观指标的认识，促进了中医方、证内在联系规律研究的发展，另一方面由于方、证对应可师可效，起着规矩准绳作用，故此也得到了中医临床决策思维的认同，使得部分医家习惯于把方、征有机联系起来，每触及某证，很自然就联想到某方，每提及某方，便知其主治、适应证，从而简化了临床辨证论治的复杂程序。西方医学的渗透，促进了中西医学的广泛交流与中西医结合学派的创立和发展，同时也向中医辨证论治提出了规范化要求，加剧了临床方、证对应思维方法的发展。分型论治就是在这一特定历史条件下形成的一种临床决策思维方法。

分型论治是将疾病过程中具有鲜明阶段性特征，并且常常重复出现的中医证候作为一种"型"固定下来，然后据"型"选方用药的一种治疗方法。与辨证论治相比较，它抓住的也是疾病阶段的主要矛盾——证，但有所不同的是，分型论治只能解决疾病过程中某一特定阶段的共性，而不能解决疾病的个性，尤其是对处于动态变化中的证型缺乏灵活性和应变力。例如，便秘与泄泻都可出现脾肾阳虚证型，前者为便秘不通，后者为排便次数增多，若从辨证论治着手，则除需温补脾肾之外，还需兼顾止泻或通便；若分型论治，则证同治也可同，处方用药不需有所偏执，直接可以"对号入座"。足见，分型论治着眼的是静态的证，而不是动态的证，它只能示人纲领，而不能知常达变。因此，在中医临床决策体系中，分型论治只能作为辨证论治的一种特定形式。

### （三）辨病论治

中医临床认识疾病强调分清主、次要矛盾与基本矛盾，实现辨病结合，同样，中医治疗也表现为解决主要矛盾（证）与解决基本矛盾（病）两大方面。辨病论治，即针对疾病产生发展的基本矛盾进行治疗的一种临床决策方法。在中医学术体系中，辨病论治虽不占主导地位，但客观地讲，自张仲景奠定辨证论治体系至今，辨病论治就一直伴随着辨证论治在临床实践中应用着，并不断发展着，就张仲景本人也是主张既辨证论治又辨病论治。鉴于许多疾病的发生、发展都要受病变基本矛盾的支配，辨病论治的确具有一定的指导意义。如温病转变迅速，易伤阴液，故辨病论治当立清热解毒、生津养液为大法，寒邪致病一般易伤阳气，故辨病论治当在散寒之中护助阳气。它如"治痰饮者，当以温阳和之""治黄不利小便，非其治也"等均属于辨病立法之例。临床辨病论治还表现为因病施药，如治痢以黄连为专药，截疟取青蒿与常山，麻黄平喘，海藻疗瘿，茵陈退黄，海金沙、金钱草、鸡内金排石，鱼腥草治肺痈，槟榔、百部杀虫等，像这样一些对病专药大多为前人临床治疗实践经验，且疗效十分确切，至今仍为临床中医所师法和效仿，为现代药理实验所证明。

近几十年来，随着中西医结合的发展，中医临床开始出现了西医诊断和中医辨证相结合的诊断思维方式，临床治疗也逐渐出现了中医辨证论治结合西医病理特点进行辨病论治的新趋向。这种辨病论治通常针对的是西医的病，治疗手段主要是中医的专方专药，论治决策的理论指导是中西医两种理论以及中药、复方的现代药理、药效的研究结果，而不是中药传统理论。以冠心病治疗为例，其病理特点是血脂过高、冠脉粥样病理损害、局部血液供应不足，中医病机分析属气滞血瘀、痰阻，故辨病立法为活血祛瘀、行气化痰，药用丹参、红花活血祛瘀，瓜蒌薤白宽胸化瘀，配合葛根扩张冠状动脉，决明子降血脂，山楂强心通脉，另药可结合辨证论治调遣。从中西医结合的辨病论治来看，有别于中医传统辨病论治，与辨证论治更有着本质上的区别。

### （四）对症治疗

对症治疗，顾名思义，即针对患者的主要临床症状表现选用药物或其他治疗手段。这一治疗方法临床大多统率于辨证论治之下，倘若运用得当，恰到好处，则不仅能有效地缓解症状，减轻患者痛苦，起"急则治其标"作用，还有利于辨证论治和辨病论治取得更好疗效。因此，从总体上说，对症治疗也不失为中医临床决策思维的一种常见模式，值得临床医生重视。

在临床上，对症治疗有着非常广泛的适用范围，几乎涉足于外感、内伤杂病以及内、外、妇、儿等各科，但真正有特色且仍为当今大多数医家所惯用的，主要是痛症、血证、便秘、带下等几方面，常用的对症治疗手段有药物、针灸、气功等，以药物治疗为例，痛症：头痛皆可用天麻，其中巅顶痛用藁本，偏头痛用白蒺藜、柴胡，前额痛用白芷，头项痛用葛根；腰痛用独活、寄生；上肢痛用桑枝，下肢痛用牛膝、木瓜；牙痛用细辛；气痛用元胡，青皮；血瘀痛用乳香、没药。出血，皆可用三七和云南白药。便秘用生大黄，番泻叶，带下用白果，等等。对症治疗常常显示着医生的丰富经验。

综上所述，辨证论治、分型论治、辨病论治、对症治疗四者有着特定的思维内容和方法。其中辨证论治从证着手，抓住主要矛盾和矛盾的主要方面，但又看到了人与自然的整体联系（因时、因地制宜），强调人的整体性和不同的特点（因人制宜），既有具体问题具体分析的原则，又有知常达变、灵活运用的方法；分型论治也注重本质，虽不能知常达变，但能示人纲领；辨病论治主要解决疾病过程中的主要矛盾；对症治疗专以针对疾病的突出症状，四者相互区别又相互联系，协调配合。临床辨证论治，但治疗用药尚需兼顾病与症状；辨病论治与对症治疗，必须置于辨证论治统率之下，对病、对症用药也必须与辨证用药相协调，或通过方药的配伍关系满足辨证治疗的需要，辨证论治—辨病论治—对症治疗三位一体有机结合，是中医临床决策思维的理想模式。

# 第七章　中医诊断辨证概要

中医诊断学是根据中医学理论，诊察分析病情资料，判断病证的基础理论、基本知识和基本技能的一门学科。中医诊断学以研究疾病中各种症状、病名、证名概念、临床表现、诊断方法及其相互关系为主要内容。

诊法，即中医诊察收集病情资料的基本方法，主要包括望诊、闻诊、问诊、切诊，合称为"四诊"，是诊病和辨证的基础。

通过"四诊"所收集到的病情资料主要包括症状、体征和病史。症状指患者感觉到的不适，如头痛、耳鸣、胸闷等；体征是医生客观检测出的异常征象，如舌红、脉数、面黄等。症状和体征又可统称为症。病是在一定条件下，由致病因素引起的一种以邪正相争、阴阳平衡失调为基本形式的病理过程。病名是对该病全过程的特点及规律所做的概括与抽象。诊病是对患者所患疾病的高度概括，并给予恰当的病名。证是中医学所特有的一个诊断概念，是对疾病过程中所处一定阶段的病位、病因、病性及病势所做的病理性概括。辨证则是在中医学理论的指导下对各种临床资料进行分析、综合，从而对疾病当前所属证做出判断、提出证名的思维过程。

## 第一节　各种诊法及临床应用

诊法包括望、闻、问、切"四诊"。望诊是医生通过视觉对人体的全身、局部及排出物等进行观察，以了解健康状况、诊察疾病的方法；闻诊是通过听声音和嗅气味以了解健康、诊察疾病的方法；问诊是医患之间通过语言交流以获取健康和疾病情况的临床信息采集方法；切诊是医生运用触觉对患者的某些部位进行触、摸、按、压，获取与疾病相关的体征资料，以了解健康状况、诊察疾病的方法。临床诊断疾病时，要求"四诊"合参，全面掌握疾病的变化情况，从而为正确的诊治提供必要的依据。

医学理论体系的形成与发展离不开特定的文化背景。该理论体系的形成是经验和直觉的归纳，从整体上来认识和处理包括疾病、生命等复杂事物与问题，中医看到的是模糊的整体，即宏观形象，其思维方法是辨证思维。中医学据"有诸内者，必形诸外"的诊断原理，既注意患者外与内、局部与整体以及患者与外界环境的关系，又全面地考虑患者全身情况，并以"四诊"并重为原则，紧紧地抓住患者所患疾病"邪气""脏腑""病形"三个中心环节，审察病机，分析病之标本缓急，从而获取病、证结论及治疗原则。

司外揣内：司，指观察、把握；揣，指量度、揣度、揣摩；外，指自然、社会环境及疾病表现于外的各种症状、体征；内，指机体内部情况，也即脏腑等内在的病理本质。司外揣内即要求医生通过掌握病体外部的症状和体征，并结合患者所处的自然、社会环境变化，来推测病体内部所发生的相应病理变化。其依据是"有诸内者，必形诸外"，由于脏腑与体表内外相应，通过观察外部的表现，即可测知内脏的变化，从而诊察内脏疾病；反之，认识了内在的病理本质，也可阐释疾病外显之证候。例如，人皮肤（主要为面部）的气色、脉象可反映出人体脏腑气血的正常情况，就像树叶与树根相连、树叶的枯荣可以反映树根的状况一样。这一认识与近代控制论的"黑箱"理论有着惊人的相似之处。

见微知著：微，指微小、局部的变化；著，指明显的、整体的情况。见微知著，是指机体的某些局部证候常包含着整体的生理、病理信息，通过微小的变化，可以测知整体的情况。临床实践证明，某些局部的改变，确实有诊断全身疾病的意义。例如，舌作为人体的一个小器官，但因其为心之苗，并与其他脏腑（肝、肺、脾、肾）也有密切联系，故舌的变化可以反映五脏的功能是否正常，以及气血的盛衰及邪气的性质。

以常衡变：常，指正常的、生理的状态；变，指异常的、病理的状态。以常衡变，是指在认识正常情况的基础上，发现太过、不及的异常变化。例如，脉象的虚与实、细与洪都是相对的，只有通过观察与正常脉象进行比较才能做出辨别。诊断疾病时，一定要注意从正常中发现异常，从对比中找出差别，进而认识疾病的本质。这也就是所谓的"以我知彼，以表知里，以观过与不及"的诊断原理。

"四诊"是从不同角度、不同侧面诊察病情和收集临床资料的，"四诊"各自具有其独特的作用，不可相互取代，临床运用时必须"四诊并重"，才能诊病有据、辨证无误。另外，对于中医诊断来说，辨病与辨证都是重要的。先辨病有利于把握疾病的一般规律，为辨证缩小范围；在疾病本质暂时不能揭示的情况下，先辨证有利于及时治疗，通过病证变化的规律进一步揭示病名。

# 一、望诊

望诊，是医生以视觉对患者全身（神、色、形态）、局部（头面、颈项、五官、躯体、四肢、二阴、皮肤），还有舌（舌体、舌苔）、小儿指纹和排出物（痰涎、呕吐物、大便、小便）进行有目的的观察，以判断健康状况、测知病情的诊察方法。望诊在诊法中是形成和发展最早的一种诊法，因为视觉最为直观方便，在感知客观世界中占首要地位。据现代研究，人们由视觉获得的信息量，占全部信息的80%。

## （一）全身望诊

### 1. 望神

神是指人体一切生命活动的主宰及其外在表现。因为神是生命活动的总称，其概念有广义和狭义之分。广义的神是指整个人体生命活动的外在表现，一般称为神气；狭义的神是指人的精神意识活动，也称为神志。望神可以了解五脏精气的盛衰，分析病情的轻重，推测预后的吉凶。

神的得失具体反映在患者的目光、面色、表情、体态、言语、神识等方面。人的精神活动，往往在无意中流露于目光，所以眼睛是可以传神的，诊察眼神的变化尤为重要。

（1）得神

得神又称有神。其表现为目光明亮灵活，面色荣润含蓄，神情自然，体态自如，动作灵活，反应灵敏，神识清楚，言语清晰。提示精气充足，体健无病，或虽病但精气未衰，脏腑未伤，病轻易治，预后良好。

（2）失神

失神又称无神。其表现为目暗睛迷，瞳神呆滞，面色晦暗，精神萎靡，表情淡漠呆板，大肉尽脱，体态异常，反应迟钝。神识朦胧、昏昏而睡、声低断续、应答迟缓者，为精亏神衰失神，提示正气大伤，精气衰竭，多见于慢性久病、重病之人，预后不良；若见神昏谵语或昏聩不语，或卒倒神昏、两手握固、牙关紧闭、二便闭塞等，为邪盛神乱失神，提示邪气亢盛，阻闭神明，阻闭清窍经络，机体功能严重障碍，多见于急性重病之人。

（3）假神

在疾病过程中，久病、重病、精气极度虚衰的患者，本已失神，突然出现某些方面暂时好转的假象，称为假神。其表现为原本目无光彩、瞳神呆滞，突然目显光彩，但眼球活动不灵活；原本面色晦暗枯槁，突然两颧泛红如妆；原本精神极度萎靡,突然精神振作,但烦躁不安;原本卧床活动艰难,忽思起床活动;原本意识不清,无法言语,突然神清多语等。提示精气衰竭已极,阴不敛阳,以致虚阳外越。这种暴露出一时"好转"的假象,临床常喻为"回光返照",是垂危患者死亡的先兆。

此外,神气不足是轻度失神的表现,与失神状态只是程度上的区别。它介于有神和无神之间,是脏腑精气轻度损伤,或疾病恢复期表现,常见于虚证患者。

2. 望色

望色是医生观察人们面部颜色与光泽的一种望诊方法,也称为五色诊。五色的变化以面部最为突出,而且面部又与脏腑经络相应,望之又最为方便,故中医常以望面色来诊察疾病。

望色不仅可以了解正气的盛衰及邪气的深浅,而且可以判断病邪的性质及其所在的脏腑经络,从而推测病情的进退,确定其预后的顺逆。

(1)常色

常色指健康人面部皮肤的色泽,其特点是明润含蓄。我国正常人的面色应是红黄隐隐、明润含蓄,提示人体的精、神、气、血、津液充盈与脏腑功能正常。由于体质禀赋、季节、气候及环境等因素的影响,常色又有主色和客色之别。

(2)病色

病色指人体在疾病状态时的面部颜色与光泽,可表现为晦暗枯槁或鲜明暴露;独见某色或太过或不及、不应时应位等均是人体疾病的表现。依病色之光泽,将其分为善色和恶色;依病色之五种颜色,可判断五色所主疾病。面部皮肤的颜色主要分青、黄、赤、白、黑五种,称为五色。面色既反映不同脏腑的病变,又可提示不同性质的病邪。

①青色。多主寒证、痛证、瘀血和惊风。面色青灰、口唇紫暗、胸前"虚里"部位刺痛,是心阳不振、心血瘀阻所致。面色苍白而带青色、头或胸腹疼痛,多属寒邪外袭,或阴寒内盛。面色青紫,以鼻柱、两眉间及口唇四周显而易察者,多为惊风的先兆,青而白为虚风,青而赤为热极生风。

②黄色。多主脾证、湿证。面色萎黄,是脾胃气虚、气血不足所致。面色黄胖,为脾虚湿蕴证。面目肌肤、小便俱黄,称为黄疸。其中,黄色鲜明如橘皮色,称阳黄,为湿热熏蒸、胆汁外溢所致;黄色晦暗如烟熏,称阴黄,为寒湿郁阻、气血不荣所致。

③赤色。多主热证。满面通红,多见于实热证。仅见两颧潮红,多为阴虚证。

④白色。多主虚证、寒证。面色㿠白,多为阳气不足。面色淡白无华,为

气血俱虚。面色苍白，或因阴寒内盛、血行凝滞所致，或见于亡阳证。

⑤黑色。多主寒证、痛证、瘀血、肾虚。面黑而浅淡，多为肾阳衰微。面黑而干焦，多为肾精亏耗、虚火灼阴。面色黧黑而肌肤甲错，多属瘀血。眼眶周围发黑，多见于肾虚水饮内停。

3. 望形态

望形态是通过观察患者形体之胖瘦强弱及动静姿态，以诊断疾病的方法。

（1）望形体

望形体即望人体的宏观外貌，包括身体的强弱胖瘦、体型特征、躯干四肢、皮肉筋骨等，与脏腑精气盛衰及气血运行密切相关。内盛则外强，形体强壮常提示内脏坚实、气血充盛、阴阳和调；内衰则外弱，形体虚弱常提示气血不足、阴阳失衡。胖是肥胖，并非健壮；瘦指瘦削，亦非正常。体胖超常、肌肉松弛、神疲乏力、动作笨拙多为阳气不足或多痰多湿的表现；体瘦无力、神疲倦怠，多因脾胃虚弱、后天不充、气血不足所致。

（2）望姿态

望姿态包括观察静态与动态。阳主动，阴主静。姿态喜动、向外、仰伸等多属阳证；反之，喜静、向内、俯屈等都属阴证。一般来说，寒则多屈，热则多伸；阴则多俯，阳则多仰；劳则多强，逸则多弱；少则多动，老则多静。例如，患者畏缩多衣，可知必恶寒喜暖，非表寒即里寒；患者常欲揭衣被，则知其恶热喜冷，非表热即里热。坐而喜伏，多为肺虚少气；坐而喜仰，多属肺实气逆。

## （二）局部望诊

1. 望头面

望头面是指观察人体头面形态、头发及囟门等，以诊断疾病的方法，可察脏腑精气盛衰、血液盈亏，特别是肾与脑的病变。

头形的大小、异常和畸形，多见于正值颅骨发育期的婴幼儿。小儿头颅过大或过小，皆属畸形，往往伴有智能不全，多由先天禀赋所致，或为先天大脑积水，或为肾精不足，发育不良。方颅畸形，亦属肾气不足，发育不良，常伴见小儿"五迟""五软"。

头发色黑、润泽、浓密，是肾气、精血充足的表现。头发稀疏、色黄、干枯，是肾气、精血不足所致。头发突然呈片状脱落，显露光亮头皮，称"斑秃"，多因血虚受风所致。

面部浮肿，皮色不变，多见于水肿病；颜面红肿，色如涂丹，焮热疼痛，为抱头火丹，多因风热火毒上攻所致。

2. 望颈项

望颈项是通过观察颈项部的外形及动态，以诊察疾病的方法。

颈前结喉处，单侧或双侧有肿块突起，或大或小，可随吞咽上下移动，称为"瘿瘤"。多因肝气郁结、痰凝血瘀，或因水土失调、痰气凝结所致。古代所谓的"瘿"，包括了甲状腺及其附近的颈部肿物。

颈侧颔下肿块累累如串珠，称"瘰疬"。其特点是不红、不热、不痛、难消、难溃、难敛，多由肺肾阴虚，虚火灼浸结成痰核，或感受风热时毒、气血壅滞结于颈部所致。

3. 望五官

望五官是通过观察头面器官如目、耳、鼻、口、咽喉等的异常变化，以察知疾病的方法。望目是指对目的形态、色泽等方面进行观察以诊病的方法。望目不但在望神方面具有重要的诊断价值，而且可以诊察五脏六腑的变化。

《灵枢·论疾诊尺》说："目赤色者病在心，白在肺，青在肝，黄在脾，黑在肾。"这是五色诊法在望目方面的运用，临床观察时，要将目之脏腑分候与五色诊法相结合。例如，目赤肿痛，多属实热证；白睛发红，为肺火或外感风热；两眦赤痛，为心火上炎；睑弦赤烂，为脾有湿热；全目赤肿，为肝经风热上攻。

望耳是通过观察耳部的色泽、形质及分泌物等变化，以诊察肾、胆和全身的病变。例如，耳轮红肿，多为肝胆湿热或热毒上攻的病变。

望鼻是通过观察鼻的形色变化及排出物等，以察知肺、脾、胃等脏腑的病变。例如，鼻头色赤有小丘疹，久之色紫变厚或肿大，称"酒渣鼻"，多因肺胃热壅所致。

望口是通过观察口唇的色泽和形态变化，以诊察疾病的方法，可反映脾胃及相关脏腑和经脉的病变。例如，唇色淡白，主血虚；唇色深红，主实热；小儿口腔、舌上满布片状白屑，状如鹅口，为鹅口疮，多因感受邪毒、心脾积热、上熏口舌所致。

望咽喉是通过观察咽喉部的色泽、形质及分泌物，以诊察疾病的方法，可知肺胃与肾之病变。例如，咽喉红肿疼痛，为外感风热或肺胃有热所致；咽部嫩红，肿痛不甚，是阴虚火旺、虚火上炎于咽所致；咽喉部一侧或两侧喉核肿大突起，形如蚕蛾，表面或有黄白色脓样分泌物，咽痛不适，为乳蛾或喉蛾，多见于外感风热，或肺胃热盛，或肺肾阴虚、虚火上炎之证。

### 4. 望皮肤

望皮肤是通过观察皮肤的色泽与形态，以诊察疾病的方法，可以了解气血津液的盛衰、测知内脏的病变部位及病邪的性质，亦可判断疾病的顺逆。望皮肤色泽与面部五色诊法的原理基本一致。皮肤出现病损，如斑疹多系血分受病而致的皮肤改变。斑，形如锦纹，点大成片，散见于皮肤下，摸之不碍手，色红或紫暗；疹，形小如粟粒，高出肌肤，抚之碍手，色红或淡红。斑疹均可见于温热病和内伤杂病，多为脏腑蕴热，迫血妄行，或因气虚不摄，血溢肌肤。

### 5. 望小儿指纹

望小儿指纹是通过观察小儿食指内侧桡侧络脉的形色变化，以诊察疾病的方法，此法适用于3岁以内的小儿。食指络脉的显现与分布，可分为"风、气、命"三关，由食指掌横纹起第1节为"风关"，第1节至第2节间为"气关"，第2节至第3节间为"命关"。观察小儿食指络脉时，令家长抱幼儿面向光亮处，医生用左手拇指及食指握住患儿食指末端，以右手拇指的侧缘在小儿食指掌侧前缘从指尖向指根部轻推数次，用力需适中，使络脉显露，便于观察。临床上据脉络的部位、隐露、淡滞、色泽、形态等，可诊察病邪的性质和浅深、判断气血的盛衰、推测疾病的轻重吉凶等情况。小儿正常食指络脉，隐隐显露于"风关"以内，色淡红略紫。注意排除年龄、肥瘦和天气等因素对指纹的影响。

### 6. 望排出物

望排出物是指通过观察患者的排泄物和分泌物的变化，以了解疾病情况的方法。在一般情况下，其中大部分内容依靠患者自己观察叙述，因而成为问诊的内容，必要时需医生亲自观察。排出物和分泌物包括呕吐物、痰、涎、涕、唾、二便及月经、带下、汗、泪、脓液等。

观察排泄物和分泌物，色白质稀，多为寒证、虚证；色黄赤质稠，多属热证、湿证。

呕吐物秽浊酸臭，或呕吐鲜血而夹食物残渣，是胃有积热或肝火犯胃所致；呕吐物清稀无臭，多因脾胃阳虚或寒邪犯胃所致；呕吐物酸腐，夹有未消化食物，多因食滞不化所致。

痰白而清稀为寒痰；痰色白清稀而多泡沫为风痰；痰白滑量多易咯为湿痰；痰少而黏难咯出，甚则干咳少痰属燥痰；咯吐脓痰腥臭或脓血，多见于肺痈。

鼻塞流清涕，为外感风寒；鼻流黄涕或浊涕，是外感风热；长期流浊涕不止，多见于鼻渊。

### （三）舌诊

望舌又称舌诊，是主要通过观察舌质与舌苔的变化，以测知病情变化的一种独具特色的诊法。舌与手少阴心经、足太阴脾经、足厥阴肝经、足少阴肾经、足太阳膀胱经关系密切，脏腑一旦发生病变，舌象也会出现相应的变化。临床上舌象的变化虽然错综复杂，但总不外乎舌色、舌形、舌态及苔色、苔质等方面的改变，只要掌握了上述几方面的基本变化规律及其临床意义，就可举一反三、灵活运用。

#### 1. 望舌的方法

望舌时患者取坐或卧位，面向柔和的自然光线，张口伸舌，舌面舒展平坦，舌尖稍向下弯，然后医生进行细致观察。一般以先舌质后舌苔；先舌尖，再舌中、舌侧，后舌根的顺序观察。舌质主要观察色、形、态，舌苔主要观察形质及色泽等。患者应自然伸舌，以免舌肌紧张，影响舌色和舌形。医生需在自然光线下察舌，尽量避免有色光线的干扰，以免舌色失真。察舌苔时应注意"染苔"，如喝乳汁、豆浆、咖啡，或食蛋黄、橘子、药物、花生、橄榄等，可致"染苔"。

#### 2. 正常舌象

正常舌象为淡红舌、薄白苔。老年人舌色多暗红；儿童舌多淡嫩，舌苔偏少易剥；女性受月经周期的生理影响，在经期可以出现舌质偏红，或舌尖边部点刺增大，月经过后恢复正常。裂纹舌、齿痕舌、地图舌等，均有属于先天性者，除有相应病理表现外，一般情况下多无临床意义。

#### 3. 望舌质

##### （1）舌色

舌色即舌质的颜色，一般分为淡红、淡白、红绛、青紫几种，淡红多为正常舌色，其余多是主病之色。淡白舌多主气虚不足、寒证。舌淡白而瘦小，多属气血两虚；舌淡白稍胖嫩，或有齿痕，多为阳气虚衰。红绛舌多主热证。舌质鲜红，舌苔黄燥，属气分实热；舌质深绛，是热入营血；舌质嫩红或绛，少苔或无苔，主阴虚火旺。舌尖红，为心火；舌边红，为肝胆火盛；舌中红，为脾胃有热。青紫舌为气血运行不畅之舌色，多主寒证、热证、瘀血。绛紫而干枯少津，多为热毒炽盛；淡紫湿润，多为阴寒内盛；紫暗，多为瘀血之证。

##### （2）舌形

舌形是指舌质的形状，包括老嫩、胖瘦、点刺、裂纹等特征。①纹理粗糙、形色坚敛苍老为老舌，多主实证；纹理细腻、形色浮胖娇嫩为嫩舌，多主虚证。②较正常舌大，甚至塞满整个口腔，舌肌呈弛缓状，称胖大舌，多主水肿、痰饮。

淡白胖嫩、苔滑，为脾肾阳虚；舌红胖大，多属脾胃湿热或痰热内蕴。舌体较正常舌瘦小而薄称瘦薄舌，多主阴血亏虚。淡白而瘦为心脾两虚；红绛而瘦为热盛伤阴或阴虚火旺。③舌面软刺及颗粒增大，形成高峰如刺，摸之碍手，称芒刺舌，为邪热炽盛。一般芒刺越多，邪热越甚。④舌面有明显的沟裂，而沟裂中并无舌苔覆盖，称裂纹舌，多为精血阴液亏虚。舌浅淡而瘦，主血虚；舌红绛而瘦，多为热盛伤津，阴津耗损。⑤舌苔骤然退去，舌面光洁如镜，即为光剥苔，又称镜面舌，多主胃阴枯竭。⑥舌体边缘有牙齿压迫的痕迹，称齿痕舌，多主脾阳虚衰、水湿内停。

（3）舌态

舌态指舌体的动态。痿软舌多见于伤阴或气血亏虚。强硬舌为热入心包，或为高热伤津，或为风痰阻络。歪斜舌多见于中风或中风先兆。颤动舌为肝风内动的征象。吐弄舌一般都属心脾有热。

## 二、闻诊

闻诊是医生运用听觉及嗅觉来诊察疾病的方法，包括听声音及嗅气味。

### （一）听声音

听声音即听辨患者生命活动中所发出的声响，如言语气息的高低、强弱、清浊、缓急变化，以及咳嗽、呕吐等脏腑病理变化所发出的异常声响等，从而判断疾病寒热虚实属性，以及脏腑病位的诊病方法。通过听声音可以辨别病性及病位。例如，高亢有力，多见于热证、实证；低怯无力，多见于寒证、虚证；沉默寡言，多见于虚证、寒证；烦躁多言，多见于实证、热证；呼吸气粗，快出快入，多为实证；呼吸气微，慢出慢入，多为虚证；连续不断，多为热证、实证；时断时续，多为寒证、虚证；清轻张扬，多见于热证、虚证；浑浊沉闷，多为寒证、实证。

发声异常、咳嗽之病位多在肺系；语言异常多为心之病变；呕吐、呃逆之病位多在脾胃；太息多为肝之病变。

1. 发声

声音的发出，是肺、脾、肾等相互协调以及发声器官共同作用的结果。发声异常，多见于肺肾疾患。

（1）声重

说话声调沉闷而不清朗，多由于外感风寒或湿浊阻滞所致。

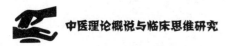

（2）音哑失音

说话声音嘶哑或语而无声。新病属实，多由外感所致，称为金实不鸣；久病属虚，多因肺肾阴虚所致，称为金破不鸣；妊娠期妇女见之则多因胞胎阻滞经脉，肾精不能上荣而致，称为子瘖。

（3）鼻鼾

熟睡或昏迷时发出的呼吸粗鸣声，俗称打呼噜，为气道不利的表现，常因劳累、睡姿不当、年老体弱所致。若昏睡见之，则多为高热神昏或中风入脏之危候。

2. 语言

言为心声，语言异常多因心神病变。

（1）谵语

神志不清，胡言乱语，声高有力。多属实热证，可见于热入心包证、阳明腑实证、痰火扰神证等危重病证。

（2）郑声

神识恍惚，语言重复，语声低弱。多属虚证，为心气大伤、精神散乱等所致，可见于疾病的危重阶段。

（3）独语

神识清楚，自言自语，喃喃不休，见人则止，首尾不相接续。因心气虚，心神失养，或气郁痰结，阻痹心窍所致。

（4）错语

神识清楚，语言错乱，但说后自知。多因心气不足，神失所养，或痰瘀气滞，心窍闭阻所致。

（5）狂言

精神错乱，语无伦次，笑骂无常。可见于狂病、伤寒蓄血证。

3. 呼吸

呼吸由肺主司，同时与脾、肾密切相关，呼吸异常多见于肺系病变。

（1）喘

呼吸困难、短促急迫，甚则张口抬肩、鼻翼扇动，不能平卧。喘多因肺气壅塞或肺肾气虚而为，有虚喘、实喘之分。

（2）哮

呼吸急促，喉间哮鸣有声。哮多为痰饮内伏，复感外邪，或久居寒湿之地，或饮食不当等而诱发。

喘与哮的区别：喘以气息言，哮以声响言；哮必兼喘，喘未必兼哮；喘多新发，哮有宿根。

（3）短气

呼吸急而短促，不相接续，似喘而不抬肩，似呻吟而不痛楚。短气多因痰饮阻滞气机，肺气不利，或肺气不足所致。

（4）少气

呼吸微弱，言语无力。主诸虚不足，常见于中气不足或肺肾气虚之证。

4. 咳嗽

呼吸异常，强烈的呼气而冲击喉部所发出的声音。总由肺失肃降、肺气上逆所致。新病多为外感；久病多为内伤。咳声重浊，多属实证；咳声低微，多属虚证。咳声不扬，痰黄稠难咯，多属热证。干咳无痰或少痰，多为燥邪犯肺或阴虚肺燥。咳有痰声、痰多易咯，多见于痰湿阻肺证。咳声短促，呈阵发性、痉挛性、连声不断，咳后有鸡啼样回声，为百日咳，多因风热与痰热搏结而成，常见于小儿，病势缠绵。咳声如犬吠，伴声音嘶哑，吸气困难，为白喉，属肺肾阴虚、火毒内攻所致，具有传染性。

5. 呕吐、呃逆、嗳气

呕吐指饮食物、痰涎等从胃中上涌，由口中吐出。呃逆指自咽喉部发出一种不由自主的冲击声，声短而频，呃呃作响。嗳气指胃中气体上出于咽喉，由口排出，同时发出声音。三者均为胃气上逆的表现，常因邪犯胃腑、食滞胃脘，或脾胃虚弱等所致。

6. 太息

太息又名叹息，呼气时可闻及的深长呼吸声，多因肝郁气滞所致。

7. 喷嚏

肺气上冲于鼻而发出的声响，常见于外感表证初愈，或久病阳气回复之时。

## （二）嗅气味

嗅气味是医生运用嗅觉闻及患者发出的异常气味，以了解病情的诊察方法。该方法用以辨别病证性质，判断病情轻重。气味包括病体气味及病室气味。

一般规律：酸腐臭秽，浓烈难闻，多属实证、热证，无腥臭气味或微有腥臭，多属虚证、寒证。

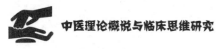

1. 病体气味

（1）口气

口气臭秽，可见于胃热、口腔不洁、龋齿、牙疳、溃腐脓疡、消化不良、肺痈等。

（2）汗气

汗气腥膻，多因风湿热邪蕴结肌肤所致。腋下汗出臊臭，俗称狐臭，多因湿热内蕴所致。

（3）痰涕之气

腥臭脓血痰多为肺痈。痰自清稀无异味多见于寒证。鼻流清涕无异味多见于外感风寒证。

（4）呕吐物之气

清稀无腥臭气味多为胃寒。酸臭秽浊多为胃热。酸腐夹不消化食物多为食积。脓血腥臭多见于溃疡。特殊气味则可见于食物、药物中毒。

（5）二便之气

便泄臭秽如败卵为食积。大便酸臭熏人多为胃肠郁热。小便臊臭黄浊多为膀胱湿热所致。

（6）带下之气

臭秽黄稠，多为湿热内蕴。腥臭稀白多为寒湿内阻。奇臭、颜色异常多见于癌病。

2. 病室气味

病室气味由病体及患者排出物所发出。由病体气味转至病室气味，提示病情加重，或卫生护理较差。

臭气触人见于瘟疫病；血腥味多见于失血证；蒜臭气，为有机磷中毒；腐臭味为溃腐疮疡；尸臭味为脏腑衰败；尿臊（氨）味见于水肿病晚期（尿毒症）；烂苹果（酮体）味见于消渴病晚期。

# 三、问诊

问诊是对患者或陪诊者进行有目的的询问，以了解病情、诊察疾病的方法。在中医辨证、辨病中，医者对询问患者的自我感觉尤其重视，问诊在疾病的诊察过程中显得十分重要。问诊的目的在于充分收集其他三诊无法取得的与辨证关系密切的临床资料。如疾病发生的时间、地点、原因或诱因，以及治疗的经过、自觉症状、既往健康情况、自然环境与社会影响等，掌握了这些辨证中不可或缺的重要依据将利于对疾病的病因、病位、病性及病势做出正确的判断。

## （一）问诊的内容

中医问诊包括一般情况，即姓名、工作单位、现住址、性别、年龄、婚姻状况、职业、民族、籍贯，主诉（患者就诊时所陈述的最主要的症状或体征及其持续时间）、现病史（从起病至此次就诊时发生、发展、演变及诊治的全过程）、既往史（患者平素健康状况及患病情况）、个人生活史（患者日常生活、工作等方面的情况）、家族史（患者直系家族及长期相处者的健康和患病情况）等。

## （二）问诊的原则

中医问诊应当首先明确主诉。主诉是临床辨证的主要依据，多为疾病的主要矛盾。问诊需要围绕主诉进行有针对性的询问，并分析归纳，初步推测病证、病机，或采取类比的方法，与已知的相似病证进行对比，最终明确诊断结论。问诊时，尽量做到详而不繁、简而不漏，搜集的资料要全面准确。应当注意的是，整体观念要贯穿始终，可结合居住环境、饮食嗜好、职业等判断其对人体的影响。

## （三）问现在症状

问现在症状，是指询问患者就诊时的全部症状，这是临床辨证的主要依据，简称问现症。问现症需要询问各个症状的性质、发生的部位、持续时间、轻重程度，以及加重或减轻的条件与时间、有无明显诱因等。

### 1. 问寒热

寒与热是临床常见症状，寒为阴盛阳虚所致，热为阳盛阴虚而为。询患者的寒热症状，可以判断疾病的阴阳寒热性质，推测证候的虚实。

恶寒发热多见于外感表证初期。恶寒重、发热轻为风寒表证，发热重、恶寒轻为风热表证，发热轻而恶风为伤风表证。

但寒不热见于寒证，恶寒为实寒，畏寒为虚寒。但热不寒见于热证。日晡（即下午3~5时）潮热即热势较高，日晡更甚，多为胃肠燥热（阳明腑实）。湿温潮热即午后热甚，身热不扬多为湿温病。阴虚潮热即午夜低热，内向外透，或五心烦热、骨蒸潮热，多为阴虚内热。微热即长期低热或仅自觉发热（体温<38℃），见于阴虚、气虚、气郁、血虚等证。

寒热往来，发无定时见于半表半里证；发有定时见于疟疾。

### 2. 问汗

汗由津液所化生，由阳气蒸化阴液，从腠理达于体表而排出，与阳气盛衰、津液盈亏和肌理疏密密切相关。

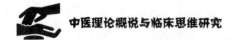

表证无汗，多属外感寒邪的表寒证（表实证）。表证有汗，可见于外感风邪的太阳中风证（表虚证）、外感风热的表热证。

里证无汗，多见于津亏、失血、伤阴、阳虚等证。里证有汗，多因里热炽盛或阳虚所致。

自汗指经常汗出，活动后更甚，常伴有神疲乏力、气短懒言或畏寒肢冷等症，多见于气虚、阳虚证。

盗汗指入睡时汗出，醒则汗止，多伴有潮热颧红、五心烦热、舌红脉细数等症，多见于阴虚内热证。

战汗指病势沉重时，先见全身战栗抖动，继而汗出的症状。若患者汗出热退，脉静身凉，是邪去正安；汗后仍然烦躁不安，脉来急促，为邪盛正衰。

绝汗指病情危重时，大汗不止，见于亡阴、亡阳证，又称脱汗。

3. 问疼痛

疼痛是自觉症状。新病疼痛，痛势较剧，持续疼痛，痛而拒按，多为实证，为不通则痛。久病疼痛，痛势较缓，时痛时止，痛而喜按，多为虚证，属不荣则痛。

引起疼痛的病因、病机不同，疼痛的性质特点也不同。临床可根据疼痛的性质和部位，对病证做出定性、定位诊断。

4. 问头身胸腹

头晕指头脑晕眩，视物旋转，站立不稳的症状。头晕而胀，兼烦躁易怒为肝火上炎；兼头晕面白、神疲体倦为气血亏虚；兼头晕而重、胸闷呕恶为痰湿内阻；兼头晕耳鸣、腰酸膝软为肾虚精亏。

心悸指患者自觉心跳不安。心悸多为自发，惊悸多由外因所引起，多时发时止。怔忡是心悸与惊悸的进一步发展，心中悸动较剧，持续时间较长，病情较重。心悸、惊悸、怔忡可以由胆气虚、突受惊吓，心阳气虚、鼓动乏力，心阴血虚、心神失养，心脉痹阻、血行不畅，脾肾阳虚、水气凌心所致。

胸闷指患者自觉胸部痞塞满闷，多与心、肺气机不畅有关，寒热虚实等多种因素皆可引起胸闷的症状。

胁胀指患者自觉一侧或两侧胁部胀满不舒的症状。兼有太息易怒为肝气郁结胁胀；兼有口苦苔腻为肝胆湿热胁胀。

腹胀指患者自觉腹部胀满、痞塞不适的症状。喜按为虚证（脾胃虚弱），拒按为实证（邪结胃肠）。

5. 问耳目

耳鸣指耳内鸣响。耳聋为听力减退，或听觉丧失。突发耳聋，或耳鸣声大如雷,多为实证(肝胆火盛、痰浊上蒙、瘀血阻滞、风邪上袭等);体虚耳聋新生,或耳鸣声小时止,多为虚证(肾气虚弱、精髓亏少)。

目痛多为肝阳上亢、肝火上炎、风热侵袭。目眩指眼前发黑、发花,甚则视物旋转,可由肝阳上亢或痰湿上蒙清窍引起,也可因气血阴精亏虚、目失濡养使然。目昏,为视物昏暗模糊,雀盲,为暗时视物不清,视一物为几物。三者病因、病机基本相同,均由肝肾虚损、精血不足而致。

6. 问睡眠

睡眠是人体适应自然界昼夜节律变化,维持体内阴阳协调平衡的重要生理活动,即昼则寤、夜则寐。睡眠主要与人体卫气的循行和阴阳的盛衰密切相关,还与人体气血盛衰、心肾等脏腑的功能活动相关。通过询问睡眠时间长短、入睡难易程度、有无多梦等情况,了解阴阳气血的盛衰、心神是否健旺安宁等。睡眠的异常主要有失眠和嗜睡。

失眠又称不寐,表现为不易入睡,睡后易醒,甚则彻夜不眠,常伴见多梦,是阳盛阴虚、阳不入阴、心神不安、神不守舍的病理反应。可见于心肾不交、心脾两虚、痰火内扰、食积胃腑。

嗜睡又称多寐,表现为睡意很浓,经常不由自主地入睡,呼之易醒,醒后又睡,多为阴盛阳虚、阳不出表所致。可见于痰湿困脾、脾气虚弱、心肾阳虚。

7. 问饮食口味

口渴多饮,提示体内津液不足,多见于热证、燥证,或汗、吐、下、利太过。大渴喜冷饮,是里热伤津;大渴引饮,尿多身瘦,为消渴病。口不渴饮,提示体内津液未伤,多见于寒证、湿证。渴不多饮,是指患者有口干而渴的表现,但饮水不多,多是津液损伤较轻,或津液输布障碍,多见于湿热证、痰饮证和瘀血证。口渴饮冷不多,伴苔腻、脉滑数,多为湿热证;口渴饮热不多,甚至水入即吐,多为痰饮;欲漱水不欲咽者,为体内有瘀血的征象。

食欲减退,又称纳呆、纳少。厌食又称恶食,即厌恶食物。新病不欲食,多是邪气困阻中焦。久病不欲食,则是脾胃虚弱而失健运的表现。多食易饥指食欲亢进、进食量多、易感饥饿的症状,亦称"消谷善饥",多见于胃火炽盛,或胃强脾弱,或消渴病。饥不欲食指患者有饥饿感但不欲食或进食不多的症状,多因胃阴不足、虚火内扰所致。厌恶油腻厚味,为肝脾湿热。厌食兼嗳气酸腐,多见于食滞内停。妇女怀孕,厌食而呕恶者,为妊娠恶阻。

在疾病过程中,食欲恢复、食量渐增,是胃气渐复的表现;反之,是脾胃渐衰。久病之人,本不能食,突然能食,甚至暴食,称为除中,是脾胃之气将绝。

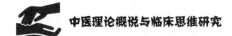

偏嗜食物或异物，或口味异常，多提示脏腑相应病证。例如，小儿偏嗜生米或泥土等异物，是体内虫积之兆；口淡乏味，兼纳少，口泛清水，多见于脾胃虚寒；口甜或黏腻，是脾胃湿热蕴结；口中泛酸，多见于肝胃蕴热；口中酸馊，见于伤食；口苦，为肝胆火旺，心火旺盛；口咸，为肾病阴虚火旺，或阳虚水泛。

## 四、切诊

切诊包括脉诊及按诊两部分内容。

### （一）脉诊

脉诊是医生运用手指的触觉，对患者身体某些特定部位的动脉，采用浮、中、沉等不同指力进行按压，依脉动应指的形象，以辨别病证的一种诊察方法。

1. 脉诊部位及方法

脉诊分为遍诊法、三部诊法和寸口诊法。目前临床常用寸口诊法，即按压患者腕后桡动脉处切诊。方法：让患者采取坐或正卧位，平臂直腕，手心向上，腕关节下垫脉枕。医生面对患者，以左手切按患者的右手，以右手切按患者的左手；三指平齐微弯曲，节节相对成弓形，中指定关，食指定寸，无名指按尺；运用举、按、寻、总、单等手法。举法，也称浮取或轻取，即用指轻按在皮肤上；按法，也称沉取或重取，即用指重按在筋骨间；寻法，即手指在脉位处进行挪移，以寻找最佳脉动特征；总按，即三指同时用力按脉；单按，即用一指单按其中某一部脉象。

2. 脉象分候脏腑

《黄帝内经》将寸口六部各分候于不同的脏腑：寸部候心肺，左候心，右候肺；关部候肝脾，左候肝，右候脾；尺部左右均候肾。后世对六部分候脏腑的划分，都以《黄帝内经》为依据而略有变更。

3. 脉象特征的辨识

脉象，即脉动应指的形象，由多个因素构成，构成脉象的主要因素称为脉象要素。中医传统上将脉象要素划分为"位、次、形、势"四方面，以四要素统括28脉。脉位，指脉搏位置的浅深；脉次，指脉搏的至数和节律；脉形，指脉的粗细、长短，脉管的硬度及脉搏往来的流利度；脉势，指脉搏应指力量的强弱。从理论上掌握各种脉象的要素就能执简驭繁，知常达变，结合切脉的经验，逐步学会辨识各种脉象的形态特征。另外，中医对脉象的命名和描述多采用援物比类的方法，如芤脉特征为"如按葱管"、革脉特征为"如按鼓皮"等，较为形象生动。

4.脉象临床意义判断

中医对某一种脉象临床意义的判断，多通过对其脉象要素的机理进行阐释，从而归纳、分析其脉象产生的病因、病机，最终得出脉象所主病证。例如，浮类脉，其产生的病因、病机，或因外邪袭表，卫阳抗邪于外，脉气亦鼓动于外；或为人体阴血耗损，阳气无所依附，离散浮越于外所致，故浮类脉主表证、里虚证。沉类脉，或因邪实内郁，正气不虚，邪正相争于里，气血阻滞，阳气被遏，不能鼓脉外出；或因气血不足，或阳气虚弱，无力鼓血盈脉所致，故沉类脉多主里证。迟类脉，多因寒袭人体，困遏阳气；或阳气亏损，心动迟缓；或邪结太深，壅遏气血，脉行迟慢等而为，故迟类脉主病多寒证，也见于热结证。数类脉，多因热甚血涌，血行加速；或心气、心血不足，脉率增快；或阳气亡脱，或阴不敛阳，阳气外越所致，故数类脉多见于热证、虚证。虚类脉，因气虚无力推运血行，故脉势无力，不敛则脉管松弛，不能充盈脉道，故脉动短小；或因血虚不能充盈脉道，脉细无力；或邪阻气郁，脉气不能伸展则脉细短小，故虚类脉之形不足则多见于阴精、血液、津液亏虚，势不足则多见于阳气亏虚证。实类脉，形势均有余，因邪盛正不虚，邪正相搏，剧烈交争，气盛血涌，脉管扩大充盈，故脉来充实有力，脉长且宽；或因寒凝气滞，脉管收缩，则脉气收敛呈紧张状态，故实类脉多见于邪阻正不虚，或病理产物蓄积。

5.正常脉象

正常脉象也称为平脉、常脉，是指正常人的脉象。其表现为寸、关、尺三部有脉，不浮不沉，不大不小，不快不慢，一息四五至，从容和缓，柔和有力，节律整齐。并随着生理活动和气候环境的差异而有相应变化，反映人体脏腑功能正常协调，精、气、血、津液充盈，阴阳平衡的生理状态，是健康人的表现。

平脉的特点是有胃、神、根。其中，脉有胃气表现为从容、和缓、流利，反映脾胃的功能、气血盛衰情况，判断疾病的轻重及预后；脉有神气表现为柔和有力、节律整齐，判断心气盛衰和人体功能活动情况；脉象有根表现为尺部有力、沉取不绝，以判断肾中精气的盛衰。

正常脉象会随着性别、年龄、体质、情志、劳逸、饮食、季节、地域等因素的变化而发生相应的变化。例如，女性的脉势较男性的脉势弱，且至数稍快，脉形较细小；三岁以内的小儿，其脉一息七八至为平脉；瘦人脉多浮，胖人脉多沉；恐惧、兴奋、忧虑、紧张等情绪的变化，常导致脉象的变异；运动后脉多洪数，安静时脉多迟缓；酒后、饭后脉稍数而有力，饥饿时脉多缓弱。常人有春弦、夏洪、秋浮、冬沉四季脉象变化；我国东南地区常人脉象多细软偏数、西北地区常人脉象多沉实等。

### （二）按诊

按诊是医生运用手部触觉对患者的某些部位进行触摸按压，了解局部冷热、润燥、软硬、压痛、肿块或其他异常变化，以辨别病证部位、性质和程度的一种诊察方法。临床上按诊运用的部位较为广泛，包括按胸胁、按脘腹、按肌肤、按手足、按腧穴等，尤其是对脘腹部的诊察更为重要。

#### 1. 按诊方法

一般患者应取坐位，或仰卧位，或侧卧位，充分暴露按诊部位。医生主要采用触、摸、按、叩四种手法。触法，是医生将自然并拢的第2、3、4、5手指掌面或全手掌轻轻接触或轻柔地滑动触摸患者局部皮肤，如额部、四肢及胸腹部的皮肤，以了解肌肤的凉热、润燥等情况。摸法，即医生用指掌稍用力寻抚患者胸腹、腧穴等局部，以探明局部的感觉情况，如有无疼痛以及肿物、肿胀的范围及质地等。按法，以手施重力按压或推寻某些局部或某个病变区域，以了解人体深部脏腑或肿块的情况；常用于胸腹肿胀或肿瘤等局部部位，了解局部有无压痛或肿块，肿块的形态、大小等情况，以辨脏腑虚实和邪气的痼结情况。以上三种方法指力轻重不同，所达部位浅深有别：触法用力轻仅及皮肤；摸法用力稍重，可达肌层；按法最重，及筋骨或腹腔深部。临床需综合运用叩法，即叩击法，其是医生用手叩击患者身体某部，使之震动产生叩击音、波动感或震动感，以此确定病变性质和程度的诊察方法。叩击法有直接叩击法和间接叩击法两种，主要用于患者胸腹、腰背的检查。诊察时注意：体位、手法适宜；操作轻巧柔和，避免突然暴力或冷手按诊；注意患者神情的变化。

#### 2. 辨别病位

按虚里（心尖搏动处），可以了解宗气的强弱、疾病之虚实及预后吉凶；按胸部，可以了解心、肺等脏腑的病变情况；按胁部，主要是了解肝胆疾病；按脘腹，主要是诊断脾、胃、肾、小肠、大肠、膀胱、胞宫及其附属组织的病变。按腹部还需注意肿块的部位、形态、大小、硬度、有无压痛和是否移动等情况。按肌肤是为了探明全身肌表的寒热、润燥及肿胀等情况。按腧穴是按压身体的某些特定穴位，通过穴位的变化和反应来判断内脏某些疾病的方法。

#### 3. 辨识性质

（1）辨冷、热

辨冷、热可以了解疾病的寒热虚实属性。例如，肌肤寒冷而体温偏低，为阳气衰少；肌肤冷而大汗淋漓、脉微欲绝，为亡阳之征；肌肤灼热而体温升高，多为实热证；皮肤无汗而灼热，为热甚；若汗出如油，四肢肌肤尚温而脉躁疾无力，为亡阴之征；身热初按热甚，久按热反转轻，为热在表；肌肤初扪之不觉很热，但扪之稍久即感灼手，为湿热蕴结。

（2）辨润燥滑涩

可以了解汗出与否及气血津液的盈亏。例如，皮肤干燥者，尚未出汗；干瘪者，为津液不足；湿润者，身已出汗。肌肤滑润者，为气血充盛；肌肤枯涩者，为气血不足；肌肤甲错者，多为血虚或瘀血。

（3）诊软硬疼痛

可以分辨疾病的虚实。患处濡软、按之痛减，多为虚证；患处硬痛拒按，多为实证。轻按即痛，病位表浅；重按方痛，病位深在。

临床应用时，明确按诊部位所属的脏腑经络，辨识所按部位的冷热、润燥、软硬、压痛、肿块等病变性质，从而对病证进行初步的定性、定位诊断。

# 第二节　各种辨证方法概要

辨证论治是中医学的特色与精华，是中医在诊治疾病时应当遵循的法则。对疾病进行辨证诊断，是中医学独特的内容，是治疗时立法处方的前提依据。无论疾病病种是否明确，辨证论治都能够根据每个人的具体病情进行灵活处理，从而大大丰富了中医学对疾病的处理能力。

中医辨证学起源于《黄帝内经》《伤寒杂病论》，历经数千年之久。在长期的医疗实践中，认识不断得到发展、深化，形成了丰富的辨证内容和思想方法，创立了多种辨证归类方法，如八纲辨证、病性辨证、脏腑辨证、六经辨证、卫气营血辨证、三焦辨证及经络辨证。

中医学巨著《黄帝内经》为辨证学奠定了理论基础，全书贯穿着中医辨证、求本的思维方法，并且确定了辨证与辨病并举的原则，为后世各种辨证方法的创立奠定了坚实的理论基础。如《素问·至真要大论》中"诸风掉眩，皆属于肝。诸寒收引，皆属于肾。诸气膹郁，皆属于肺。诸湿肿满，皆属于脾"是病因辨证的依据；《灵枢·经脉》中的"是动"是经络辨证的主要依据；《素问·热论》中三阴三阳病是六经辨证的基础。《黄帝内经》藏象学说中有关脏腑生理、病理的认识，是脏腑辨证的理论基础；卫气营血和三焦的概念与划分思想，是卫气营血辨证、三焦辨证的理论基础。

## 一、八纲辨证概要

八纲辨证包括八纲基本证候和八纲间相互关系两部分。

### （一）八纲基本证候

#### 1. 表里辨证

表里辨证是辨别病位内外及病势进退的纲领（表 7-1）。由于外感病一般具有从表入里、由轻而重的传变发展过程，因而表里辨证对外感病尤为重要。

表 7-1　表里辨证

| 证 | 起病 | 寒热 | 舌脉 | 其他 |
|---|---|---|---|---|
| 表证 | 起病急，病程短，病位浅 | 恶寒发热 | 苔薄，脉浮 | 头身痛，鼻塞流涕，咽喉痒痛，打喷嚏，微咳，内脏证候不明显 |
| 里证 | 起病缓，病程长，病位深 | 但寒不热，但热不寒 | 苔厚或无苔，脉沉 | 以内脏证候为主，烦躁神昏，心胸闷痛，腹痛呕吐，便秘腹泻，尿短赤或清长 |

#### 2. 寒热辨证

寒热辨证是辨别疾病性质的纲领（表 7-2）。寒与热反映了机体的阴阳盛衰及病邪性质。

表 7-2　寒热辨证

| 证 | 寒热 | 四肢 | 面色 | 口渴 | 排出物 | 舌脉 |
|---|---|---|---|---|---|---|
| 寒证 | 怕冷喜暖 | 厥冷 | 白或青 | 不渴 | 色白清稀 | 舌淡，苔白润，脉迟或紧 |
| 热证 | 发热恶热 | 温热 | 红赤 | 口渴 | 色黄稠浊 | 舌红，苔黄燥，脉数 |

#### 3. 虚实辨证

虚实辨证是辨别邪正盛衰的纲领，即辨别疾病过程中人体正气的强弱与致病邪气的盛衰。"邪气盛则实，精气夺则虚。"实证特点为亢盛、有余、强烈、停聚、壅闭；虚证特点为不足、无力、衰退、松弛、脱失。

#### 4. 阴阳辨证

阴阳是类证的纲领。其根据阴、阳的属性，将表、热、实证归于阳证，里、寒、虚证归为阴证。

### （二）八纲间相互关系

八纲并不只是把证候简单、截然地划分为八个区域。八纲中，表里、寒热、虚实、阴阳，各自概括了一方面的病理本质，且每一病理本质之间又是互相联系的。因此，用八纲来分析、判断、归类的证候，并不是孤立静止的，而是运动变化着的。八纲间的关系可归纳为证候相兼、证候错杂、证候真假、证候转化4个方面。

八纲辨证是各种辨证分类方法的基础，在诊断疾病的过程中，有执简驭繁、提纲挈领的作用，适用于临床各科、各种疾病的辨证，而其他辨证分类方法则是八纲辨证的具体深化。

## 二、病性辨证概要

病性辨证是以判断病变性质为目的的辨证方法，主要包括病因辨证、气血津液阴阳辨证等内容。病因辨证是将患者的临床表现与病因特性进行比较，从而得出结论；气血津液阴阳辨证是根据气血津液、阴津、阳气的生理功能和病理特点，分析、判断疾病中有无气血津液、阴津、阳气的亏损或运行障碍的证候存在，具体的病性证候可以用虚、实来概括。

### （一）实证类

实证类包括病因辨证的证候，如风淫证、寒淫证、食积证等，也包括气血津液运行障碍所表现的证候，如气滞证、血瘀证、津液停聚证等。

### （二）虚证类

虚证类包括气血津液、阴津、阳气的生成不足或过于耗伤所表现的证候，如气虚证、气脱证、血虚证、血脱证、津液不足证、阴虚证、阳虚证、亡阳证、亡阴证等。

以上病性证候属于辨证中的基础证，临床上任何证候都是机体整体状况的反映。辨证学的病因即为"审证求因"，其因是对导致当前证候的原因进行辨别，实质是对现阶段病变的本质做出判断。

## 三、脏腑辨证概要

脏腑辨证指在认识脏腑生理功能、病理特点的基础上，将"四诊"所收集的相关病情资料进行综合分析，从而判断疾病所在的脏腑部位、病性，为临床治疗提供依据的辨证方法。脏腑辨证具有以下特点。

### （一）脏腑生理功能及其病变特点是脏腑辨证的依据——确定病位

脏腑病证是脏腑功能失调反映于外的客观征象。由于各脏腑的生理功能不同，所以各脏腑发生病变时所反映出来的症状、体征也不相同。根据脏腑不同的生理功能及其病理变化对疾病进行辨证，是脏腑辨证的理论依据。例如，肺主气，司呼吸，临床上若见咳嗽、气喘等症状，是肺失宣降的表现，病位确定在肺；若见心悸怔忡、失眠多梦，则病在心；若见腹胀、纳呆、便溏，则病在脾；若见胸胁胀痛、情志异常，则病在肝；若见腰膝酸软或痛、耳鸣眩晕、生长发育生殖异常，则病在肾等。由于人体是一个以五脏为中心的有机整体，脏腑之间、脏腑与各组织器官之间，在生理上相互联系，在病理上相互影响。因此，进行脏腑辨证时，还应从整体观念出发，分析脏腑病变所属证候，审辨其内在联系，从整体角度分析脏腑病变所属证候。例如，目为肝之窍，临床若见目昏、目暗等症状，其病位定在肝。

### （二）八纲、病性辨证是脏腑辨证的基础——分辨病性

脏腑辨证不单是以辨明病证所在脏腑的病位为目标，还应分辨出脏腑病位上的病性。如在脏腑实证中，有寒、热、痰、瘀、水、湿等不同邪气；在脏腑虚证中，又有阴、阳、气、血、精、津亏虚之别，只有探明病证的病因、病性、病机，才能获得正确诊断，从而为治疗立法提供明确依据。如患者若见干咳少痰、长期低热、颧赤盗汗、舌红少苔、脉细数等症状，可诊为肺阴虚证。

脏腑辨证是临床诊病辨证的基本方法，也是中医临床各科辨证的必备基础，是中医辨证体系中的重要组成部分。

## 四、六经辨证概要

六经辨证是后世医家对《伤寒论》中三阴三阳辨证的统称，来自《黄帝内经》的阴阳学说。它是张仲景在《素问·热论》的基础上，根据伤寒病的证候特点和传变规律总结出来的一种辨证方法。即将外感伤寒病发生、发展过程中所表现的不同证候，以阴阳为总纲，归纳为三阳病和三阴病两大类，阐述外感病各阶段的病变特点（如邪正斗争、病变部位、病势进退等），用于指导临床治疗。

### （一）六经病证的分类

六经辨证是根据阴阳消长盛衰的原理，结合经络的循行属络、藏象理论，将外感病过程所表现的各种证候，综合归纳为6类：太阳病、阳明病、少阳病、太阴病、少阴病、厥阴病。

## （二）六经病证的传变

### 1. 传经

病邪从外侵入，逐渐向里传变，由某一经的病证转变为另一经的病证。传经规律如下。

（1）循经传

按伤寒六经的顺序相传，即太阳病证→阳明病证→少阳病证→太阴病证→少阴病证→厥阴病证。

（2）越经传

不按伤寒六经的顺序相传，而是隔一经或隔两经相传。如太阳病证→少阴病证；阳明病证→太阴病证。

（3）表里传

六经中互为表里的阴阳两经相传，称为表里传。如太阳膀胱经→少阴肾经；阳明胃经→太阴脾经；少阳胆经→厥阴肝经。

### 2. 变证

六经病失治或误治后，病证发生变化，新的证候不属于六经病证，不能用六经正名来命名者，后世医家称为变证。凡是反复误治所造成的变证，《伤寒论》称其为坏证。临床治疗应当"观其脉证，知犯何逆，随证治之"。

### 3. 特殊发病形式

（1）合病

凡两经或三经同时发病，无先后之分者，称为合病。如太阳阳明合病、太阳少阳合病、三阳合病。

（2）并病

凡一经病证未罢，又出现另一经证候，有先后之分者，称为并病。如太阳阳明并病、太阳少阳并病、阳明少阳并病。

（3）直中

凡病邪不由阳经传入，直接侵犯阴经者，称为直中。少阴直中最严重。

## 五、卫气营血辨证概要

卫气营血辨证是清代叶天士在《外感温热篇》中创立的一种论治外感温热病的辨证方法。他基于对《黄帝内经》卫气营血概念的认识，结合自身临床实践，将外感温热病发展中各阶段的病机、证候、演变规律进行概括、归纳，分为卫分证、气分证、营分证、血分证，以说明病位的深浅、病情的轻重和传变规律，并指导临床治疗。

## （一）卫气营血证候

温热之邪侵袭人体，由表入里，由浅入深，一般可分为卫分证、气分证、营分证和血分证四个阶段，或者说是归纳为四大证（表7-3）。

表7-3　卫气营血辨证

| 四大证 | 辨证要点 | 病机 |
| --- | --- | --- |
| 卫分证 | 发热，微恶风寒，口微渴，舌边尖红，脉浮数 | 温热袭表，肺卫失宣（病在肺卫）——表热证 |
| 气分证 | 身热，不恶寒反恶热，心烦，口渴，尿赤，舌红苔黄，脉数有力 | 热入脏腑，热炽浸伤，正盛邪实，阳热亢盛——里实热证。①邪热壅肺，肺失肃降；②热扰胸膈，心神不宁；③热郁胆经，胆失疏泄；④热盛阳明，胃阴受伤；⑤热结肠道，腑气不通 |
| 营分证 | 身热夜甚，心烦神昏，口不甚渴或不渴，斑疹隐现，舌红绛，脉细数 | 热灼营阴，心神被扰，血络受伤（心与心包络） |
| 血分证 | 身热夜甚，烦躁不宁，斑疹紫暗，吐血，舌质深绛，或见动风症状。温病后期，虚热不退并见机体失养 | 血分热炽，困扰心神，耗伤营血，迫血妄行（心）；热伤阴血，体失润养，阴虚生风（肾） |

## （二）卫气营血传变

叶天士提出："大凡看法，卫之后方言气，营之后方言血。"此温热病发展演变的一般规律，称为顺传。如卫分→气分一营分→血分。临床上多数温热病按此发展变化。但是，由于受邪性质及患者体质差异的影响，也会出现不按此顺序传变的，称为逆传。如邪入卫分后，不经气分阶段而直接深入营分、血分。

# 六、三焦辨证概要

三焦辨证是清代吴鞠通在《温病条辨》中以《黄帝内经》《难经》的三焦理论为依据，将外感温热病的各种证候归纳为上、中、下三焦病证，阐明了三焦所属脏腑在温热病过程中的病理变化、证候表现及其传变规律，并指导临床治疗的一种辨证方法。

## （一）三焦证候

三焦证候如表 7-4 所示。

表 7-4　三焦证候

| 三焦证候 | 概念 | 辩证要点 | 病机 |
|---|---|---|---|
| 上焦证 | 温热邪气侵袭手太阴肺经和手厥阴心包经所表现的证候 | 风热袭表犯肺；但热不寒，咳喘，苔黄，脉数；高热，神昏，舌红绛 | 温邪犯肺，肺卫失宣；宣降失职；热闭心包，心神受扰 |
| 中焦证 | 温热邪气侵袭中焦脾胃，邪从燥化和邪从湿化所表现的证候 | 身热，腹胀便秘，苔黄燥，脉沉实；身热不扬，便溏不爽，苔黄腻，脉濡数 | 阳明燥热，津伤失润；太阴湿热，郁阻中焦 |
| 下焦证 | 温热邪气犯及下焦，劫夺肝肾之阴所表现的证候 | 口燥咽干，神倦耳聋；手足蠕动，神倦脉虚，舌红绛少苔 | 肾阴欲竭，虚热内扰；肝肾阴亏，肝风内动 |

## （二）三焦传变

1. 顺传

病邪由上焦手太阴肺经开始，传入中焦，进而传入下焦。这标志着病情由浅入深，由轻到重。

2. 逆传

病邪从肺卫直接传入心包。说明邪热炽盛，病情重笃。

# 七、经络辨证概要

经络辨证是运用经络理论对患者所反应的症状、体征进行分析，从而判断病位所在经络脏腑及确定其病因、病性、病机的一种辨证方法。

## （一）十二经脉病证特点

十二经脉包括手三阳、三阴经及足三阳、三阴经。手足三阳经联属于腑，手足三阴经联属于脏。由于各经具体循行部位及其所联属的脏腑不同，因此各经脉的证候各具特色。

①各经脉证候与该经的循行部位有关。表现为该经络循行部位出现酸、麻、胀、痛感，或者包块、结节等。如偏头痛属少阳经病证。

②与本经脉属络的脏腑功能失常相关。如咳、喘、胸满、少气不足以息等归属于手太阴肺经证候。

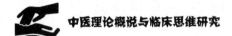
中医理论概说与临床思维研究

③一经受邪可累及他经，出现多经合病的状况。如肝经病变可兼见口苦、善太息等症。

## （二）奇经八脉病证特点

奇经八脉是指对循行于十二经脉以外的冲、任、督、带、阴维、阳维、阴跷、阳跷八条经脉而言，其具有调节十二经脉气血的作用。奇经八脉的病证根据各经脉循行部位和所具有的特殊功能进行归纳。一般而言，生殖功能异常与冲、任、督、带四脉关系密切；肢体肌肉运动障碍常与阳跷脉、阴跷脉有关；经脉之气的阴阳失调常与阳维脉、阴维脉有关。

# 第三节　辨病与辨证相结合

病与证是不同的诊断概念，各自从不同的角度对疾病本质做出判断，二者既有联系又有区别。证主要揭示病变当前的主要矛盾，病体现疾病全过程的根本矛盾，各有优势和不足。辨证代替不了辨病，辨病也囊括不了辨证，当我们既要认识疾病全过程的基本矛盾，又需解决疾病当前的主要矛盾时，必须将辨病与辨证相结合。

中医学自古以来就一贯重视辨病与辨证的有机结合。回顾历史，中医学辨病论治先于辨证论治。中医辨病的记载，最早见于甲骨文，如目疾、足疾等。《黄帝内经》不仅开创了辨病论治理论之先河，还为辨证论治奠定了基础。东汉张仲景在继承《黄帝内经》辨病论治的基础上，开创了辨证论治的先河。晋唐时期，辨病论治在中医临床诊疗中一直起着主导作用。宋金元明清时期，辨证论治的核心地位逐步被确立。随着临床实践和实验研究的不断深入，中医学术界在坚持辨证论治的同时，对辨病论治与辨证论治进行了重新审视，使得病证结合成为必然。目前病证结合主要以中医辨病与辨证结合、西医辨病与中医辨证结合两种模式并行不悖地存在着。

## 一、中医辨病与辨证相结合

病与证的结合，首先应是中医学自身的辨病与辨证相结合。中医学对许多疾病的诊断均以证为名，反映了辨证论治的诊疗体系和同病异治、异病同治的基本精神。根据"四诊"认症、辨病，分析内在病变机理，反映病的特异性及其发展转归，为施治提供依据。但是，这些又不完全与西医学之辨病治疗相同，

196

因为它既要针对某个病的共性及基本规律进行治疗，又要结合个体及不同证候分别处理。临床以辨证论治为主，结合辨病论治已逐渐成为中医临床常规模式。中医临床诊断时，有时先辨病后辨证，有时则是先辨证后辨病。先确定病种，即可根据该病的一般演变规律提示常见证型，是在辨病基础上的辨证。当疾病本质尚未反映全面时，先辨证则有利于当前治疗，并且通过对证变化的观察，揭示疾病本质以确定病名。

中医学的同病异治与辨病施治间还存在着相互补充的关系。例如，患者因咳嗽辨证结论为"风寒袭肺证"时，治疗除辛散风寒外，还应宣肺止咳；若辨为"风热犯肺证"，则需辛凉解表、清肺化痰。另外，如风温、悬饮、肺痈等病，初期均可出现风热犯肺证，若不结合辨病，皆以疏风清热宣肺而治之，必然针对性不强，难以阻止病证发展，甚至延误病情。又如，胃脘胀痛，如果出现于胁痛病中，则为肝郁气滞，治疗重在疏肝；若出现于胃脘痛病中，则多因胃气上逆所致，治疗重在通降胃气。如肾阳证可出现在水肿、腰痛、哮喘、泄泻等病中，治疗时均需温补肾阳。但由于每一种疾病在病机上还有其各自的特殊性，因而需结合疾病特点进行施治，如水肿病宜化气利水、腰痛病宜活血通络、哮喘宜止咳平喘、泄泻宜健脾化湿，这就体现了辨病与辨证的有机结合。因此，不同疾病在同证同治时，也应针对各个病的特殊性而区别对待。

## 二、西医辨病与中医辨证相结合

西医辨病与中医辨证相结合也称中西医病证结合，即对已被西医确诊的某一疾病，按照中医辨证施治规律，将该疾病发展过程中各阶段所表现出的证候加以判别，然后据以立法处方，作为主治该病在此特定证候的基本方法。随着中西医结合的深入，由于西医的病名诊断较为客观、准确、标准，故而中医临床上借鉴和利用西医的病名诊断越来越频繁。它与中医的以证名病可相互补充，汲取西医学的部分病名，补其不足，为我所用。如诊断为泌尿系结石－膀胱湿热证，治疗以清利膀胱湿热为主的同时，应兼化石或排石，选用金钱草、海金砂、郁金、车前子等。艾滋病、红斑性狼疮、糖尿病、高脂血症、流行性出血热、白血病等疾病，传统中医病名中未涉及，我们可以用西医辨病与中医辨证相结合，在掌握西医学基本概念的基础上，通过临床实践，将其上升到中医理性认识的高度，总结出辨治规律，使之适应医疗实践的需要。

辨证治疗可补充辨病之不足，辨病有助于掌握不同疾病的特殊性及发展、转归，并结合疾病的特异性进行处理。但这种双重诊断只可并存，切忌生搬硬套。

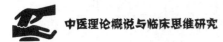

如胃脘痛不单纯是溃疡病,而溃疡病也不仅以胃脘痛为主证,还可见泛酸、呕吐、便血。

总之,在中医诊疗活动中应当病证结合,通过"四诊"详细收集患者临床资料,以中医基础理论为指导,进行深入细致、去伪存真的归纳、分析,找出病因,识别病性,确定病位,分清病势,判别邪正盛衰,抓住疾病的本质和内在联系,并做出正确的病名和证名诊断结论,为临床的立法施治提供可靠的依据。

先确定病名,在辨病的基础上辨证,是对疾病感性认识向理性认识深化的过程。一般从"四诊"获得材料确定病名和证名时,有的是先定病名再定证名,有的是先定证名再定病名,有的是病证名同时而定,证往往从属于病。如肺痈病有"风热犯肺""肺热酿脓""肺痈内溃"三证,这是肺痈三个不同阶段病理演变的不同反应。当病名确定之后,证名则是临床观察其病变发展的主要依据。当疾病的本质反应尚不够充分时,先辨证有利于及时有效的治疗,并通过对证变化的观察,有利于对疾病本质的揭示,从而确定病名。

只辨病不辨证,将无法进行相应的治疗。例如,感冒必须辨证才能进行进一步治疗,风寒感冒宜辛温解表,风温感冒宜辛凉解表,暑湿感冒则宜清暑化湿解表等。只辨证不辨病,将无法从总体规律上把握证的变化,不利于有效治疗。

# 第八章　中医的基本防治策略

中医学一直以来把养生强体和防治疾病作为其主要目标，在长期的医疗实践中，逐步形成了一套完整的养生与防治的基本原则。这些基本原则是中医学理论体系的重要组成部分，对提高人们的健康水平，具有普遍的指导意义。

## 第一节　养　生

养生一词最早见于《庄子》内篇。养生，古称摄生、道生、保生等，即调摄保养生命之意。养生即在中医理论指导下，通过各种方法保养身体，以增强体质、预防疾病，从而达到延年益寿目的的一种综合性保健活动。

### 一、养生的基本原则

#### （一）顺应自然

人禀天地之气生，四时之法成。人生于天地之间，依赖于自然而生存，也就必须受自然规律的支配和制约。自然界的各种变化，无论是四时气候、昼夜晨昏的交替，还是日月运行、地理环境的演变等，都会直接或间接地影响人体，产生相应的生理或病理反应，即所谓人与天地相参、与日月相应。这种人与自然环境息息相关的认识，构成了天人相应的整体观，是效法自然养生的理论依据。

##### 1. 应时之序

一年四季有春温、夏热、秋凉、冬寒的更替变迁，自然界生物出现春生、夏长、秋收、冬藏等相应的适应性变化。同样，人体生理也会随着季节气候的规律性变化而出现相应的适应性调节。中医学主张掌握自然变化规律，主动采取各种养生措施以适应其变化，从而避免疾病的发生，延缓衰老。《素问·四气调神大论》指出："春夏养阳，秋冬养阴。"告知人们要遵循四时的变化规律，采取积极主动的态度，顺时养生，防御外邪的侵袭。如根据四季的变化，合理调配衣着、饮食，有规律地安排起居作息等。

一天之内随昼夜阴阳消长进退，人的新陈代谢也发生相应的改变。《素问·生气通天论》提出："故阳气者，一日而主外。平旦人气生，日中而阳气隆，日西而阳气已虚，气门乃闭。是故暮而收拒，无扰筋骨，无见雾露，反此三时，形乃困薄。"指出人体的阳气，在白昼升发并运行于体表，有利于脏腑功能活动；夜晚则阳气内敛藏于体内，便于人体睡眠休息。所以，要根据自然界昼夜阴阳变化与人体阴阳之气相应的原理，合理安排日常生活作息。

### 2. 应地之宜

不同地域因其不同的地形地貌而形成了不同的气候特点、水土条件等，人们长期居处某地，也逐渐形成了当地的生活习俗和饮食习惯。这些地理环境因素直接或间接地影响着人体的健康，许多疾病的发生便与地域有着密切关系。因此，在天人相应养生原则指导下，既要充分利用地域环境的有利因素进行养生保健；又需发挥人的主观能动性，针对地域环境的不利因素进行预防保健。只有保护自然、维护自然生态平衡，才能构建有利于人类健康长寿的自然环境。

## （二）形神兼养

形，指形体，是指构成人体的脏腑、经络、五体和官窍，以及运行或储藏于其中的精、气、血、津液等；神，是指以精神、意识、思维为特点的心理活动现象，以及生命活动的全部外在表现。二者相互依存，相互影响，密不可分。

### 1. 形神合一

形为神之基，即神以形为物质基础。神本于形而生，依附于形而存，有形体才有生命，进而才能产生精神活动和具有生理功能等。因此，人的健康首先是形体的健康，只有形体强健，精神才会充沛，最终达到形与神俱。

同时，神为形之主，即神是生命的主宰。无神则形无以活，只有精神调畅才能促进脏腑的生理功能。由于心为五脏六腑之大主，精神之所舍，故调神又必须以养心为首务。

形神合一，相辅相成，共同构成了人的生命活动。所以中医养生非常重视形体和精神的整体调摄，提倡形神兼养，守神全形，促使身体和精神达到和谐状态。

### 2. 动静互涵

动主要是针对形体的动，即动以养形。适当的形体运动不仅能锻炼肌肉、四肢等形体组织，还可增强脾胃的健运功能，促进食物消化及精微输布。中医养生主张动以养形,并创造了许多行之有效的运动养生方法,如劳动舞蹈、散步、导引、按摩等,通过活动形体来调和气血、疏通经络、通利九窍、防病健身。

静相对于动而言,包括精神上的清静和形体上的相对安静状态,即静以养神。由于神常处于易动难静的状态,一旦神伤太过,不仅会引发情志病变,而且因神不守舍,易致精血俱耗,伤及形体。所以中医养生历来重视"调神",指出人之心神总宜静,并提出清静养神、四气调神、积精全神、修性怡神、气功炼神等方法,以保持神气的清静。

动静互涵强调因人而异,即在日常生活中要保持动静适宜,根据个人年龄、体质状况,以及个人的性格爱好等实际情况选择运动方式和运动量。如体力强者可适当多动,体力较差者可以少动,但皆不得疲劳过度;如若病情较重、体质较弱,可以静功为主,配合动功,随着体质的增强,可逐步增加运动量与运动强度。

## （三）扶正固本

正气的虚衰是疾病发生和早衰形成的主要原因,因此,扶助正气成为中医养生的一项重要原则。扶正当须固本,而本有先天后天之分,先天之本在肾,后天之本在脾,肾中所藏先天之精与后天脾胃运化的水谷精微,相互促进、相互为用,即所谓"先天养后天""后天补先天"。所以,养生保健,应以脾肾为先,先后天得养才能保证各脏腑功能强健,从而达到健康长寿的目的。

### 1. 保肾护精

精、气、神是人身"三宝",其中,精是基础,精化气,气生神,神御精,因此,保精为健康长寿的根本。精禀于先天,藏于肾,故保精重在保养肾精。正所谓"人之有肾,如树木有根",即强调肾精对健康长寿的重要性。所以,保肾护精为中医抗衰老的基本原则之一。保养肾精应注意节欲保精,节制房事,以防肾精耗散而未老先衰。此外,还可以通过运动保健、导引补肾、按摩益肾、食疗补肾、药物调养、针推保健等方法保养肾精。

### 2. 调养脾胃

脾胃为后天之本、气血生化之源,其为人体功能活动提供物质基础。脾胃虚弱,化源不足,气血亏虚,元气不充,则体弱多病而早衰,故有"内伤脾胃,百病丛生"之说。所以,调理脾胃为养生之大要。调养脾胃的关键是调摄饮食,即要做到饮食适时适量、清洁卫生、不可偏嗜。此外,运动保健、情志调摄、药物调养、针推保健等均有助于脾胃的调养。

## 二、养生的方法

中医自古以来就极重养生，在《素问·上古天真论》中即提出养生之道，谓："上古之人，其知道者，法于阴阳，和于术数，食饮有节，起居有常，不妄作劳，故能形与神俱，而尽终其天年，度百岁乃去。"历代医家积累了丰富的养生经验，并在中医理论指导下，形成其独特的实用方法。

### （一）饮食养生

饮食养生是按照中医理论，调整饮食，注意饮食宜忌，合理地摄取食物，以增进健康，益寿延年的养生方法。饮食养生的作用主要有强身防病和益寿防衰两方面。

#### 1.谨和五味

中医将食物的味道归纳为酸、苦、甘、辛、咸五味，五味与五脏的生理功能有着密切的联系，酸入肝，苦入心，甘入脾，辛入肺，咸入肾。五味调和能滋养五脏，强壮身体。五味偏嗜太过，久之会引起相应脏气的偏盛偏衰，导致五脏功能失调。因此，饮食养生要做到五味调和，各种食物合理搭配。《素问·藏气法时论》早已明确提出了"五谷为养，五果为助，五畜为益，五菜为充。气味合而服之，以补精益气"的指导原则，认识到以谷类为主食品、以水果为辅助、以肉类为副食品、以蔬菜来充实的饮食配膳原则。饮食调配得当，则五味和谐，脏腑、筋骨、气血得养，有利于健康长寿。

#### 2.辨证施食

需在中医辨证论治思想指导下，结合个人的体质、年龄、性别等不同特点，选择适合的养生食药。例如，小儿生长发育迅速，必须保证充足的营养供应，但同时小儿脾常不足，又不宜大量滋补，以免碍及脾胃功能。又如，老年人脏腑功能日渐衰退，脾胃纳运之力不及，宜食清淡、熟软的食物，如若蛮补，更易致病。再如，阳虚体质者，不宜多食生冷寒凉；阴虚体质者，不宜过食温燥辛辣等。

同时，还要结合不同的地理环境及四时气候特点，选用适宜的食物。如我国西北地区，气候较寒冷干燥，宜食温润之品；东南地区，气候较温热、潮湿，宜食甘凉或清淡通利之品。一年四季中，春季阳气升发，宜食用辛温升散食物；夏季可选择辛甘苦的食物；长夏季节宜选择清热防暑，易消化的食物；秋季宜选择甘润性平的食物，以生津养肺，润燥护肤；在冬季，根据"冬藏精"的自然规律，冬月进补，滋养五脏，培育元气，提高人体的抵抗力。

### 3. 食饮有节

食饮有节包括节制和节律两方面，是要求饮食必须定时定量，不可饥饱无度，更不可暴饮暴食，否则会影响脾胃正常的消化吸收功能，于健康不利。

有规律地进食，可以保证人体消化吸收过程有节奏地进行，脾胃功能协调配合，维持平衡状态。要注意一日三餐的合理分配，主张"早饭宜好，午饭宜饱，晚饭宜少"的原则，根据生理活动和日常工作的需要，以饥饱适度、合理适中为宜。进餐过程宜细嚼慢咽；餐后亦忌急行或食后即卧，以缓行散步为宜，或可同时以热手摩腹，以促进消化吸收，有益健康。

### 4. 饮食卫生

注意饮食卫生是养生防病的重要内容之一。要保证所食用的饮食物新鲜、清洁、健康。同时，进餐也要注意卫生条件，包括进餐环境、餐具和供餐者的健康卫生状况，防止病从口入。

## （二）起居养生

起居是指生活作息，涉及日常生活的各个方面。自古以来，中医学非常重视日常生活起居对人体健康的影响，强调"起居有常，不妄作劳"。只有通过对日常生活进行科学合理的安排，使之有序有常，才能符合人体生命规律，符合天人相应的整体养生观。

### 1. 起居有常

人生活在自然界中，只有起居与自然界阴阳消长的变化规律相适应，才有益于健康。例如，一日之内平旦阳气始生，日中阳气最盛，黄昏阳气渐虚而阴气渐长，深夜阴气最盛。人们应在白昼从事日常活动，夜晚安卧休息，也就是古人所说的"日出而作，日入而息"。同理，一年四季具有春温、夏热、秋凉、冬寒的特点，人体也应顺应四季气候的变化而适当调节起居规律，春夏晚卧早起，秋季早卧早起，冬季早卧晚起，与自然阴阳保持平衡协调，利于长寿。

### 2. 劳逸适度

劳和逸都是人体的生理需要。生活中必须有劳有逸，但不能过劳、过逸，劳伤过度可内伤脏腑，过度安逸则气机郁滞。因此，主张劳逸结合、相互协调、劳中有逸、逸中有劳、劳逸适度才有利于健康长寿。

### 3. 节欲保精

欲不可纵是中医养生学的基本要点之一。节欲保精是抗衰防老的重要一环。养生家主张房事有度，使精盈充盛。若纵情泄欲，则肾精匮乏，五脏虚衰，多病早夭。中年之后，肾精渐衰，因此，节欲保精对中老年人尤为重要。

## （三）运动养生

运动养生是人类养生实践中的主要内容之一。传统运动养生包括太极拳、五禽戏、八段锦、易筋经等，以中医的阴阳、脏腑、气血、经络等理论为基础，融导引、气功、武术、医理为一体，注重和强调机体内外的和谐适度。

运动养生注重意守、调息和动形的协调统一。意守指意念专注，调息指呼吸调节，动形指形体运动。做到以静养神，以意领气，以气导形。一方面通过形体、筋骨关节的运动，使周身经脉脏腑气血畅通；另一方面通过呼吸吐纳、静神以练气，使气血周流全身，达到形神一致，意气相随，形气相感，形体内外和堦，畅达经络，疏通气血，和调脏腑，从而增进健康、益寿延年。

运动养生要因人而异，根据自己的身体状况、年龄、体质等，选择适宜的运动方法和运动量。运动养生要掌握要领，强调适度，不宜过量，持之以恒。

## （四）精神养生

精神养生是在天人相应整体观念的指导下，通过怡养心神、调摄情志、调剂生活等方法，使形神高度统一，提高健康水平。精神养生主要可概括为调神养生法、调摄情绪养生法两方面。

### 1. 调神养生法

历代养生家把调养精神作为养生长寿之本法，防病治病之良药。《素问·上古天真论》曰："恬惔虚无，真气从之，精神内守，病安从来。"调神首先要清静养神，少私寡欲，降低对名利和物质的嗜欲，保养心神，志向专一，驱逐烦恼。其次要开朗乐观，使营卫流通，气血通畅，身心健康。同时要心理平衡，培养正确的竞争意识和健康的心理素质，防止心理疾病的发生。

此外，应该立志养德，包括坚定信念和道德修养两方面。要求人们重视道德品质的修养，拥有正确的人生观、远大的理想和高尚的道德情操，能使神志安定，气血调和，德全不危，有益于健康长寿。

### 2. 调摄情绪养生法

调摄情绪养生法，归纳起来可分为节制法、疏泄法、转移法和情志制约法。

（1）节制法

要做到遇事戒怒和宠辱不惊，调和节制情感，防止七情过极，达到心理平衡。

（2）疏泄法

疏泄法即通过直接发泄或者借助别人疏导的宣散，把抑郁在心中的不良情绪发泄出去，以尽快恢复心理平衡。

（3）转移法

转移法即通过一定的方法和措施改变人的注意力，或改变周围环境，使其从负面情绪中解脱出来。如可通过听音乐、运动等转移注意力，避免不良情绪的干扰。古代祝由疗法即转移法，通过转移患者的精神，能够起到调整气机、精神内守的作用。

（4）情志制约法

情志制约法又称以情胜情法，是指根据情志及五脏间存在的阴阳五行生克原理，用互相克制的情志，来转移和干扰原有对机体有害的情志，从而协调情志。如七情中，悲胜怒，恐胜喜，怒胜思，喜胜忧，思胜恐。这种以情胜情的独特方法，充分体现了精神因素与形体内脏、情志之间的关联性。

### （五）针药养生

针药养生包括针推养生和药物养生。针推养生，是在中医理论的指导下，运用针刺、艾灸及推拿等方法，通过作用于机体的经络腧穴系统，激发经气，调整脏腑功能，产生防治疾病、养生保健效应的一种养生保健疗法。药物养生是用具有抗衰防老作用的药物来达到强健身体、延缓衰老目的的养生方法。保证人体健康长寿重要的条件是先天禀赋强盛、后天营养充足，养生方药多立足于固护先天、后天，即以护脾肾为重点，辅以行气、活血、清热、利湿等方法来补虚泻实。药物养生的对象多为体质偏差较大或体弱多病者。前者应根据机体脏腑阴阳气血的偏颇，选用针对性的药物；后者则应以补益脾胃、肝肾为主，进补时切不可过偏，否则会再致阴阳失衡，使机体遭受又一次损伤。服用补药还要根据四季阴阳盛衰消长的变化，采取不同的方法。

上述养生基本原则和方法是相互关联、融为一体的，应按照个体特性综合运用，以获得有效的养生效应。

# 第二节　预　防

预防，就是采取一定的措施，防止疾病的发生与发展。中医学历来非常重视预防，早在《黄帝内经》就提出了"治未病"的预防思想，强调要"防患于未然"。《素问·四气调神大论》说："圣人不治已病，治未病；不治已乱，治未乱，此之谓也。夫病已成而后药之，乱已成而后治之，譬犹渴而穿井，斗而铸锥，不亦晚乎？"这里就生动地指出了"治未病"的重要意义。所谓"治未病"包括未病先防、既病防变及瘥后防复三个方面。

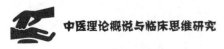

## 一、未病先防

未病先防，即在疾病未发生之前，采取各种措施，做好预防工作，以防止疾病的发生。疾病的发生，主要关系到邪正盛衰，其中正气不足是疾病发生的内在因素，邪气是发病的重要条件，外邪通过内因而起作用。因此，未病先防，必须从增强人体正气和防止病邪侵害两方面入手。

### （一）扶助正气

人体正气的强弱与抗病能力密切相关，如《素问·刺法论》谓："正气存内，邪不可干。"而人体正气的强弱，又由体质决定。一般来说，体质壮实者，正气充盛；体质虚弱者，正气不足。因此，增强体质是提高正气抗邪能力的关键。在中医养生原则的指导下，根据个人体质特征，合理运用养生方法，通过调整日常的饮食、起居，调摄精神，加强运动锻炼，以及进行适当的针药调理等，可以增强体质，提高正气，从而增强对外界环境的适应能力和抗御病邪的能力，减少或避免疾病的发生。

### （二）防止病邪侵害

邪气是导致疾病发生的重要条件，故未病先防除了增强体质、提高正气抗邪能力外，还要注意防止病邪的侵害。预防病邪的侵害主要从避其邪气和药物预防两方面入手。《素问·上古天真论》谓："虚邪贼风，避之有时。"即要谨慎躲避外邪的侵害，顺四时，防六淫之邪的侵害；避疫毒，防外伤与虫兽伤；讲卫生，防止环境、水源和食物的污染等。

另外，还可采用药物预防，提高人体抗邪能力，预防疾病的发生。《素问·刺法论》有"小金丹方：……服十粒，无疫干也"的记载，说明我国很早就开始了药物预防的工作。16世纪又发明了用于预防天花的人痘接种法，堪称"人工免疫法"的先驱。此外，以贯众、板蓝根或大青叶预防流感，马齿苋等预防痢疾，都是简便有效的药物预防方法。中药在近年来发生的传染性非典型肺炎、人感染禽流感等疫病的防治方面仍起着不可低估的作用。

## 二、既病防变

既病防变，指如果疾病已经发生，应力求在疾病发生的初期阶段，做到早诊断、早治疗，及时控制疾病的传变，防止病情的进一步发展，以达到早日治愈疾病的目的。

### （一）早期诊治

疾病的发展和演变有一个过程，往往是由表入里，由浅入深，逐步加重，因此必须抓住时机，尽早控制病情。一般在疾病的初期阶段，邪气侵犯的部位较浅，病情较轻，对正气的损害也不甚严重，机体的抗邪与康复能力相对较强，故病较易治；倘若未能及时诊治，病邪就有可能步步深入，继续耗损正气，使病情由轻而重，日趋复杂，甚至发展到深入脏腑，给治疗带来困难。正如《素问•阴阳应象大论》中谓："故邪风之至，疾如风雨，故善治者治皮毛，其次治肌肤，其次治筋脉，其次治六腑，其次治五脏。治五脏者，半死半生也。"说明早期诊治是防微杜渐的有效方法。既病之后，一定要根据疾病发展变化的规律，争取时间及早诊断，并采取正确的治疗方法，把疾病控制在萌芽阶段，促使患者早日康复。

### （二）防止传变

疾病发生之后，一般都有一定的传变规律和途径，如外感病之六经传变、卫气营血传变、三焦传变，以及内伤病之五脏传变、脏与腑的表里传变、经络传变等。只要掌握了疾病的传变规律，针对即将发生的某种病理变化，适时地进行某些预防性治疗，就可主动有效地控制病情发展。如《金匮要略•脏腑经络先后病脉证》中说："见肝之病，知肝传脾，当先实脾。"即根据五行生克乘侮的传变规律，在治疗肝病的同时，配以调理脾胃的药物，使脾气旺盛而不受邪。又如，在温热病的发展过程中，热邪常先损伤中焦胃阴，继而克伐下焦肾阴，针对这一传变规律，在胃阴受损时，应于甘寒养胃的方药中，适当加入咸寒滋肾之品，以固护肾阴，防止肾阴的耗损。

## 三、瘥后防复

瘥后防复，是指疾病初愈，由于机体阴阳平衡尚未稳定巩固，正气尚未健旺，脏腑功能活动也未恢复至正常，加之可能会有余邪稽留未清，此时若不能做好预防与调护，则易致旧病复发，或重新感邪再发他病。所以在此期间尤要注重保健调养，谨防疾病反复。瘥后防复主要包括防止感邪复病、防止情志致复、防止食复、防止劳复、防止药复等方面。

# 第三节　治　则

治则，即治疗疾病的法则。它是在整体观念和辨证论治精神指导下制定的，包括临床治疗立法、处方、用药，具有普遍的指导意义。

治则不同于治法，二者既有区别，又有联系。治则是从整体上把握治疗疾病的规律，是治疗疾病时指导治法的总原则，适用于对各种病证治疗的指导；治法则是从属于一定治则的治疗大法、治疗方法及治疗措施，是治则的具体化，具有一定的灵活性和可操作性。

中医治疗的主导思想是治病求本，是指在治疗疾病时，必须辨析出疾病的本质，并针对其本质进行治疗。疾病的发生、发展，一般总是通过若干症状而显示出来的。但这些症状只是疾病的现象，还不是疾病的本质。只有充分搜集了解疾病的各个方面，包括症状在内的全部情况，在中医基础理论的指导下，进行综合分析，才能透过现象看到本质，找出疾病的根本原因，从而确立恰当的治疗方法。求本实际上就是辨清病因、病机，确立证候。治病求本是任何疾病实施治疗时都必须遵循的最高原则。

在治病求本思想的指导下，中医治则主要包括正治反治、治标治本、扶正祛邪、调整阴阳、调理气血、三因制宜等。

## 一、正治反治

各种疾病的性质不同，病证本质所反映的现象也不同。临床上大多数病证的本质与所表现的现象是一致的，但有些病证，其本质与所表现的现象却不尽一致，即出现假象。正治与反治，就是在治病求本思想指导下，针对病证有无假象而制定的两种治疗原则。

### （一）正治

正治，是指根据证候性质及其临床现象而治的一种治疗原则，又称逆治，即采用与证候性质相反的方药进行治疗，适用于现象与本质完全一致的病证。多数疾病的临床现象与本质是一致的，如热证见热象、寒证见寒象等，所以正治是临床最常用的一种治疗原则。正治主要包括以下几方面。

1. 寒者热之

寒证表现出寒象，用温热性质的方药治疗，即以热药治寒证。如用辛温解表方药治疗表寒证、用辛热温里方药治疗里寒证。

**2. 热者寒之**

热证表现出热象，用寒凉性质的方药治疗，即以寒药治热证。如用辛凉解表方药治疗表热证、用苦寒清热方药治疗里热证。

**3. 虚则补之**

虚证表现出虚象，用补益的方药治疗，即以补益的药治虚证。如用补气方药治疗气虚证、用滋阴方药治疗阴虚证。

**4. 实则泻之**

实证表现出实象，用攻逐祛邪的方药治疗，即以攻逐祛邪药治实证。如血瘀证当活血化瘀、湿热证当清热利湿。

## （二）反治

反治，是指顺从病证的外在假象而治的一种治疗原则，又称从治，即采用的方药性质与病证中的假象性质相同，适用于现象与本质不完全一致的病证。临床上出现假象的病证较少，反治的运用机会也相对较少，但这些假象也正是最容易误诊的地方。反治包括以下几方面。

**1. 热因热用**

即以热治热，指用热性方药治疗具有假热征象的病证，适用于真寒假热证。由于病本是阴寒内盛，患者有四肢厥冷、下利便溏、精神萎靡、小便清长等寒盛的表现，但阴寒内盛时会逼迫阳气浮越于外，因此，患者又可见身热、面赤、口渴、脉大等热象，这种热象非阳盛所致，是假热，病本是里寒盛极，应针对真寒之本而采用热药治疗。

**2. 寒因寒用**

即以寒治寒，指用寒性方药治疗具有假寒征象的病证，适用于真热假寒证。由于病本是里热盛极，患者有身热、口渴、心烦、尿赤、便秘等热盛的表现，但里热盛极时，阳气会郁阻于内不能外达，格阴于外，因此，患者又可见四肢厥冷、脉沉等寒象，这种寒象非阴盛阳虚所致，是假寒，病本是里热盛极，应针对真热之本而采用寒药治疗。

**3. 塞因塞用**

即以补开塞，指用补益方药治疗具有闭塞不通征象的虚证，适用于正气虚弱、运化无力所致的真虚假实证。例如，脾虚患者在乏力、纳少、便溏的同时，可见脘腹胀满、食后作胀等闭塞不通的壅实征象，但无水湿、食积征象，因此，这种闭塞不通的腹胀并不是因于邪气，而是因为脾气虚衰、无力运化所致的虚闭，是真虚假实之象。病本是脾虚，应采用健脾益气方药治疗，脾气健运则腹胀自消。又如，久病精血不足导致便秘、血枯或冲任亏损所致的闭经等，这些闭塞不通的症状其本质皆为虚，都应塞因塞用，采用补益之法进行治疗。

4.通因通用

即以通治通，指用通利方药治疗具有通泄征象的实证，适用于实邪阻滞、传化失司所致的真实假虚证。例如，宿食阻滞引起的腹泻，大便臭秽夹有不消化食物，且舌苔厚腻、脉滑，提示腹泻为食积内停、脾胃失运所致，而不是因为脾气虚弱、无力固摄而致，所以这种腹泻是真实假虚之象，病本是食滞，应采用消导泻下法治疗。又如，瘀血所致崩漏，当以活血祛瘀治之；膀胱湿热导致的尿频、尿急、尿痛等症，当清利膀胱湿热。这些通泄症状其本质皆为实，都应通因通用，采用通利泻下法。

可见，反治虽顺从的是证候假象，但究其实质，还是在治病求本法则指导下，针对疾病本质而进行的治疗方法。

## 二、治标治本

标和本是一个相对概念，有多种含义，可用以说明病变过程中各种矛盾的主次关系。如从正邪言：正为本，邪为标；从病因、症状言：病因为本，症状为标；从病变部位言：内脏为本，体表为标；从发病先后言：旧病、原发病为本，新病、继发病为标等。在实际应用时，标本可随具体情况而定。

一般而言，"治病必求于本"，然而在复杂多变的病证中，常有标本主次的不同，因而在治疗上就有先后缓急的区别。

### （一）急则治其标

急则治其标，是指标病甚急、危及患者生命或影响本病治疗时所采取的一种治则。例如，临床病变过程中可见中满、大小便不利等，都是较急重的症状，故当先治其标；又如，各种原因引起的大出血将危及生命时，应首先止血治其标，而后针对病因治其本。再如，某些慢性病患者，原有宿疾又复感外邪，当新病较急之时，亦应先治外感以治其标，待新病愈后，再治宿疾以治其本。

### （二）缓则治其本

缓则治其本，即在病情缓和、病势迁延、暂无急重病症的情况下，必须着眼于疾病本质的治疗。因标病产生于本病，本病得治，标病自然也随之而去。如肺阴虚发热、咳嗽患者，发热、咳嗽为标，阴虚为本，治疗应滋阴以治疗其本，阴虚恢复，发热、咳嗽随之消失。

### （三）标本同治

当标本并重或标本均不太急的情况下，采取标本同时治疗的原则。例如，热性病过程中，里热成实，耗伤阴液，症见大便燥结不通。里热成实，耗伤阴液属病因、病机，是本；大便燥结症状是标，此时标本俱急，若单纯泻下治标，则津伤更甚，无水舟停，大便泻不去，若仅治本，而无泻下之品，大便亦泻不去。因此，当标本兼顾时，泻下与滋阴生津并用。又如，素体气虚，抗病力低下，反复感冒，如单补气则易留邪，纯发汗解表则易伤正，此时治宜益气解表，益气为治本，解表是治标，标本兼治。

可见，标本的治疗法则，既有原则性，又有灵活性。临床应用或治本，或先治标，或标本兼治，应视病情变化适当掌握，但最终目的在于抓住疾病的主要矛盾，做到治病求本。

## 三、扶正祛邪

疾病过程，从邪正关系来说，是正气与邪气矛盾双方相互斗争的过程。邪正斗争的胜负，决定着疾病的进退。邪胜于正则病进，正胜于邪则病退。因而治疗疾病，就要扶助正气，祛除邪气，改变邪正双方的力量对比，使疾病向有利于痊愈的方向转化。

扶正祛邪的运用应遵循以下原则：一是扶正祛邪应用要合理，扶正用于虚证，祛邪用于实证；二是虚实错杂证，应根据虚实的主次与缓急，决定扶正与祛邪的主次和先后；三是要注意扶正不留邪，祛邪不伤正。扶正药物有留邪之弊，祛邪药物在攻邪的同时，易损伤正气，治疗应"中病即止"。

扶正祛邪的具体运用有以下几方面。

### （一）扶正

扶正，即扶助正气，多采用补虚的方法，增强体质，提高机体抗邪能力，以达到战胜疾病、恢复健康的目的，适用于虚证或真虚假实证。临床可根据患者的具体情况，分别选用益气、养血、滋阴、助阳等具体治法。

### （二）祛邪

祛邪，即祛除病邪，多采用泻实之法，使邪去正安，适用于实证或真实假

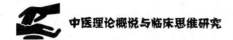

虚证。临床根据病邪种类、特性及邪侵部位的不同,采用发汗、涌吐、攻下、消食、祛瘀、利湿、化痰、逐水等方法祛除邪气。

扶正与祛邪,其方法虽然不同,但两者相互为用、相辅相成。扶正使正气加强,有助于机体抗御和祛除病邪;祛邪能够排除病邪的侵害和干扰,使邪去正安,有利于正气的保存和恢复。

### (三)先扶正后祛邪

先扶正后祛邪即先补后攻,适用于正气虚衰较甚,不耐攻伐的证候。此时虽有邪气,但不可贸然攻邪,以免更伤正气,出现"贼去城空"之虞。例如,某些虫积患者,因正气太虚弱,不宜驱虫,应先健脾扶正,待正气得到一定的恢复,然后再驱虫消积。

### (四)先祛邪后扶正

先祛邪后扶正即先攻后补。一般适用于两种情况。其一,邪气亢盛,虽有正虚,但耐受攻伐。例如,患者平素正气稍虚,感受风寒感冒,脉实有力,说明机体能耐受攻伐,可先辛温解表,邪去后再予以调补。其二,邪气较盛,若兼顾扶正,有留邪之患。例如,瘀血所致的崩漏,固然有血虚,但瘀血不去,则崩漏难止,所以应先活血化瘀,再行补血。若急于补血,则有"闭门留寇"之弊。

### (五)扶正与祛邪同时并用

临床上虚实夹杂较多,必须扶正与祛邪合并使用,具体运用应分清主次。

扶正兼祛邪,即以扶正为主,兼以祛邪,适用于正虚为主,兼有邪实的虚中夹实证。例如,脾气虚弱,运化无力,食滞内停,治当益气健脾,兼以消导化滞。

祛邪兼扶正,即以祛邪为主,佐以扶正,适用于邪实为主,兼有正虚的实中夹虚证。例如,外感热病初中期,里热炽盛,津液受损,当治以清泄邪热为主,兼养阴生津。

## 四、调整阴阳

疾病的发生,从根本上说即阴阳的相对平衡遭到破坏,出现偏盛偏衰的结果。调整阴阳,指纠正疾病过程中机体阴阳的偏盛偏衰,损其有余、补其不足,恢复人体阴阳的相对平衡。

### （一）损其有余

损其有余的治法主要针对阴阳偏盛的实证。如阳热亢盛的实热证，应用"热者寒之"的方法以清泄其阳热；阴寒内盛的实寒证，则应用"寒者热之"的方法以温散其阴寒。

但是，在阴阳偏盛的病变中，由于阴阳双方的对立制约，一方的偏盛可导致另一方的不足，阳热亢盛易耗伤阴液，阴寒偏盛易损伤阳气，故在调整阴或阳的偏盛时，当配合以扶阳或益阴之法。

### （二）补其不足

补其不足主要针对阴或阳的一方甚至双方虚损不足的虚证。如阴虚不能制阳，常表现为阴虚阳亢的虚热证，则应滋阴以制阳，即"壮水之主，以制阳光"；因阳虚不能制阴而致阴寒偏盛，应补阳以制阴，即"益火之源，以消阴翳"；若属阴阳两虚，则应阴阳双补。

由于阴阳双方互根互用，故阴阳偏衰亦可互损，因此在治疗阴阳偏衰的病证时，还应注意阳中求阴或阴中求阳，即在补阴时适当配以补阳药，补阳时适当配以补阴药。

如果在疾病发展过程中出现"阴阳亡失"，则急当回阳救逆。亡阳者，当回阳以固脱；亡阴者，当救阴以固脱。

此外，对于阴阳格拒的治疗，则以寒因寒用、热因热用治之。阳盛格阴所致的真热假寒证，本质是实热证，治宜清泄阳热，即寒因寒用；阴盛格阳所致的真寒假热证，本质是寒盛阳虚，治宜温阳散寒，即热因热用。

## 五、调理气血

调理气血是在整体观念指导下，针对气血及其相互关系失调而制定的治疗原则。气血是脏腑进行功能活动的物质基础，气血失调可导致多种疾病的发生，故调理气血是重要的治则之一。

### （一）调气

1. 补气

补气是指应用补气方药治疗气虚证。肾为气之根，肾所藏先天之精化生先气；肺为气之主，肺吸入自然界的清气；脾胃为生气之源，脾运化的水谷之精为气生成的来源。因此，补气多补肺、脾、肾三脏之气，使其生理功能正常，保证气的生成充足。

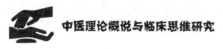

2. 调理气机

调理气机是指应用具有舒畅气机、调理脏腑作用的方药治疗气机失调病证。常见的气机失调病证主要有气滞、气逆、气闭、气陷、气脱等，气滞者应行气，气逆者宜降气，气闭者宜开窍通闭，气陷者宜益气举陷，气脱者宜固脱。

### （二）调血

1. 补血

补血是指应用补血方药治疗血虚证。由于血的生成源于水谷精微，与脾、胃、心、肝、肾等脏腑的功能密切相关。因此补血时，应注意同时调治这些脏腑的功能，其中又因脾胃为后天之本、气血生化之源，故尤应重视对脾胃的补养。

2. 调理血行

调理血行是指应用具有调畅血行、散除瘀血以及止血作用的方药治疗血瘀或出血证。血运失常的病变主要有血瘀、出血等。治疗时，血瘀者宜活血化瘀，同时要针对病因辨证施治，如因血寒而瘀者宜温经散寒行血等；出血者宜止血，亦当据出血的不同原因而施以清热、补气、活血等法。

心、肝、脾、肺等生理功能的相互协调与密切配合，共同保证了血液的正常运行。其中任何一脏的生理功能失调，都可引起血行失常的病变。因此，治疗血行失常时，要注意调节相关脏腑的功能活动。

### （三）调理气血关系

气血之间存在着相互资生、相互转化的关系，在病理上也必然相互影响，因此治疗气血失常时，应重在调理二者之间的关系。

气病可影响及血，血病亦可影响及气，因其有着因果、先后及主次的不同，故而调理气血关系的具体方法应是治贵权变。气虚而致血虚者，宜补气生血；气不行血者，宜补气、行气以行血；气不摄血者，宜补气摄血。血虚气亦虚而致气血两虚时，宜养血为主，佐以益气；气随血脱，应以益气固脱以止血，待病势缓和后再进补血之品。

# 六、三因制宜

三因制宜，即因时、因地、因人制宜，是指治疗疾病要根据季节、地域，以及个人体质、性别、年龄等不同而制定适宜的治疗方法。由于疾病的发生、发展与转归受多方面因素的影响，如时令气候、地理环境等，尤其是患者个体的体质因素对疾病的影响更大。因此，在治疗疾病时必须全面考虑，对具体情况具体分析，采取因时、因地、因人制宜的原则。

## （一）因时制宜

四时气候的变化对人体的生理功能、病理变化均产生一定的影响。根据不同季节气候特点来考虑治疗用药的原则，并选用适宜的方药，即为因时制宜。例如，一般而言，春夏季节，气候由温渐热，阳气升发，人体腠理疏松开泄，即使患外感风寒，也不宜过用辛温发散药物，以免开泄太过，耗伤气阴；而秋冬季节，气候由凉变寒，阴盛阳衰，人体腠理致密，阳气内敛，此时若非大热之证，当慎用寒凉药物，以防伤阳。又如，暑邪致病有明显的季节性，且暑多兼湿，故暑天治病要注意解暑化湿；秋天气候干燥，外感秋燥，则宜辛凉润燥，此与春季风温、冬季风寒外感用药亦不甚相同，所以治疗用药必须因时制宜。

## （二）因地制宜

不同地区，由于地势高低、气候条件及生活习惯各异，人的生理活动和病变特点也不尽相同，所以治疗用药应根据当地环境及生活习惯而有所变化。根据不同地区的地理特点，考虑治疗用药的原则，并选用适宜的方药，即为因地制宜。例如，我国西北高原地区，气候寒冷，干燥少雨，其病多风寒或燥邪为患，治疗宜温热或润燥；东南地区滨海傍水，地势低洼，温热多雨，故病多温热或湿热，治疗宜清热或化湿。即使出现相同病证，在具体的治疗用药时也应考虑不同地区的特点。如同为外感风寒表证，均需辛温发汗解表治疗，但由于西北地区气候寒冷，其民多腠理致密，可重用麻黄、桂枝之类辛温重剂；而东南地区由于气候温热多雨，人们腠理多疏松，故多用荆芥、防风等辛温解表之轻剂。

## （三）因人制宜

根据患者年龄、性别、体质和生活习惯等不同特点来考虑治疗用药的原则并选用适宜的方药，即为因人制宜。

### 1. 年龄

不同年龄则生理状况和气血盈亏不同，治疗用药也应有所区别。如老年人生机减退，气血阴阳亏虚，脏腑功能衰弱，患病多为虚证或虚实夹杂，所以治疗要注意扶正，即便有实邪需攻逐祛邪者，也要慎重考虑，药量宜轻，并中病即止，以防伤正；小儿则生机旺盛，但气血未充，脏腑娇嫩，易寒易热，易虚易实，病情变化较快，故治小儿病要少用补益，忌投峻攻，疗程宜短，并随病情变化而及时调整治疗方案。

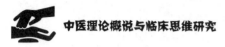

2. 性别

男女性别不同，其生理、病理特点也各有差异，尤其是妇女，有经、带、胎、产的不同生理阶段，治疗用药应加以考虑。如月经期间，应慎用破血逐瘀之品，以免造成出血不止；妊娠期间，应禁用或慎用峻下、破血、滑利、走窜伤胎的药物，以免对胎儿不利；产后也应考虑气血亏虚及恶露等特殊情况，在治疗时兼顾补益、化瘀等。

3. 体质

由于先天禀赋与后天调养等影响，形成了不同的体质特征，治疗时亦当综合考虑。如体质强者，病证多实，能够耐受攻伐，故用药量宜重；体质弱者，病证多虚或虚实夹杂，不耐攻伐，故治疗宜补，祛邪时药量宜轻。又如，偏阳盛或阴虚体质者，当慎用温热伤阴之药；偏阴盛或阳虚体质者，当慎用寒凉伤阳之药。此外，有的患者素有某些慢性病或职业病，以及因情志因素、生活习惯等方面影响时，在诊治时也应注意。

因人制宜，指出治病时必须看到人的整体及不同人的特点；因时、因地制宜，则强调了自然环境对人体的影响。因时、因地、因人制宜的治疗法则，充分体现了中医治病的整体观念和辨证论治在实际应用上的原则性与灵活性。只有全面地看问题，具体情况具体分析，善于因时、因地、因人制宜，才能取得较好的治疗效果。

# 参考文献

［1］孙广仁，郑洪新．中医基础理论［M］．北京：中国中医药出版社，2012.

［2］曹洪欣．中医基础理论［M］．北京：中国中医药出版社，2004.

［3］何建成．中医诊断学［M］．北京：人民卫生出版社，2017.

［4］樊巧玲．中医学概论［M］．北京：中国中医药出版社，2010.

［5］罗晓红．中西医临床全科医学概论［M］．北京：中国医药科技出版社，2012.

［6］童瑶．中医基础理论［M］．北京：中国中医药出版社，1999.

［7］张登本．中医学基础［M］．北京：中国中医药出版社，2003.

［8］宋传荣，何正显．中医学基础概要［M］．3版．北京：人民卫生出版社，2014.

［9］郭霞珍，王键，周安方，等．中医基础理论［M］．上海：上海科学技术出版社，2006.

［10］印会河，童瑶．中医基础理论［M］．2版．北京：人民卫生出版社，2006.

［11］张元澧，鞠志江．中医学基础［M］．北京：中国中医药出版社，2015.

［12］王新华．中医基础理论［M］．北京：人民卫生出版社，2001.

［13］李德新，王键，范永升，等．中医基础理论［M］．北京：人民卫生出版社，2001.